本书获国家重点研发计划项目“老年病中医早期识别、干预及综合服务技术的示范研究”（2018YFC2002500）、广东省科技计划项目“广东省中医药信息化重点实验室”（2021B1212040007）资助

编委会

主　编　张荣华

副主编　朱晓峰　杨　丽　王攀攀　李小云　卢　萍

编　委（按姓氏音序排列）

陈鉴冰　成荣新　崔　琰　胡雪灵　黄鸿昊　黄嘉家
黄　薇　雷　春　李　艳　梁爱迪　梁梓雯　林　青
林映冰　罗冰洁　潘　琪　彭雪瑜　王昊宇　王纵岩
吴霭玲　肖雅松　肖雅雯　杨玉梅　姚　威　叶金鑫
叶倩云　袁旖晗　张志芬　钟文强　邹卓伶

Basic and Applied Research on Prevention and Treatment of Degenerative Bone Disease Based on the Theory of Kidney Governing Bone

肾主骨理论防治退行性骨病基础与应用研究

张荣华◎主 编

暨南大學出版社
JINAN UNIVERSITY PRESS

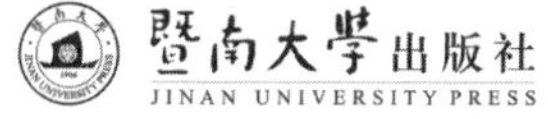

中国·广州

图书在版编目（CIP）数据

肾主骨理论防治退行性骨病基础与应用研究/张荣华主编．—广州：暨南大学出版社，2022.7
ISBN 978－7－5668－3495－9

Ⅰ.①肾…　Ⅱ.①张…　Ⅲ.①骨疾病—中医疗法　Ⅳ.①R242

中国版本图书馆 CIP 数据核字（2022）第 166559 号

肾主骨理论防治退行性骨病基础与应用研究
SHENZHUGU LILUN FANGZHI TUIXINGXING GUBING JICHU YU YINGYONG YANJIU
主　编：张荣华

出 版 人： 张晋升
责任编辑： 康　蕊
责任校对： 孙劭贤　王燕丽　林玉翠
责任印制： 周一丹　郑玉婷

出版发行： 暨南大学出版社（511443）
电　　话： 总编室（8620）37332601
营销部（8620）37332680　37332681　37332682　37332683
传　　真：（8620）37332660（办公室）　37332684（营销部）
网　　址： http：//www. jnupress. com
排　　版： 广州市天河星辰文化发展部照排中心
印　　刷： 佛山市浩文彩色印刷有限公司
开　　本： 787mm×1092mm　1/16
印　　张： 15. 5
字　　数： 320 千
版　　次： 2022 年 7 月第 1 版
印　　次： 2022 年 7 月第 1 次
定　　价： 69. 80 元

序

“肾主骨”理论是中医肾藏象理论的核心内容之一，对退行性骨病防治具有重要的临床指导意义。通过对“肾主骨”理论沿革的深入挖掘，并借助现代生物学理论与技术，探索其科学内涵，揭示其临床疗效产生的内在规律，有助于进一步指导其临床应用。

《肾主骨理论防治退行性骨病基础与应用研究》一书，从“肾主骨”理论的文献挖掘、现代研究、临床应用、补肾壮骨中药介绍四部分，深入浅出地阐释了“肾主骨”理论在防治退行性骨病方面的基础研究和应用，并结合作者的研究提出了部分原创性学术观点。全书内容全面、深入，以中医基础理论为出发点，结合现代科学技术，探讨了中医“肾主骨”理论的生物学基础，体现了中医药防治老年退行性疾病标本兼治的优势。

该书主编张荣华教授曾在本人的指导下进行博士后研究，其间他根据老年病的病理生理特点和骨质疏松症的发病机制开展了以补肾活血法防治骨质疏松症的基础和临床研究。此后，张荣华教授坚守科研、临床30余年，带领团队将“肾主骨”中医理论与现代的科学研究技术相结合，转化为中医药研究的创新思维，在中医药防治退行性骨病方面取得了丰硕的成果。该书是张荣华教授团队的集体智慧结晶，希望能为广大的科研工作者提供借鉴和启迪。

今闻《肾主骨理论防治退行性骨病基础与应用研究》即将付梓发行，甚为欣慰，斯以为序。也期望该团队今后进一步努力，在中医药研究领域做出更多贡献。

陈可冀

2022年7月

前　言

中医“肾本质”的研究，一直是中医藏象学说的研究重要内容之一。20世纪60年代，沈自尹院士通过异病同治的规律，验证了不同疾病的肾阳虚患者具有下丘脑－垂体－肾上腺皮质系统不同部位、不同程度功能紊乱的结论，并将其结论通过以药测证等方式运用于临床，取得了良好疗效，部分地揭示了中医学“肾”的本质。施杞、李恩等学者结合新的分子生物学技术方法，进一步阐释了“肾”本质的科学内涵及其在防治骨代谢疾病中的应用。

我做博士后研究期间，在陈可冀院士中西医结合防治老年病学术思想指引下，思考中医肾与衰老的关系问题并开展骨质疏松症的发病机制及补肾活血法防治骨质疏松症的基础和临床研究。随后我们团队在既往“肾本质”研究的基础上，准确把握中医肾主骨理论的实质与精髓，持续进行中西医结合防治退行性骨病的研究，先后承担了由国家重点研发计划项目（2018YFC2002500）、国家自然科学基金面上项目（303772882、81173619、81473509、81673837等）、广东省科技计划项目“广东省中医药信息化重点实验室”（2021B1212040007）等30余个科研项目，致力于肾主骨理论防治退行性骨病的科学内涵研究及应用。研究在对中医学文献理论、现代实验和临床应用深入审视的基础上，采用现代生物学技术，在干细胞分化、骨微环境骨脂分化平衡、神经骨骼信号网络等多个方面，开展深入的探索和验证。

研究发现，退行性骨病的骨代谢异常与中医“肾”的功能失调密切相关，并通过以药测证的方式，进一步揭示了补肾壮骨中药的药效物质基础和作用机制。本书是前期研究基础结合本团队现有研究的总结，主要包括“肾主骨”理论的文献溯源、科学内涵研究、临床应用、常用补肾壮骨中药介绍，共四部分内容。本书特色主要体现在：其一，溯本求源，古为今用，以时间为轴，探讨“肾主骨”理论发展的历史沿革；其二，结合现代分子生物学理论，对“肾主骨”的科学内涵进行多维度阐释；其三，选择常见的退行性骨病，阐释“肾主骨”理论在其防治中的应用；其四，对补肾壮骨中药及复方进行系统的总结概述。

本书得到国家重点研发计划（2018YFC200250）和广东省中医药信息化重点实验室项目（2021B1212040007）的支持；在编写过程中，也得到了暨南大学出版社的帮忙，在此深表谢意。由于本书的编写时间较为仓促，且作者的知识水平有限，书中不免有疏漏和不足之处，敬请广大读者提出批评意见，以待再版时订正。

2022 年 7 月

目　录
CONTENTS

第一部分

“肾主骨” 理论

中医藏象包括各个内脏实体及其生理活动和病理变化表现于外的各种征象。藏象学说是研究人体各个脏腑的生理功能、病理变化及其相互关系的学说，是中医学理论体系中极其重要的组成部分。它是阐释人体生理活动与病理机制的中心环节之一，也是中医病因病机、辨证施治、处方用药的重要依据之一，是中医学临床治疗的理论源泉。肾藏象是藏象理论的主要内容之一，肾主藏精，为先天之本、生殖之源、阴阳之脏，故肾藏象理论内涵丰富。肾在体合骨，生髓，肾与骨和髓的关系最为密切，在《黄帝内经》等中医经典著作中逐渐形成了“肾主骨”之学说。

1 中医肾藏象与 “肾主骨”

“藏象”一词，始见于《黄帝内经》，藏象理论体系的正式确立是从《黄帝内经》开始的。“藏”的内涵有二：一是指“藏器”，即实质器官，可以属于“形藏”，近似于现代医学所说的“心脏”“肾脏”等；二是指“藏气”，并非指实质性器官，而是指人体整体之气运动变化的不同状态的代名词，如“心主血脉”“心主神志”等。“象”的内涵有三：一是指内脏的外见形象，如心似倒垂莲蕊状等；二是指内脏表现于外的生理病理征象；三是指内在五个生理病理系统与外在自然环境相通应的事物与现象，即两者类比所获得的“比象”。

中医学中，肾为“先天之本”，其功能不仅包括解剖学意义上肾与膀胱通过经络构成表里络属关系的肾脏功能，即“肾者水脏，主津液”，且包括广义的综合功能意义上的肾，具有“藏精，主生长、发育与生殖”等功能，禀受于父母的先天之精，藏之于肾，为构成胚胎的基本物质和生命来源，故临床与遗传有关的先天疾病，皆责之于肾。肾藏象的主要内容可概括为：肾主五脏之精，为生命之根，肾主水，肾藏志，在志为恐，其华在发，在体合骨，在液为唾，开窍于耳及二阴，与四时冬气相通应。具体到肾与骨的关系为骨为藏髓之器，受髓之充，血所养，精而生，然髓、血、精同类，均为肾精所化。当人体肾精充足时，则髓足骨坚，筋骨坚固有力，“肾主骨生髓”是中医骨学理论发生的基础。

“肾主骨”是肾藏象理论的重要内容之一，而髓和骨骼与其他形体器官一样，都是由肾所藏之精生成的，共同作为“肾主骨”结论发生的基础和出发点。“肾主骨生髓”即肾者封藏之本，封藏五藏之精，肾精生化骨髓，对骨的充实与濡养有着重要作用，说明肾精主持骨和髓的生长发育，主导骨的功能发挥，尤其是肾之精气盛衰，直接影响骨骼的生长、营养、功能。牙齿和骨的营养来源相同，同样也是肾脏的精气所化生，故有“齿为骨之余”之说。中医学对肾与骨关系的充分说明了骨的生理病理受肾所支配，而肾之精气的盛衰决定骨的强弱。骨的生长、发育、强劲、衰弱与肾精盛衰关系密切，肾 - 髓 - 骨三者之间也存在着密不可分的生理病理关系：肾精充足则骨髓生化有源，骨骼得以滋养而强健有力；肾精亏虚则骨髓生化无源，骨骼失养而痿弱无力。

（编写人员：崔　琰）

2 “肾主骨” 理论溯源

《黄帝内经》中蕴含了大量的文化思想理念可用来阐发构建藏象理论，因此肾藏象作为其中的重要组成部分，在后世传承中也不断被历代医家从不同角度、在不同学说基础上进行发挥，不同的文化思想如阴阳精气论、五行学说，儒学的三才观、礼乐思想、中庸思想以及理学“太虚一气”“太极理论”等对不同时期“肾主骨”理论的导向产生影响。归纳不同时期“肾主骨”理论的新内容及特点，可以促进我们对“肾主骨”理论有更深刻的了解与认识。

2.1 战国至秦汉时期

该时期涉及“肾主骨”理论的主要著作有《难经》《黄帝内经》《中藏经》及《金匮要略》，其中《黄帝内经》是“肾主骨”理论构建的根本基石。

2.1.1 “肾主骨”理论的产生

《黄帝内经》中首次提出了“肾主骨”理论的概念，剖析了中医学中“肾”与“骨”“髓”重要联系的内涵。肾，藏精气而不泻，是人体生理的根本，而“骨”“髓”均属于奇恒之府，皆由肾精化生，一方面，《难经》中指出督脉统率诸阳经之气，为“阳脉之海”，说明彼时已有髓与脏腑通过经络广泛相连且关系密切；另一方面，骨中有腔隙，古人在对骨骼局部进行剖解过程中发现藏于骨中的髓（包括脑髓、骨髓、脊髓），并将骨、髓及肾藏精与“茎”端“溺孔”泄注的“阴精”之间加以联系，肾生骨髓于骨腔中，肾气强则骨髓充盈，肾气弱则骨枯髓衰减，因此有“骨者，髓之府”以及“肾主骨”是指“肾”具有主宰“骨”“髓”的生长发育的作用的观点。

《黄帝内经》中“肾主骨”之说主要是指肾在生理上为骨之根本，“主”的含义主要是主持、主宰，也可指事物的统率或根本。《黄帝内经》中还有“肾应骨”“肾合骨”的说法，但正因为“肾主骨”一词较为形象、具体地表达了“肾骨”关系的主要内核，“肾主骨”被用以说明疾病的生理、病理、诊断和治疗，其含义和适用范围也大为扩展。狭义上，“肾主骨”即指肾为骨之根本，其对骨的生长、发育有主宰作用；广义上，“肾主骨”是一套较完整的理论模式，是对肾与骨在生理、病理关系上的概括，并用于指导相关疾病的诊断与防治。

相关经典原文如下：

《难经·二十八难》：“督脉者，起于下极之腧，并于脊里，上至风府，入属于脑。”

《黄帝内经·素问·宣明五气篇》：“五藏所主：心主脉，肺主皮，肝主筋，脾主肉，肾主骨，是谓五主。”

《黄帝内经·素问·阴阳应象大论》：“北方生寒，寒生水，水生咸，咸生肾，肾生骨髓，髓生肝。其在天为寒，在地为水，在体为骨，在气为坚，在藏为肾。”

《黄帝内经·素问·解精微论》：“髓者，骨之充也。”

《黄帝内经·素问·阴阳应象大论》：“肾充则髓实。”

《黄帝内经·素问·五脏生成论》：“肾之合骨也，其荣发也。其主脾也。”

《黄帝内经·素问·脉要精微论》：“骨者髓之府。”

《黄帝内经·素问·痿论》：“肾主身之骨髓。”

《黄帝内经·素问·逆调论》：“肾者水也，而生于骨，肾不生则髓不能满，故寒甚至骨也。”

《黄帝内经·灵枢·本输》：“肾出于涌泉，涌泉者足心也，为井木；溜于然谷，然谷，然骨之下者也，为荥；注于太溪，太溪，内踝之后，跟骨之上，陷中者也，为俞；行于复溜，复溜，上内踝二寸，动而不休，为经；入于阴谷，阴谷，辅骨之后，大筋之下，小筋之上也，按之应手，屈膝而得之，为合。足少阴经也。”

2.1.2 “肾藏精”与“肾主骨”理论

《黄帝内经》指出肾中精气的主要生理作用是促进机体的生长、发育和具备生殖能力，也较详细地叙述了生理状态下肾精变化对骨的作用，说明骨髓的生长、发育、充盛、衰弱与肾精的盛衰密切相关，并且肾主闭藏的主要生理作用在于将精气藏之于肾，使肾中精气不断充盈，防止其无故流失，为精气在体内充分发挥正常的生理效应创造必要条件。同时《黄帝内经》中对肾中精气由未盛到逐渐充盛，由充盛到逐渐衰少继而耗竭的演变过程的描述也表明人体生、长、壮、老、已的过程与肾中精气盛衰有关。

对肾藏精的认识是“肾主骨”理论产生的重要基础。肾精是化髓的基础物质，肾精充盛，化髓充足，则脑髓得养，骨骼得滋，从而骨骼坚固强韧。肾主五脏之精，为生命之根，肾藏精，精生骨髓，骨髓由肾精化生，肾中所藏的先天之精是骨髓产生的物质始基，后天之精是骨髓充盛的物质保障，骨的正常生长有赖于肾中精气的充养，肾之精气盛衰决定骨的强健与否。在生理上，骨与骨髓的生长、发育、修复等均有赖于肾中精气的滋养，病理上肾虚精亏，多可累及于骨，即肾虚精亏，髓衰骨弱。从牙齿与肾的关系也可以看出“肾主骨”理论的正确性。肾主骨，“齿为骨之余”即齿与骨同出一源，均赖髓之充养。据牙齿稳固状态、润燥、光泽，可以判断肾中精气、津液的盛衰。老年人五脏日衰，肾气不足和衰竭为其根本，因此常见牙齿松动、牙痛易脱落等症状。

临床观察还发现肾主藏精功能，促进骨骼发育，肾精是骨骼发育的必需物质。《黄帝内经》在对人类自身生命过程长期观察性研究的基础上，发现人体身形及其机能的发育历程与肾主藏精功能的盛衰变化密切相关，并总结在《黄帝内经·素问·上古天真论》中。同时将与骨骼结构相同、性状相似、发育同步的牙齿作为判断骨骼变化、生成骨骼的肾精盛衰、人类生命历程中的各种不同状态的标志和表征。肾为骨之本，“齿者骨之标”。肾、肾主藏之精、骨骼均藏居人身形体的深层，尤其肾主骨生髓的精细过程是不能为人们直接感知，而是通过形态、结构、化学成分均与骨骼相似的牙齿，作为骨骼生理、病理的评价指标及主精藏精之肾脏机能活动的判断表征。总之，肾主一身之精，为先天之本，骨骼的生长发育亦有赖于先天肾精的充实，髓又为肾精所化生，只有肾精充足，骨骼才能坚实强壮，同样在病理情况下，肾阴虚或肾阳虚时即可在骨质上有相应的病理反映。

相关经典原文如下：

《黄帝内经·素问·六节藏象论》：“肾者主蛰，封藏之本，精之处也，其华在发，其充在骨，为阴中之少阴，通于冬气。”

《黄帝内经·灵枢·经脉》：“人始生，先成精，精成而脑髓生，骨为干，脉为营。”

《黄帝内经·素问·上古天真论》：“女子七岁。肾气盛，齿更发长；二七而天癸至，任脉通，太冲脉盛，月事以时下，故有子；三七，肾气平均，故真牙生而长极；四七，筋骨坚，发长极，身体盛壮；五七，阳明脉衰，面始焦，发始堕；六七，三阳脉衰于上，面皆焦，发始白；七七，任脉虚，太冲脉衰少，天癸竭，地道不通，故形坏而无子也。”

《黄帝内经·素问·上古天真论》：“丈夫八岁，肾气实，发长齿更；二八，肾气盛，天癸至，精气溢泻，阴阳和，故能有子；三八，肾气平均，筋骨劲强，故真牙生而长极；四八，筋骨隆盛，肌肉满壮；五八，肾气衰，发堕齿槁；六八，阳气衰竭于上，面焦，发鬓颁白；七八，肝气衰，筋不能动；八八，天癸竭，精少，肾藏衰，形体皆极；则齿发去。肾者主水，受五藏六府之精而藏之，故五藏盛，乃能泻。今五藏皆衰，筋骨解堕，天癸尽矣。故发鬓白，身体重，行步不正，而无子耳。”

《黄帝内经·素问·金匮真言论》：“北方黑色，入通于肾，开窍于二阴，藏精于肾，故病在谿。其味咸，其类水，其畜彘，其谷豆，其应四时，上为辰星，是以知病之在骨也，其音羽，其数六，其臭腐。”

《黄帝内经·素问·奇病论》：“当有所犯大寒内至骨髓，髓者以脑为主，脑逆，故令头痛，齿亦痛，病名曰厥逆。”

2.1.3 “肾主骨”用于骨病辨证论治的思维形成

《黄帝内经》中对部分肾系疾病的病因病机、症状、治疗作了详细论述，初步构建了肾系疾病的辨证论治模式，如论述了肾脏小、大、高、下、坚等生理差异与发病的关系，在此基础上，从临床骨病学的角度出发，还指出骨、髓、肾之间的形态结构、生理和病理联系。《黄帝内经》着重指出肾主骨、髓的生长发育与骨的功能有关，且“肾主骨”这一理论是以肾精决定骨骼的物质基础的主要体现，并说明肾虚是发病关键所在，例如风寒湿热的痹阻不行，也是因肾虚而客，否则虽感外邪，亦不致出现腰痛。

相关经典原文如下：

《黄帝内经·灵枢·本脏》：“肾小，则脏安难伤；肾大，则善病腰痛，不可以俯仰，易伤以邪。肾高，则苦背膂痛，不可以俯仰；肾下则腰尻痛，不可以俯仰，为狐疝。肾坚，则不病腰背痛；肾脆，则善病消瘅，易伤。肾端正，则和利难伤；肾偏倾，则苦腰尻痛也。”

《黄帝内经·灵枢·邪气脏腑病形》：“肾脉急甚为骨癫疾；微急为沉厥奔豚，足不收，不得前后。缓甚为折脊；微缓为洞，洞者，食不化，下嗌还出。大甚为阴痿；微大为石水，起脐已下至小腹腄腄然，上至胃脘，死不治。小甚为洞泄；微小为消瘅。滑甚为癃㿉；微滑为骨痿，坐不能起，起则目无所见。”

《黄帝内经·素问·脉要精微论》：“腰者肾之府，转摇不能，肾将惫矣。”

《黄帝内经·素问·宣明五气篇》：“久视伤血，久卧伤气，久坐伤肉，久立伤骨，久行伤筋，是谓五劳所伤。”

《黄帝内经·素问·六元正纪大论》：“感于寒，则病人关节禁锢，腰椎痛，寒湿推于气交而为疾也。”

《黄帝内经·灵枢·百病始生》：“是故虚邪之中人也……留而不去，则传舍于输，在输之时，六经不通，四肢则肢节痛，腰脊乃强。”

2.1.4 “肾虚髓枯”病机的提出

《黄帝内经》中还论述了肾虚骨枯的病理状态，在“肾主骨”理论基础上提出了“肾虚髓枯”是多种肢体骨节疾病如“骨枯”“骨痿”“骨极”“骨痹”的病理基础，对后世医家认识“骨痿”“骨极”等疾病产生了深远影响。肾精充实则骨骼强健，肾精亏虚则髓减骨枯。肾藏精，精生髓，髓居骨中，骨的生长发育由骨髓所提供的营养物质决定，并依赖肾精的充养、肾气的濡润。肾精、肾气的充盛与否直接影响着骨髓生化。中医藏象理论体系下的“肾主骨”更侧重“肾”对“骨”功能的影响，所以骨质疏松症的发生可理解为“肾虚”证候在骨骼系统的外在反应，因此说“肾虚髓枯”是骨痿等疾病发病的核心病机。腰为肾之府，肾虚则腰府失养，不荣则痛，故腰背痛；疼痛日久，身体被迫弯腰以减轻疼痛，在长期的弯腰作用下导致驼背和身长缩短；肾主骨生髓，肾虚则骨枯髓减，骨髓无以充养骨骼，导致骨骼脆性增加，故容易发生骨折；肾为气之根，肺为气之本，金水相生，肾久病及肺，可出现胸闷、气短等呼吸功能下降的临床表现。肾精盛，骨髓充盈，骨髓充实而健壮，筋骨活动轻盈而有力，反之，肾伤则“腰脊不举，骨枯而髓减”，或发育不良，或骨质脆弱，或“发为骨痿”，这都是肾伤进一步影响到骨的结果。

《黄帝内经》认为骨与筋、脉、肉、皮一起，构成人的五体，在人体生长发育、支撑人体及运动中起着重要作用。由于“肾主藏精”，肾精是生髓充骨、生骨养髓的原始物质，在“肾生骨髓”“在体合骨”，以及“肾主身之骨髓”等“肾精—生髓—主骨”相关的中医骨生理学理论的支撑下，也形成了“邪气伤肾—肾精不足或失常—生髓养骨障碍—骨病”的中医骨病理学理论。例如“骨痹”病发生的内在机理是“肾不生则髓不能满，故寒甚至骨也”。骨的病理变化亦首责之于肾。支撑人体的能力减退，势必出现腰膝酸软无力、不耐久行久立等症。据上述认识，对骨软无力、腰膝酸软或骨脆易折，或骨折后难以愈合者的中医治疗，多从补肾填精为主或为佐入手。髓能够调控骨稳态内环境的平衡，肾不生髓，则百病将至，“髓亏”“髓虚”“髓萎”这些被认为是骨骼相关疾病的重要共同生物学基础。髓藏骨中以养骨，说明如果肾虚、肾精不足，骨髓失养则可致骨骼脆弱无力，也明确了骨骼大体结构、骨与髓的解剖关系，如小儿囟门迟闭、骨软无力、骨脆易折或骨折后不易愈合等，为肾中精气渐亏之象。

相关经典原文如下：

《黄帝内经·素问·痿论》：“肾气热，则腰脊不举，骨枯而髓减，发为骨痿。”

《黄帝内经·素问·逆调论》：“肾者水也，而生于骨，肾不生则髓不能满。”

《黄帝内经·素问·生气通天论》：“因而强力，肾气乃伤，高骨乃坏。”

《黄帝内经·素问·痿论》：“肾主身之骨髓……肾气热，则腰脊不举，骨枯而髓减，发为骨痿……肾者，水脏也，今水不胜火，则骨枯而髓虚，故足不任身，发为骨痿。”

《黄帝内经·灵枢·经脉》：“足少阴气绝，则骨枯。少阴者，冬脉也，伏行而濡骨髓者也，故骨不濡，则肉不能着也；骨肉不相亲，则肉软却；肉软却，故齿长而垢，发无泽；发无泽者，骨先死。”

《黄帝内经·灵枢·卫气》：“骨之属者，骨空之所以受益而益脑者也。”

2.1.5 “筋骨”“骨空”“脾胃”与“肾主骨”理论的联系

《黄帝内经》中除围绕肾精展开的“肾主骨”理论探讨，也包含其他角度对该理论的认识。例如，“骨”的概念通常包括了骨骼之骨及与骨关节相联系的周围组织，即中医学概念中的“筋”，这一点在《黄帝内经》中也早有体现。从结构来说，关节的运动依靠关节处的骨与附着于骨关节的筋的协调配合，而肝与胆互为表里，胆为肝所主的筋之外应，“肾主骨”与“少阳主骨”两者之间，肝通过其“主筋”的特性在肾与少阳之间起枢纽与过渡的作用，足少阳胆经主枢机，通过足少阳胆经经气的疏利，使关节处的筋与骨顺利配合完成运动功能，是骨关节的运动功能的基础。功能上，肝脏所藏之血与肾所藏之精同源互化，两者互生互用，共同组成了筋与骨的物质基础，因此“肾主骨”理论不仅包括骨骼依赖肾精化生的骨髓滋养而坚实，并且筋与骨结合并协同运动需要少阳胆经枢机的通达以及肝血的濡养，故肝血的充实与否也对骨骼的强弱有着密切影响，肝肾之精血充盈与否直接决定人体筋骨是否强健，肝与胆互为表里直接决定人体筋骨是否强健。

《黄帝内经》中基于解剖手段对骨骼上分布有“骨空”有着深刻的认识。其间有脉络穿行，这些穿行于“骨空”的脉络是为骨及骨髓输送“气血”等精微物质的通道。基于肾“受五脏六腑之精而藏之”，骨与髓的发育与五脏精气也有密切的关系，而“骨空”是血液与骨髓交换的通道。饮食营养吸收后，津液、气血的化生与脾胃、大小肠等脏腑密切相关，经过骨空补充脑髓，并与脑髓交换，因此“不当骨空，不得泄泻”就可导致血枯空虚，结果肌肉、筋、骨髓都得不到营养，严重可导致死亡。脾可将饮食水谷转化为气血精液等精微物质，其中较为浓稠滑腻的部分，如精、血、液等，能注入骨骼、营养关节，使骨骼和关节保持形态与功能的正常。由脾胃运化输布而来的水谷精气，与肾中所藏的精气相合，在肾中所藏先天精气的激发作用下，生成骨髓滋养骨骼。

相关经典原文如下：

《黄帝内经·素问·痿论》："宗筋主束骨而利机关也。"

《黄帝内经·素问·五脏生成论》："诸筋者皆属于节。"

《黄帝内经·素问·厥论》："少阳厥逆，机关不利，机关不利者，腰不可以行，项不可以顾，发肠痈不可治，惊者死。"

《黄帝内经·灵枢·本脏》："肝合胆，胆者，筋其应。"

《黄帝内经·灵枢·五癃津液别》："水谷入于口，输于肠胃，其液别为五（按：汗、溺、泣、唾、髓）。"

《黄帝内经·灵枢·五癃津液别》："五谷之津液，和合而为膏者，内渗入于骨空，补益脑髓，而下流于阴股。"

《黄帝内经·灵枢·痈疽》："肠胃受谷，上焦出气，以温分肉，而养骨节，通腠理。"

《黄帝内经·灵枢·痈疽》："寒邪客于经络之中则血泣，血泣则不通，不通则卫气归之，不得复反，故痈肿。寒气化为热，热胜则腐肉，肉腐则为脓。脓不泻则烂筋，筋烂则伤骨，骨伤则髓消，不当骨空，不得泄泻，血枯空虚，则筋骨肌肉不相荣，经脉败漏，熏于五脏，脏伤故死矣。"

2.1.6 "肾主骨"理论的初步发展

自《黄帝内经》提出"肾主骨"理论后，后代医家不断在此基础上延展、发挥，丰富了"肾主骨"理论的内涵。《中藏经》以病因角度切入，指出肾藏精，主封藏，而腰为肾之府，若房事过频则肾精耗伤，肾虚不能主骨充髓而"房劳致痹"。肝肾同居下焦，乙癸同源，肾气虚则肝气亦虚，肝虚则无以养筋以束骨利机关，房劳太过，消耗肾精，因肾主骨，肾精亏虚致骨失养，可出现骨节疼痛、腰膝酸软等痹证表现。肾精亏虚进而可致肾气、肾阳不足而致下元虚寒，易感寒湿邪气，出现腰背重痛、两足无力而成肾痹。"肾主骨"理论开始由历代医家继承与发扬，不断地丰富与充实，尤其在临床上的应用也越来越广泛，《金匮要略》已广泛地将"肾主骨"理论应用于腰痛病的治疗，并为历代医家所重视。

相关经典原文如下：

《中藏经·五痹》："骨痹者，乃嗜欲不节，伤于肾也。"

《伤寒论》："少阴肾水而主骨节，身体疼痛，肢冷，脉沉者，寒成于阴也。身疼骨痛，若脉浮，手足热，则可发汗；此手足寒，脉沉，故当与附子汤温经。"

《金匮要略》:“虚劳腰痛,少腹拘急,小便不利者,八味肾气丸主之。”

(编写人员:罗冰洁 成荣新 崔 琰)

2.2 隋、唐时期

该时期涉及“肾主骨”理论的主要著作有《诸病源候论》《黄帝内经太素》《仁斋直指方》及《备急千金要方》等,此时期的著作强调对肾虚病机的认识,促进了“肾主骨”理论的临床应用。

隋唐时期医家不仅重视肾虚病机,并且推动了“肾主骨”理论在临床中的应用。包括围绕“肾气虚损”分析不同类型腰痛的病因,即使是突然腰痛,亦与原有的肾虚有关。历代大多医家认为腰痛都离不开肾虚这一病机,骨骼退变性疾病均可基于“肾虚髓枯”的病机采取益肾生髓的治疗方法加以干预。元代大家杨清叟提出“肾实则骨有生气”的观点,注重补肾与治骨并行,诸多经典名方如虎潜丸、填精补髓丹、肾气丸等均可奏肾髓同治、固本培元之功,并形成“补肾益髓”治疗的基本法则。

相关经典原文如下:

《诸病源候论·腰痛候》:“凡腰痛者有五:一曰少阴,少阴肾也。十月万物阳气伤,是以腰痛。二曰风痹,风寒着腰,是以痛。三曰肾虚,役用伤肾,是以痛。四曰肾腰,坠堕伤腰,是以痛。五曰寝卧湿地,是以痛。”

《诸病源候论·风湿腰痛候》:“劳伤肾气,经络既虚,或因卧湿当风,而风湿乘虚搏于肾,肾经与血气相击而腰痛。”

《诸病源候论·卒腰痛候》:“夫劳伤之人,肾气虚损。而肾主腰部,其经贯肾络脊,风邪乘虚,卒入肾经,故卒然而患腰痛。”

《诸病源候论·久腰痛候》:“夫腰痛,皆由伤肾气所为。肾虚受于风邪,风邪停积于肾经,与血气相击,久而不散,故久腰痛。”

《诸病源候论·五脏六腑病诸候》:“五谷五味之津液悉归于膀胱,气化分入血脉,以成骨髓也。”

《诸病源候论·腰痛候》:“肾主腰脚。肾经虚损,风冷乘之,故腰痛也。”

《黄帝内经太素》:“少阳者,肝之表,肝候筋,筋会于骨,是少阳之气所营。”

《仁斋直指方》:“齿者骨文所终,髓之所养,肾实主之。故肾衰则齿豁,精盛则齿坚,虚热则齿动。”

《备急千金要方·骨极》:“骨极者,主肾也,肾应骨,骨与肾合,若肾病则骨极,牙齿苦痛,手足疼,不能久立,屈伸不利,身痹脑髓痠。”

(编写人员:成荣新 雷 春)

2.3 宋、金、元时期

该时期涉及“肾主骨”理论的主要著作有《重广补注黄帝内经素问》《养老奉亲书》《扁鹊心书》《圣济总录》及《脾胃论》等，受时代文化、哲学思想变化的影响，此时期的著作对于“肾主骨”理论的阐释也呈现出百家争鸣的特点。

该时期受不同学说思想流派及宋儒精钻某一点的内涵意义的影响，论及肾藏象时，诸多医家往往从具体的论点出发并围绕其引申出不同的医疗思维体系，促进了不同学说流派的争鸣。首先唐、宋代同样重视补肾为“肾主骨”理论的临床治疗方法，骨的生长、发育、修复亦依赖肾脏精气的充养，肾气的盛衰与骨骼生理、病理有着密切的联系。但至宋元时期，医家更为重视骨痹的治疗，并开始广泛使用补肾填精药，这一点以《圣济总录》为例，该书不仅强调补肝肾壮骨，同时收录运用补肝肾壮骨法治疗骨痹方药20余方，突出了肾虚骨痹的关键病机。

而后，刘完素在人体藏象理论中首次引入《黄帝内经》五运六气“君火以明，相火以位”的君火与相火概念；而张元素在这一时期亦开始论及命门相火，并进一步结合了“元气”的概念，着重强调了“命门”之重要。对于“肾主骨”内涵的发挥较为突出的是李杲。他于《脾胃论》中首次突破五藏应均衡看待的常规而突出以脾胃为中心，将骨、髓的病变与脾胃因素相关连。宋时五行理论逐步被淡化，“火与元气不两立”之理论明显带有阴阳学说的色彩。由于肠胃受纳水谷，通过脾生清、肺宣发，从而布散全身，进而滋养皮肤、肌肉、骨骼、关节，而肾则是脾胃功能不足导致骨虚髓空的枢纽。

相关经典原文如下：

《重广补注黄帝内经素问·生气通天论》：“然强力入房则精耗，精耗则肾伤，肾伤则髓气内枯。”

《养老奉亲书·春时摄养第九》：“缘老人气弱、骨疏，怯风冷，易伤肌体。”

《扁鹊心书·骨缩病》：“此由肾气虚惫，肾主骨，肾水既涸则诸骨皆枯，渐至短缩。”

《圣济总录》：“补肝肾以壮骨。”

《脾胃论·脾胃盛衰论》：“脾病则下流乘肾，土克水，则骨乏无力，足为骨蚀，令人骨髓空虚。”

《脾胃论·脾胃盛衰论》：“大抵脾胃虚弱，阳气不能生长，是春夏之令不行，五脏之气不生。脾病则下流乘肾，土克水，则骨乏无力，是为骨蚀，令人骨髓空虚”。

（编写人员：崔　琰　雷　春）

2.4 明、清时期及近代

该时期涉及“肾主骨”理论的主要著作有《类经》《证治准绳》《医学入门》《景岳全书》《杂病源流犀烛》《中西汇通医经精义》《医法心传》《外科集验方》《四圣心源》《石室秘录》《临证指南医案》《望诊遵经》及《医学衷中参西录》。明、清时期受整体医学水平飞速发展的影响，此时期对于“肾主骨”理论的阐释也达到全面丰富的时期，而后至近代，“肾主骨”理论也呈现出中西汇通的特点。

明清时期，这一时段受整体医学水平飞跃发展的影响，肾主骨理论的发展也得到了巨大的推动与创新，可以说是“肾主骨”理论全面成熟的时期。“肾实则骨有生气”是对该时期医家将“肾主骨”理论用于临床实践共有思想的概括，具体地阐明了肾与骨在生理、病理上的联系。明清时期先后受命门学说及骨伤科学百家争鸣的影响，突出了补肾法的重要性，通过剖析病因，如认为“痹症”中腰痛可因劳累过度、寒湿侵袭、久病年衰所导致的肾精亏损、筋脉失养、寒湿凝络而引发，究其根本，责之肾虚，因此治骨还是要以补肾益髓为主，也在该时期确立了从肝肾论治骨痹的治则。时至近代，“肾主骨”理论的临床应用得到了一定补充，并在《医学衷中参西录》中有所体现。

相关经典原文如下：

《类经》：“病在骨之属者，当治骨空，以益其髓，髓者骨之充也，故益髓即所以治骨也。”

《证治准绳》：（腰痛）“有风，有湿，有寒，有热，有挫闪，有瘀血，有滞气，有痰积，皆标也，肾虚其本也。”

《证治准绳》：“肾虚不能生肝，肝虚无以养筋，故机关不利。”

《医学正传》：“夫齿者，肾之标也，骨之余也……大抵齿龈露而动摇者，肾元虚也，治宜滋阴补肾为要。”

《医学入门·天地人物气候相应图》：“脑者髓之海，诸髓皆属于脑……髓则肾主之。”

《景岳全书·传忠录》：“五脏之阴气，非此不能滋；五脏之阳气，非此不能发。”

《杂病源流犀烛·口齿唇舌病源流》：“齿者，肾之标，骨之本也。”

《杂病源流犀烛·腰脐病源流》：“腰痛，精气虚而邪客病也，肾虚其本也，风寒湿热痰饮，气滞血瘀闪挫其标也，或从标，或从本，贵无失其宜而已。”

《杂病源流犀烛·胸膈脊背乳病源流》：“背伛偻，年老伛偻者甚多，皆督脉虚而精髓不充之故，此当用补肾益髓之剂。”

《杂病源流犀烛·筋骨皮肉毛发病源流》：“筋也者，所以束节络骨，绊肉绷皮，为一身之关纽，利全体之运动者也。”

《杂病源流犀烛·筋骨皮肉毛发病源流》：“经言肾主骨，又言骨者髓之府，是惟肾气足，故髓充满，髓充满，故骨坚强也。”

《中西汇通医经精义》：“肾藏精，精生髓，髓养骨，故骨者，肾之合也。髓者，发精所生，精足则髓足，髓在骨内，髓足则骨强。”

《医法心传》：“在骨内髓足则骨强，所以能作强耐力过人也”，“肾衰则形体疲极也”。

《外科集验方·服药通变方第一》：“肾实则骨有生气。”

《四圣心源·形体结聚》：“髓骨者，肾水之所生也，肾气盛则髓骨坚凝而轻利。”

《石室秘录·痿病证治》：“痿废之证，乃阳明火证肾水不足以滋之，则骨空不能立；久卧床席，不能辄起；骨中空虚，无怪经年累月愈治而愈惫也。”

《石室秘录·背脊骨痛》：“背脊骨痛者，乃肾水衰耗，不能上润于脑，则河车之路，干涩而难行，故尔作痛。”

《临证指南医案》：“肾藏精。精血相生。精虚则不能灌溉诸末。血虚则不能营养筋骨。”

《望诊遵经》：“然齿者，总谓口中之骨，主啮者也。”

《望诊遵经》：“气色之变者，齿忽黄，为肾虚，齿忽黑，为肾热。滋润者，津液犹充，干燥者，津液已耗。形色枯槁者，精气将竭，形色明亮者，精气未衰。”

《医学衷中参西录》：“肾主骨，胡桃仁最能补肾，人之食酸齼齿者，食胡桃仁即愈，因齿牙为骨之余，原肾主之，故有斯效，此其能补肾之明征也。古方以治肾经虚寒，与补骨脂并用，谓有木火相生之妙（胡桃属木，补骨脂属火），若肾经虚寒，泄泻、骨痿、腿疼用之皆效，真佳方也。”

（编写人员：崔　琰　陈鉴冰）

参考文献

[1] 郭霞珍. 对中医学藏象理论研究的思考［J］. 北京中医药大学学报，2008（8）：512－514.

[2] 金开诚. 中医藏象学的奥秘［M］. 长春：吉林文史出版社，2011.

[3] 孙广仁.《周易》阴阳气论对中医学藏象理论的影响［J］. 南京中医药大学学报（社会科学版），2004（2）：16－18.

[4] 刘可勋.《内经》藏象学说中的各家观点［N］. 中国中医药报，2007－06－04（5）.

[5] 严世芸. 中医学术发展史［M］. 上海：上海中医药大学出版社，2004：212－334.

[6] 王维广，李成卫，王庆国．肝阴肝阳概念的历史考察［J］．浙江中医药大学学报，2015，39（7）：512－516.
[7]《中医大辞典》编辑委员会．中医大辞典·基础理论分册［M］．北京：人民卫生出版社，1982.
[8] 程士德．素问注释汇粹［M］．北京：人民卫生出版社，1982.
[9] 贾成祥．中医藏象学说的文化根源［J］．中医学报，2019，34（3）：453－456.
[10] 孙相如，何清湖．探讨关于中医藏象理论文化基础的研究意义［J］．中华中医药杂志，2014，29（5）：1304－1307.
[11] 赖敏，贾春华．从古代解剖知识探讨中医肾藏象学说的构建［J］．中医杂志，2021，62（19）：1657－1662.
[12] 金开诚．中医藏象学的奥秘［M］．长春：吉林文史出版社，2011.
[13] 杨雯，方肇勤，卢涛，等．《诸病源候论》有关肾理论的探讨［J］．中国医药导报，2018，15（36）：140－143.
[14] 李如辉，张光霁．肾藏象学说理论与方法研究进展述评［J］．浙江中医学院学报，2001（6）：5－8.
[15] 王智民，郑洪新．中医"肾主骨"之理论内涵及临床意义［J］．中华中医药学刊，2013，31（7）：1553－1554.
[16] 谢青云．《诸病源候论》导引系列之"腰痛候"导引法［J］．家庭中医药，2017，24（6）：60－61.
[17] 张进，徐志伟．"肾藏精、主骨、生髓"理论内涵辨析［J］．中国中医基础医学杂志，2009（11）：805－806，809.
[18] 熊莉华，刘建仁，范冠杰．中医论消渴兼证"骨痿""骨痹"［J］．天津中医药，2009，26（2）：130－131.
[19] 金珉廷，郑洪新．中医肾藏精生髓主骨理论与骨质疏松症［J］．辽宁中医药大学学报，2009，11（3）：35－36.
[20] 刘春援．论《灵枢·本神》之藏象精神现象的物质基础［J］．江西中医学院学报，2009，21（4）：4－6.
[21] 常森元．《黄帝内经素问析义》选登——脉要精微论篇第十七［J］．陕西中医函授，1983（1）：3－11.
[22] 郑洪新．中医基础理论［M］．北京：中国中医药出版社，2016.
[23] 李宁，谢兴文，陈欣．"肾主骨、生髓"理论在骨质疏松症研究中的运用［J］．中国中医骨伤科杂志，2011，19（4）：70－72.
[24] 尚奇，任辉，沈耿杨，等．基于肾主骨生髓理论探讨老年性骨质疏松症的中医治疗［J］．中医杂志，2017，58（16）：1433－1435.
[25] 易青．再论"肾主水液"之内涵［J］．湖北中医学院学报，2006，8（3）：40－41.

[26] 徐强，张秋月，汪元元，等．“肝主疏泄”理论辨析［J］．天津中医药大学学报，2012，31（2）：71.
[27] 张登本．白话通解黄帝内经［M］．西安：世界图书出版公司，2000.

第二部分

"肾主骨" 理论的现代研究

"肾主骨"是中医肾藏象理论的重要内容之一，提示肾精充盈则骨髓生化有源，骨骼可得以滋养而强健有力；肾精虚损，则会导致精髓衰少、骨骼枯萎，引起各种退行性骨病。深入研究"肾主骨"的物质基础与科学内涵，不仅可以丰富肾藏象理论，也为补肾法防治退行性骨病提供了更多的科学证据。

退行性骨病，指随着年龄增加而出现的骨退行性疾病，如骨质疏松症（Osteoporosis，OP）、骨关节炎（Osteoarthritis，OA）、椎体退行性疾病等。防治退行性骨病，要从调节骨代谢平衡入手。骨代谢是骨基质和矿物质的沉积与再吸收的调节过程，是一个由成骨细胞（Osteoblast，OB）和破骨细胞（Osteoclast，OC）介导的动态平衡过程。当骨代谢动态平衡时，骨形成与骨吸收作用相持，维持正常的骨重建过程；当骨代谢紊乱，OB 介导的骨形成作用减弱或增强，OC 介导的骨吸收作用增强或减弱，均会导致骨重建失衡，骨密度与骨体积等骨相关参数会发生变化，从而导致骨病的发生。

钙磷代谢是机体对钙和磷的摄取、合成、分解以及排泄的过程。骨骼由35%的有机质和65%的无机质组成，而65%的无机质中磷酸钙占了95%，故钙磷代谢的平衡维持着骨骼的健康；若钙磷代谢平衡失调，OB－OC 介导的骨重建动态平衡过程会受到影响，诱发骨病的发生。因此，钙磷代谢在骨代谢的平衡调节中扮演了重要的角色。此外，在骨髓微环境中，OB 由骨髓间充质干细胞（Bone marrow mesenchyml stem cells，BMSCs）的归巢与成骨分化而来，通过合成骨质、调控矿化实现骨形成作用；OC 由单核巨噬细胞分化而来，通过细胞骨架重组极化形成吸收腔隙，分泌相关细胞因子和溶酶体实现骨吸收功能；当骨代谢平衡被打破，OB 介导的骨形成以及 OC 介导的骨吸收作用失衡，会导致骨质流失或骨质增生，诱发一系列的退行性骨病。因此，调节骨髓微环境中 BMSCs、OB、OC、软骨细胞等骨相关细胞的稳态亦为调节骨代谢平衡的重要内容。由上可知，调节体内钙磷代谢、维持骨髓微环境中各种骨相关细胞的平衡，是调控骨代谢平衡的重要方法，也是防治退行性骨病的重要指导原则，是“肾主骨”科学内涵阐析的主要研究内容。

在“肾主骨”理论的现代研究中，临床与科研工作者通过临床“肾虚”患者、“肾虚”模型动物、肾组织、骨组织以及相关模型细胞的多层次研究，从不同角度阐释了“肾主骨”的现代科学内涵。在“肾虚”模型动物研究中，采用皮质酮与老年大鼠分别作肾阳虚与肾虚模型动物，发现下丘脑－垂体－肾上腺皮质轴与肾虚证密切相关，并以药测证的方式开展了“肾主骨”理论的研究，在骨质疏松症相关研究中，基于肾虚模型去卵巢（Ovariectomized，OVX）大鼠，验证了左归丸、益肾蠲痹丸、补肾健脾活血方等复方的补肾壮骨之效；在膝骨关节炎相关研究中，基于 OVX 大鼠、前交叉韧带切除（Anterior cruciate ligament，ACL）膝骨关节炎大鼠等骨病动物模型，对化瘀补肾方、蠲痹汤等补肾复方与制剂的功效进行验证。

本研究团队通过创建的动物－共育体系－细胞的退行性骨病药物筛选与研究平台，利用去势、增龄、高盐与高脂饮食诱导的大鼠、转基因小鼠，BMSCs－成骨细胞、成骨细胞－破骨细胞共育体系，以及 OP 模型来源 BMSCs、BMSC－ERα$^{(-/-)}$、BMSC－ERβ$^{(-/-)}$、成骨细胞、破骨细胞、软骨细胞、滑膜间充质干细胞、脂肪间充质干细胞等，结合以药测证的方式，从骨－脂分化平衡、神经－骨骼网络、外泌体、离子通道等不同角度对“肾主骨”理论进行创新性探索。

既往学者和本研究团队从下丘脑－垂体轴、神经－骨骼网络、相关信号通路以及其他细胞因子等对骨代谢平衡的调控进行了探讨，解析其与退行性骨病防治的相关性，并进行了相关现代科学内涵的挖掘。

1　下丘脑－垂体轴

下丘脑－垂体轴是内分泌控制中心。下丘脑可视为内分泌系统的协调中心，能够整合来自上皮层的传入信号、自主神经功能、环境信号以及外周内分泌反馈。相应地，下丘脑会将精确的信号传递至垂体，随后垂体释放的激素可影响体内大多数内分泌系统。具体来说，下丘脑－垂体轴具有三大分支系统，分别是：下丘脑－垂体－性腺轴、下丘脑－垂体－肾上腺轴和下丘脑－垂体－甲状腺轴。其中，下丘脑－垂体轴与性腺、肾上腺以及性腺之间可通过促性腺激素释放激素、促性腺激素、性腺激素等激素，调节、调控体内的骨代谢平衡。

在肾虚与退行性骨病的现代相关研究中，内分泌系统的紊乱是影响退行性骨病发生发展的重要因素。研究显示，下丘脑－垂体轴调控的激素在退行性骨病患者中变化明显，与骨代谢平衡的调控密切相关。因此，下丘脑－垂体轴是阐析“肾主骨”理论防止退行性骨病的重要现代科学内涵的路径之一。

1.1 下丘脑－垂体－性腺轴

下丘脑－垂体－性腺轴是控制人体性激素分泌的分支。下丘脑分泌促性腺激素释放激素，促性腺激素释放激素可促进垂体分泌促黄体生成素、促卵泡刺激素和泌乳素。垂体通过分泌促性腺激素促进卵巢分泌雌激素，或者睾丸和肾上腺分泌雄激素。其中，雌激素、雄激素和生长激素与人体骨代谢密切相关，其功能也与 OP、OA 等退行性骨病的发生密切相关。

雌激素由卵巢和胎盘分泌产生，主要以雌二醇（Estradiol，E2）、雌素酮、雌酚等形式存在，与雌激素受体结合后可产生多种生理作用。雌激素对骨的新陈代谢起重要的调节作用，即可通过与雌激素受体结合，调控 OC 来抑制骨重吸收，又可以调控 OB 来促进骨形成[1]。雌激素对 OC 的作用：OC 由骨髓中造血干细胞前体细胞分化而来，主要通过骨吸收功能参与骨的代谢平衡，维持骨骼的完整性和稳态。核因子－κB 受体活化因子配体（Receptor activator of nuclear factor-κB ligand，RANKL）是一种Ⅱ型跨膜蛋白，具有诱导 OC 分化的作用，由成骨细胞释放；核因子－κB 受体活化因子（Receptor activator of nuclear factor－κB，RANK）为其在 OC 表面受体，故 RANKL－RANK－OPG 轴与骨代谢的平衡息息相关。雌激素可通过 RANKL－RANK－OPG 途径作用于 OC，从而影响骨代谢。雌激素也可以通过促进雌激素受体与骨架蛋白 1 结合，使雌激素受体与肿瘤坏死因子相关受体因子 6 隔离，降低细胞核因子－κB（Nuclear factor－κB，NF－κB）活性及抑制 RANKL 诱导的 OC 分化。此外，研究发现，雌激素缺乏不但可使细胞因子如 INF－α、IL－1α 等 OC 的前体表达上调，增加骨微环境中的 RANKL 活性，还可增加 RANKL 在骨髓基质细胞、前破骨细胞、T 淋巴细胞和 B 淋巴细胞中的表达，激活破骨细胞、抑制 OC 的凋亡。此外，雌激素还可抑制 IL－1、IL－6、肿瘤坏死因子（Tumor necrosis factor －alpha，TNF－α）、巨噬细胞集落刺激因子和前列腺素等由其他细胞产生的促进 OC 增殖、分化的因子，间接地影响 OC 的重吸收[1-3]。雌激素对 OB 的作用：OB 由多基质 BMSCs 分化而来，能够起到维持骨的结构，调节骨的矿化过程等作用，其分化过程受到多种调控因子影响。雌激素对 OB 的作用体现在增殖、分化、功能表达及凋亡等过程中。目前研究表明雌激素主要通过三种机制直接影响骨形成，分别为抑制细胞凋亡、抑制氧化应激反应以及降低 NF－κB 的活性[1-2,4]。雌激素与 BMSCs：雌激素可通过与雌激素受体结合或激活 Wnt /β－Catenin 信号通路，使 BMSCs 向 OB 方向分化。有研究者在用含有 E2 的成骨诱导液培养骨质疏松患者的 BMSCs 时发现不仅 OB 标志物 Runx2 和 Osterix 水平明显增高，而 Notch 信号通路的标志物 Notch1 和 Jagged1 的表达水平明显上调，说明 E2 可通过激活人类 BMSCs 中的 Notch 信号通路使其向成骨分化，此过程呈配体依赖性[2]。现代研究显示，雌激素可通过免疫调节、细胞内铁代谢调控[5-7]等影响 OC 生成、分化，而雌激素的缺乏可导致骨吸收的增加，引起肾排泄钙的增加，同时降低肠道对钙的重吸收，减弱骨形成的作用[8]。

雄激素主要是由睾丸合成和分泌，肾上腺和卵巢也能少量分泌。睾酮是雄激素的活性代表物，主要由睾丸的间质细胞合成、分泌。睾酮通过细胞与胞内特异性受体相结合，形成具有活性的睾酮－受体复合物。OB、OC、骨细胞、骨髓基质细胞、巨核细胞、血管内皮细胞的表面均有雄激素受体（Androgen receptor，AR），而雄激素对 OB 的调控是直接通过 OB 上的 AR 实现的。研究证实 OC 中也存在 AR，雄激素在骨吸收方面的作用可能与雄激素对 OC 前体细胞分化成 OC 的抑制作用有关。此外，雄激素还可作用于调节骨代谢的其他循环激素以及局部的细胞因子，对骨骼系统发挥作用，实现对 OB 增殖和分化进行调控[9-10]。

生长激素（Growth hormone，GH）是由人体脑垂体前叶分泌的一种肽类激素，由 191 个氨基酸组成。GH 对骨组织具有直接或间接的调节作用。GH 在生长期可通过不同途径调节靶细胞以促进骺软骨生成，促进骨、软骨等其他组织合成并加速合成代谢的进程。GH 在 OB 中可以刺激 TNF－α、IL－1 等促炎因子，促进 OC 生成。此外，有研究发现，GH 可以作用于骨细胞的 GH 受体，通过 JAK2－MAPK－STAT 途径促进 I 型胶原、碱性磷酸酶、骨钙素的表达和分泌。动物模型研究表明，注射 GH 可以加速骨重建，增加骨量和骨强度，促进骨折愈合[11-12]。

研究显示，中医辨证为肾虚证的 OP 患者，多具有下丘脑－垂体－性腺轴功能减退，性腺激素分泌减少，伴随骨功能下降，单位体积内骨组织减少，最终导致骨质疏松。现代药理研究表明，淫羊藿、补骨脂、女贞子、杜仲等补肾中药，植物性雌激素含量较高，在体内可发挥雌激素样作用。此外，有研究发现，补肾中药可提高去势大鼠血中的雌激素水平，使骨质丢失减少，这可能是与通过兴奋垂体－性腺轴的功能，或提高性腺上雌激素受体敏感性或雌激素受体数量有关[13-15]。因此，下丘脑－垂体－性腺轴是“肾主骨”防治退行性骨病的重要研究内容之一。

1.2 下丘脑－垂体－肾上腺轴

下丘脑－垂体－肾上腺轴是人体内最重要的神经内分泌网络中枢之一，是一个直接作用和反馈互动的复杂集合，包括下丘脑、垂体和肾上腺，三者构成同一级别上的相互协调的反馈调节系统。下丘脑－垂体－肾上腺轴是神经内分泌系统的重要部分，通过分泌促肾上腺皮质激素释放激素、促肾上腺皮质激素（Adrenocorticotrophic hormone，ACTH）、皮质醇等，参与控制应激的反应，并调节许多身体活动。例如，ACTH 是脊椎动物脑垂体分泌的一种多肽类激素，可以促进肾上腺皮质的组织增生以及皮质激素的生成和分泌。高浓度 ACTH 对小鼠 BMSCs 成骨分化有抑制作用，且在基因和蛋白水平对成骨特异性转录因子 Runx2 有明显的抑制作用[16]。

随着下丘脑－垂体－肾上腺轴与骨骼健康的研究发现，下丘脑－垂体－肾上腺轴失调可导致骨稳态失衡，增加 OP 与骨折发生风险。研究显示，下丘脑－垂体－肾上腺轴在肾阳虚皮质酮大鼠和肾虚的老年大鼠中显著变化，是现代医学从分子生物学角度解释“肾主骨”防治退行性骨病的重要研究内容之一[17－18]。

1.3　下丘脑－垂体－甲状腺轴

甲状腺是机体重要的内分泌腺之一，通过下丘脑－垂体轴释放促甲状腺激素来调控释放甲状腺激素，对机体的物质代谢产生影响。下丘脑可通过影响垂体调控促甲状腺激素的分泌，进而影响甲状腺与甲状旁腺分泌的甲状腺激素与甲状旁腺激素（Parathyroid hormone，PTH）的分泌。

甲状腺激素、PTH 具有影响 OB 与 OC 活性，调控 OB－OC 与钙磷代谢平衡功能，对退行性骨病的发生发展起着重要的调节作用。研究发现[19]，甲状腺激素能促进 OB 生物活性，加速合成并分泌骨钙蛋白入血。PTH 可促使血浆钙离子浓度升高，动员骨钙入血，促进肾小管对钙离子的重吸收和磷酸盐的排泄，使血钙浓度增加和血磷浓度下降。此外，PTH 可协同骨形态发生蛋白 2（Bone morphogenetic protein 2，BMP－2）促进 BMSCs 的成骨分化，增加 OB 活性，促进骨形成，加快骨组织修复，促进骨折愈合[20]。

在对肾虚患者的研究中发现，肾阳虚患者其血清甲状腺激素 T3、T4、游离 T3（FT3）、游离 T4（FT4）均明显低于正常人，而 TSH 则相反，表明下丘脑－垂体－甲状腺轴与中医的肾虚证密切相关。用自拟的肉蓉补阳汤治疗后可改善肾阳虚患者的甲状腺组织功能，调节下丘脑神经递质和神经激素，增加血清甲状腺激素 T3、T4 水平，降低 TSH（促甲状腺激素）水平[21]。此外，退行性骨病是甲亢患者常见的并发症之一，甲亢患者中骨质疏松发生率高达45.0%。有研究针对“甲亢患者甲状腺激素水平与骨代谢指标变化关系”进行初步研究，发现 T3、T4、FT3、FT4、TSH 与 NBAP（骨碱性磷酸酶）、CT（降钙素）呈正相关，且骨吸收与骨形成处于高位运行，处于紊乱状态，进而导致患者骨密度显著降低，出现高转换型骨质疏松[22]。因此，下丘脑－垂体－甲状腺轴调控骨代谢平衡的研究，是“肾主骨”防治退行性疾病的理论的重要依据之一。

下丘脑－垂体轴在肾虚证或者肾虚模型动物中病理变化明显，也是补肾中药防治退行性骨病的重要作用机制，开拓了“肾主骨”的现代科学研究。

（编写人员：黄嘉家）

参考文献

[1] 李微，张博，张雨薇，等．雌激素调节骨代谢作用的研究进展［J］．中国骨质疏松杂志，2017，23（2）：262－266.

[2] 王俊玲，黄思敏，梁启瑶，等．雌激素的来源及其在骨代谢中的作用［J］．中国骨质疏松杂志，2015，21（6）：729－732.

[3] 李子怡，李玉坤．OPG/RANK/RANKL 信号通路在骨质疏松症中的研究进展和应用［J］．中华老年骨科与康复电子杂志，2017，3（2）：124－128.

[4] MOHAMAD NV，IMA－NIRWANA S，CHIN KY．Are oxidative stress and inflammation mediators of bone loss due to estrogen deficiency? A review of current evidence［J］．Endocr metab immune disord drug targets，2020，20（9）：1478－1487.

[5] XU X，JIA X，MO L，et al．Intestinal microbiota：a potential target for the treatment of postmenopausal osteoporosis［J］．Bone res，2017（5）：17046.

[6] 雷欣东，于慧，龙琼，等．绝经后骨质疏松症发病机制研究进展［J］．中国骨质疏松杂志，2021，27（11）：1681－1684.

[7] JIA P，XU YJ，ZHANG ZL，et al．Ferric ion could facilitate osteoclast differentiation and bone resorption through the production of reactive oxygen species［J］．J. Orthop. Res.，2012（30）：1843－1852.

[8] BALO GH E，PARAGH G，JENEY V. Influence of iron on bone homeostasis［J］．Pharmaceuticals，2018，11（4）：107.

[9] 周涛，周智梁．雄激素对骨的作用［J］．中华男科学杂志，2005（5）：371－374.

[10] 杨仁轩，王昭佩，许树柴，等．雄激素与骨关节炎的相关基础研究［J］．中国中医骨伤科杂志，2005（6）：69－70.

[11] 金昊，金鑫，王文波．GH/IGF－1 与骨质疏松的研究进展［J］．中国矫形外科杂志，2015，23（5）：431－433.

[12] 徐剑，史轶蘩．生长激素、胰岛素样生长因子－Ⅰ与骨质疏松［J］．基础医学与临床，2005（7）：598－601.

[13] 杨收平．肾主骨生髓学说的现代理解［J］．中国中西医结合肾病杂志，2002（8）：489－490.

[14] 年华，徐玲玲，马明华，等．抗骨质疏松中药的研究现状［J］．上海中医药大学学报，2008（4）：90－93.

[15] 梁百慧，谭小宁，成金林，等．补肾中药复方治疗绝经后骨质疏松症作用机制的研究进展［J］．中医药导报，2021，27（12）：119－122.

[16] 尚国伟，寇红伟，姬彦辉，等．促肾上腺皮质激素对小鼠骨髓间充质干细胞成骨分化的影响［J］．中华实验外科杂志，2021，38（5）：868－870.

[17] 周璇，程立红，闵友江．糖皮质激素受体、盐皮质激素受体对肾阳虚证下丘脑-垂体-肾上腺轴影响研究概况［J］．亚太传统医药，2019，15（7）：201-204.
[18] 朱琴，李平顺，田杰祥，等．基于下丘脑-垂体-肾上腺-骨相关细胞轴分析肾主骨的本质［J］．新中医，2020，52（20）：13-17.
[19] 徐德凤．原发性甲状腺机能减退症患者骨代谢变化［J］．陕西医学杂志，2002（2）：176.
[20] 张萌萌．甲状旁腺素的生物学研究与成骨作用［J］．中国骨质疏松杂志，2017，23（12）：1648-1653.
[21] 刘群英．糖皮质激素与骨［J］．华夏医学，2006（5）：1038-1039.
[22] 刘智艳，姚小红．针灸调节下丘脑-垂体-甲状腺轴的研究进展［J］．针灸临床杂志，2003（12）：50-51.
[23] 宋洁，李震，于海芳．从下丘脑-垂体-甲状腺轴研究肾阳虚证的现状及思考［J］．时珍国医国药，2009，20（7）：1809-1810.

2 神经-骨骼传导信号

“肾主骨生髓”“脑为髓之海”理论，预示了肾、骨骼与神经系统之间具有某种联系性，但其相关科学内涵仍需进一步解析。针对脑-髓-骨轴，目前研究发现，神经系统可通过神经递质与神经肽调节骨细胞生长分化，进而影响骨代谢平衡。本课题组及其他研究团队近年来发现，补肾中药在 OVX 大鼠模型中，具有对神经肽 Y（Neuropeptide Y，NPY）、血管活性肠肽（Vasoactive intestinal peptide，VIP）、降钙素基因相关肽（Calcitonin gene related peptide，CGRP）等神经递质与神经肽的体内调节作用，从神经-骨骼网络的角度拓展了“肾主骨”的科学内涵。

2.1 神经肽

神经肽是泛指存在于神经组织并参与神经系统功能作用的内源性活性物质，是一类特殊的信息物质，具有含量低、活性高、作用广泛而又复杂的特点，在体内调节多种多样的生理功能。近年来研究发现，神经肽在骨发育及四肢骨形成、软骨生物力学响应、骨折愈合的软骨成骨进程，以及软骨进行性退变等软骨生理及病理性代谢过程中发挥了重要的调节作用[1-5]。神经肽 Y、血管活性肠肽、降钙素基因相关肽、P 物质（Substance P，SP）等神经肽参与了骨代谢调节。

（1）NPY 及其受体 NPY1R、NPY2R。

NPY 广泛分布于中枢神经系统和周围神经系统。在中枢神经系统中，NPY

主要存在于下丘脑、大脑皮层、脑干、纹状体和边缘结构中，并在下丘脑弓状核中大量合成。在周围神经系统中，NPY 是交感神经系统的一部分，在神经刺激过程中与去甲肾上腺素共储存、共释放[1-2]。此外，NPY 还在 OB、OC 及 BMSCs 等骨相关细胞中表达，可参与多种骨骼疾病的调节过程，如骨微结构修复、骨折等。

中枢及外周 NPY 在调节骨代谢中均发挥重要作用。全身敲除 NPY 小鼠，其小梁骨和皮质骨体积增加，这可能与成骨转录因子 Runx2、Osterix 表达增加有关，但是将 NPY 注射进入敲除小鼠下丘脑内，并不能使高骨量完全恢复至正常水平，且特异性过表达成骨细胞及骨细胞内的 NPY，皮质骨及松质骨的骨量下降，表明中枢及外周 NPY 在调节骨代谢中均发挥着不可或缺的作用[3]。虽然大量文献表明，敲除 NPY 促进骨骼合成，但也有文献报道，种系敲除 NPY 小鼠，股骨皮质骨横断面面积及骨强度均下降，对骨量影响的差异可能与小鼠的年龄及不同的遗传背景有关。体外实验中 NPY 对成骨细胞的作用相差较大。一些实验表明 NPY 可降低成骨细胞分化标志物的表达水平，抑制成骨细胞的分化。然而也有文献报道 NPY 也可以通过激活 Wnt 信号通路，刺激 MC3T3 - E1 向成熟成骨细胞分化[4]。此外，NPY 对 BMSCs 的作用也不尽相同，NPY 敲除小鼠的 BMSCs 骨唾液酸蛋白及骨钙素表达较高，表明 NPY 抑制其成骨分化能力[5]；同时，NPY 可增加 BMSCs 的增殖及成骨分化能力，抑制其凋亡[6]。目前 NPY 对 BMSCs 的作用还存在较大争议，仍需要进一步研究。此外，另一些研究表明 NPY 在调节骨吸收中可能发挥一定的作用。NPY 可抑制异丙肾上腺素所激活的 cAMP/PKA 通路，促进成骨细胞分泌 RANKL，增加破骨细胞的分化水平[7]。

NPY1R 可能参与 OP 与 OA 的发病过程。OVX 大鼠骨组织中 NPY1R 表达增加，中枢神经系统中 NPY1R 表达减少，且给予 NPY1R 拮抗剂可以改善 OVX 所导致的骨组织损伤[8]。在绝经后 OA 模型大鼠中，大鼠软骨组织中 NPY、NPY1R、NPY2R 蛋白表达量降低，表明其参与了绝经后骨关节炎的病变[9]。NPY1R 在中枢与周围组织中均有分布，但骨组织中的 NPY1R 在介导骨代谢中发挥主要作用。Baldock 等人完全敲除小鼠 NPY1R，骨骼中的合成代谢作用增加；但特异性敲除下丘脑中的 NPY1R，并不会影响骨量；特异性敲除 OB 上的 NPY1R 可增加骨矿物质沉积率以及骨形成率，从而增加小鼠骨量，因此骨组织中的 NPY1R 在调节骨代谢中较为重要[10-11]。此外，NPY1R 参与骨折的愈合过程。Zou 等人[12]发现，NPY1R 在骨折愈合过程的不同阶段，表达水平也存在较大差异。在愈合的早期阶段 NPY1R 的表达水平较低，在中间阶段其表达明显增加，而在后期阶段重新恢复至较低水平，表明 NPY1R 参与了骨折愈合的中后期阶段，有助于愈伤组织的形成和重塑。Dong 等人[23]研究表明褪黑素可通过调节 NPY/NPY1R 信号通路促进 BMSCs 的成骨细胞分化和骨折愈合。此外，OB 的 NPY1R 在造血干细胞及祖细胞动员过程中发挥了重要作用，NPY 可通过 OB 上的

NPY1R 促进其分泌基质金属蛋白酶 9（Matrix metalloproteinase 9，MMP9），减少 OVX 导致的骨质流失。在体内实验中，敲除 NPY1R 既可以增加 OB 的活性，又可以增加破骨细胞的表面，通过增加骨转换水平增加骨量。由于 NPY1R 在皮质骨和小梁骨表面的成骨细胞系中均有表达，因此 NPY 很可能通过直接作用于骨组织上的 NPY1R 抑制成骨细胞及骨髓间充质干细胞的活性。Liu 等人[13]发现全身性敲除 NPY1R 小鼠的骨髓间充质干细胞具有更强的增殖及成骨分化能力；进一步探索表明，NPY1R 可通过 cAMP/PKA/CREB 信号通路抑制 BMSCs 的成骨分化能力；而抑制 NPY1R 表达，其成骨分化能力明显增加。抑制 MC3T3 - E1 细胞上的 NPY1R 表达，同样可促进其成骨分化能力；此外 NPY1R 可通过介导 MC3T3 - E1 细胞内的 ERK 信号通路参与糖皮质激素诱导的骨质疏松症。最新研究表明 NPY1R 缺失还可以通过改善细胞外基质的超微结构，增加基质成熟度来增加骨强度，降低骨折风险[14]。

NPY2R 表达异常可能是导致各种骨骼疾病的重要因素。研究显示 OVX 大鼠的胫骨及其背根神经节中 NPY2R 表达增加，且给予 NPY2R 拮抗剂，可增加骨密度，缓解骨丢失[15]。在 OA 患者的关节腔内，NPY2R 表达增加，并且 NPY 可通过 NPY2R 调节 Smad 及自噬加速骨关节炎进程[16]。下丘脑 NPY2R 在调节骨代谢中发挥重要作用。Baldock 等人[17]完全敲除小鼠 NPY2R，骨小梁体积增加两倍；选择性敲除下丘脑中的 NPY2R，骨小梁体积同样增加两倍；特异性敲除外周 NPY2R 时，并不影响骨骼系统。因此，相比于外周 NPY2R，下丘脑 NPY2R 在骨代谢调节中具有更为重要的作用。与其他受体不同，NPY2R 是自体受体，可负反馈调节 NPY 的表达，特异性敲除小鼠下丘脑 NPY 神经元上的 NPY2R，会增加下丘脑中 NPY 的水平，降低 NPY2R 敲除对骨形成的促进作用，甚至抑制骨形成[18]，因此除了 NPY 神经元上的 NPY2R，下丘脑中其他神经元上的 NPY2R 可能在调节骨代谢中发挥重要作用。敲除 NPY2R 促进骨形成可能与成骨细胞活性增加有关[17]。但也有报道显示给予 OVX 小鼠 NPY2R 拮抗剂可降低血清中 CTX1 和 P1NP 的含量，而降低骨转换率[15]。此外 Lundberg 等人[16]发现全身 NPY2R 缺失小鼠的 BMSCs 数量增加近 2 倍，并且敲除 NPY2R 会使成骨细胞系上的 NPY1R 表达量下降，因此推测敲除 NPY2R 可通过增加 BMSCs 的数量以及降低 NPY1R 的表达量促进骨形成。

在补肾中药防止退行性骨病研究中发现，壮筋续骨汤可能通过提高骨痂组织成纤维细胞中 BMP - 7 和 NPY 的表达而促进骨折愈合[19]。OVX 大鼠下丘脑的 NPY、Y2 受体表达显著升高，补肾化痰方可通过 LPN - 下丘脑 NPY 轴调控去势骨质疏松大鼠的脂骨代谢异常，从而改善骨质疏松[20]。

（2）VIP 及其受体 VIP1R、VIP2R。

VIP 又名舒血管肠肽，由 28 个氨基酸组成，主要是由肠道神经元释放，在生物体内具有双重作用，既是胃肠道激素，又是神经肽，具有扩张心、脑、肝血管，调节脑血流量，降低肺动脉压等多种功能。VIP 在体内分布极为广泛，但在不同部位其含量也有所区别。VIP 在胃肠道中含量最高，VIP 还可在某些内分泌器官如心脏、甲状腺、肾脏和胃肠道，以及脾脏、胸腺、骨髓和淋巴结等免疫器官中表达和释放。VIP 神经元通常位于骨膜与股干骺端，骨膜中的含量高于骨髓和皮质骨区域。VIP 多存在于骨骼的副交感神经元中，但在节后交感神经元以及初级感觉神经元中也有少量存在[17-18, 21]。VIP1R 受体主要分布在外周组织，如肝、脾、胰及肺和小肠中，在中枢神经系统中具有较高的表达水平[22]。VIP2R 受体的分布更为广泛，几乎在所有组织中都有分布，如小肠、脾、肾、睾丸、卵巢等[23]。

VIP 的广泛分布也决定了其具有多种生物学功能。VIP 可舒张血管、降低血压，还能够增加心脏的收缩力，加快心率；此外 VIP 在免疫调节、生物节律、神经系统的保护及内分泌与代谢中发挥重要作用。VIP 存在于骨骼中且具有明显的抗炎作用，因此越来越多的研究表明 VIP 可能参与了 OP 与 OA 的发病过程。

VIP 及其受体对骨吸收的调节作用。通过原子力显微镜检测细胞内钙离子的浓度，Lundberg 等人证明破骨细胞上存在 VIP 的受体[16]。从小鼠骨髓中分离出来的破骨细胞中可检测到 VIP1R 和 PAC1 的 mRNA，但检测不到 VIP2R 的 mRNA[24]。大量研究表明 VIP 不仅可以直接作用于 OC，还可以通过作用于 OB 间接调节骨吸收。体外研究表明，当存在少量骨髓基质细胞和 OB 时，VIP 可导致 OC 胞浆迅速收缩且活动能力减弱，然而随着培养时间延长，OC 可重新获得骨吸收能力。当有大量骨髓基质细胞和 OB 存在时，VIP 可增加破骨细胞的骨吸收能力[25]。这可能是由于 OB 和 OC 上分布着不同的 VIP 受体，而不同类型的受体与 VIP 的亲和力以及所产生的生物效应不同。此外，VIP 可作用于 OB 上的 VIP2R 受体，通过激活 cAMP - ERK 增加 OPG/RANKL 比值，或者激活 p44/p42MAPK、cAMP/PKA/CREB 信号通路以及转录因子 C/EBP 等，增加 IL - 6 的表达，促进骨吸收[26-27]。神经肽 VIP 还可通过刺激前列腺素的产生促进骨吸收[28]。

VIP 及其受体对骨形成的调节作用。研究表明，VIP 可特异性结合到新生小鼠颅盖骨的 OB 上，在 OB 未分化时可检测到 VIP2R 的 mRNA，但检测不到 VIP1R 和 PAC1 的 mRNA，然而 OB 被诱导分化生成矿化结节时，可诱导 VIP1R 的表达。Togari 等人[29]研究发现，人骨膜来源的成骨细胞系和骨肉瘤来源的细胞系表达 VIP1R，但不表达 VIP2R。VIP 可作用于 OB 上的 VIP2R 受体以增加 cAMP 的水平，促进 ALP（碱性磷酸酶）、骨钙素的表达及矿化结节的形成，发挥促进成骨分化作用[30]。Shi Liu 等人[31]研究发现，一方面 VIP 可以通过激活 Wnt/β - catenin 信号通路促进 BMSCs 成骨分化；另一方面，VIP 还可以通过刺激 BMSCs 表达血管内皮生长因子促进血管的形成。

在补肾中药防止退行性骨病研究中发现，OVX 骨质疏松大鼠可引起脑、下丘脑及骨组织中 VIP 及其受体的变化，而右归丸、龟板水提液可通过调节脑、下丘脑及骨组织中 VIP 及其受体的表达，改善骨微结构、促进骨形成[32-33]。

（3）CGRP 及其受体。

CGRP 是已知的最强的扩血管物质，对所有的血管有明显的舒张作用，其作用较乙酰胆碱等物质强。CGRP 是人类用分子生物学方法发现的第一个活性多肽，广泛分布于中枢、外周和其他系统中，其包含 α、β 基因两种降钙素基因，其编码是 CGRP－α 与 CGRP－β。

在骨代谢过程研究中，CGRP 发挥作用的仅是 CGRP－α，而 CGRP－β 的成骨效应很低。一般认为，CGRP 是通过局部因素调节骨细胞功能的。CGRP 纤维在骨中的分布最丰富，作用也最为重要，其主要作用包括以下几点[34-35]：①作为血管扩张剂参与骨局部血流的生理调节。②刺激成骨细胞促进骨生长，诱导 OB 增殖和骨形成。③抑制 OC 减少骨吸收，维持骨的正常生理。此外，CGRP 与 OA 的发病也密切相关。在退行性膝 OA 模型大鼠中，CGRP 和 SP 在关节软骨中呈现高表达，且与大鼠的攀爬时间及最长运动距离密切相关。

本研究团队前期研究发现，肾虚 OVX 大鼠骨组织中 CGRP 的含量减少，而补肾活血汤可增加 OVX 大鼠骨组织中 CGRP 的含量。

（4）SP 及其受体。

SP 是广泛分布于细神经纤维内的一种神经肽。当神经受刺激后，SP 可在中枢端和外周端末梢释放，与 NK1 受体结合发挥生理作用。在中枢端末梢释放的 SP 与痛觉传递有关，其 C－末端参与痛觉的传递，N－末端则有能被纳洛酮翻转的镇痛作用。SP 虽然与 CGRP 共同存在于骨、骨髓、骺板、韧带和肌肉中，但远较 CGRP 纤维少，它们在骨代谢过程中分布于骨发生的活跃部位，尽管 SP 刺激成骨的能力比 CGRP 要低，但它同 CGRP 一样是骨干细胞有丝分裂和/或骨细胞功能作用局部调节的重要因子。研究显示，在退行性骨病患者中，神经肽 SP 及其受体 NK1 水平下降，其与绝经后骨关节炎的形成与软骨下骨有关。此外，SP 可通过促进 BMP－2 蛋白的表达，诱导 BMSCs 的成骨分化，具有时间及浓度的特异性[36]。

在补肾中药及复方防止退行性骨病研究中，左归丸可能通过上调下丘脑神经肽 SP 及其受体蛋白、mRNA 水平，提高软骨下骨骨密度，进而纠正骨代谢失衡，是其防治 PMOP（绝经后骨质疏松症）合并 OA 的作用机制之一[37]。

2.2 神经递质

神经递质是指神经元之间或神经元与效应器细胞之间传递信息的化学物质，它在神经信号的传递中发挥信使作用，对骨代谢平衡具有一定的调控作用，主要包括 γ－氨基丁酸（γ－amino－butylic acid，GABA）和瘦素。

（1）GABA。

GABA 是一种重要的抑制性神经递质，主要在中枢神经系统通过与其特异性受体结合发挥生理作用。GABA 信号通路由谷氨酸、GAD、GABA－T、GABA、GABAR、GAT 等组成[38]。GABA 是哺乳动物神经系统中最丰富和功能最重要的抑制性神经递质，以 GABA 为递质的中枢突触部位约占50%，GABA 在生物体内具有重要的生理功能，参与多种神经生理活动，具有调节血压、促进脑部血流、改善更年期综合征等生理活性[39]。

研究表明，OVX 大鼠骨组织内的 GABA 信号处于一种高水平表达，由于模型组大鼠骨量严重丢失，由此推断 GABA 信号的高表达是为了对抗骨量的丢失。进一步发现[40]，GABA 能促进生长激素（Growth hormone，GH）分泌，而生长激素具有促进软骨、骨骼、肌肉结缔组织增长，促进身体许多组织 RNA 及蛋白质合成的作用。此外，GH 具有增加软骨中胶原和硫酸软骨素、其他蛋白质、核酸合成，促进肝脏等组织合成胰岛素生长因子（Insulin-like growth factor，IGF）的作用。而 IGF 是骨组织中含量较丰富的生长因子，它能刺激成骨细胞（OB）增殖、分化，增殖前体成骨，增加功能性 OB 的数目。

在补肾中药活性成分研究中，葛根总黄酮是葛根的主要有效成分，具有增加 OVX 大鼠的骨量的作用，降低了成骨的迫切性，使神经系统的调节作用减缓，减少了 GABA 及相关物质的释放[41]。

（2）瘦素。

瘦素是主要在脂肪组织中表达的脂肪因子，近来研究显示瘦素对骨代谢的调节也发挥了重要作用。大量的临床试验观察到瘦素与骨代谢相关。一项关于不同人群的瘦素水平在骨质疏松中作用的研究将所有研究对象（包括男性、绝经前及绝经后女性）分为骨质疏松组及非骨质疏松组，结果发现，血清瘦素水平在非骨质疏松组明显高于骨质疏松组。

瘦素影响骨代谢的中枢机制比较复杂，机体能量代谢稳态的任何失衡都会引起骨代谢的变化[42]。近期研究显示，下丘脑神经元的完整性，而不是瘦素受体在这些神经元的表达，有助于瘦素发挥抑制食欲和骨量增长的作用。瘦素可减少脑干神经元合成和释放血清素，而血清素反过来作用于下丘脑神经元以调节食欲和骨量的增长[43]。此外，瘦素还可与下丘脑神经肽如神经介素 U 和 NPY 相互作用参与骨代谢的调节。研究发现，瘦素通过交感神经系统参与骨量的调节，且交感神经系统是瘦素通过中枢神经系统调节骨代谢的下游介导物，瘦素通过外周作用影响骨代谢 OB、OC 和软骨细胞均表达瘦素受体。在 OB，瘦素主要是通过 OPG（骨保素）/ RANKL 信号途径调节骨代谢。动物实验显示，瘦素治疗可以改变 OVX 小鼠 OPG 与 RANKL 的表达，增加骨强度，促进 OB 的增殖[44]。

瘦素通过血清素调控骨量的另一条途径是通过交感神经系统调节骨钙素 OCN 的生成。OCN 是反映成骨细胞活性的特异性指标，且羧化不全的 OCN 是具有生物活性的。瘦素可通过交感神经使 OCN 羧化，从而减少羧化不全的 OCN 含量，使 OCN 的生物活性和代谢功能降低，OB 活性降低[45]。Turner 等人[46]又提出，瘦素主要通过外周神经通路，即增加 OB 的数量和活性，同时增加 OCN 的活性最终促进骨的生长和成熟。目前关于这方面的研究还需要进一步探讨。补肾中药制剂三黄糖肾康可能通过改善瘦素抵抗，直接或间接调节瘦素对骨代谢的影响，从而对 2 型糖尿病并发 OP 起到治疗作用[47]。

神经－骨骼传导信号对退行性骨病的发生发展产生影响，其中神经肽与神经递质扮演着重要的角色。在肾虚模型动物体内，神经肽与神经递质在骨组织中变化显著，为退行性骨病的病理研究提供了突破点。补肾中药显著调节了神经－骨骼传导信号的作用，丰富了“肾主骨”的科学内涵。

（编写人员：林　青　张志芬）

参考文献

[1] KHOR EC, BALDOCK. The NPY system and its neural and neuroendocrine regulation of bone [J]. Current osteoporosis reports, 2012, 10 (2): 160 – 168.

[2] SHENDE P, DESAI D. Physiological and therapeutic roles of Neuropeptide Y on biological functions [J]. Advances in experimental medicine and biology, 2020 (1237): 37 – 47.

[3] BALDOCK PA, LEE NJ, DRIESSLER F, et al. Neuropeptide Y knockout mice reveal a central role of NPY in the coordination of bone mass to body weight [J]. Plos one, 2009, 4 (12): e8415.

[4] ZHANG C, LIANG D, XU Z, et al. Neuropeptide Y stimulates osteoblastic differentiation of murine MC3T3 – E1 cells related to activated Wnt signaling in vitro [J]. Chinese journal of orthopaedic trauma, 2017, 19 (7): 617 – 623.

[5] WEE NKY, SINDER BP, et al. Skeletal phenotype of the neuropeptide Y knockout mouse [J]. Neuropeptides, 2019 (73): 78 – 88.

[6] WU JQ, LIU S, MENG H, et al. Neuropeptide Y enhances proliferation and prevents apoptosis in rat bone marrow stromal cells in association with activation of the Wnt/beta – catenin pathway in vitro [J]. Stem cell research, 2017 (21): 74 – 84.

[7] AMANO S, ARAI M, GOTO S, et al. Inhibitory effect of NPY on isoprenaline – induced osteoclastogenesis in mouse bone marrow cells [J]. Biochimica et biophysica acta – general subjects, 2007, 1770 (6): 966 – 973.

[8] XIE W, HAN Y, LI F, et al. Neuropeptide Y1 receptor antagonist alters gut microbiota and alleviates the ovariectomy – induced osteoporosis in rats [J]. Calcified tissue international, 2020, 106 (4): 444 – 454.

[9] 柴毅. 左归丸调控 NPY 干预软骨-软骨下骨信号交互防治绝经后骨关节炎的效应机制研究 [D]. 南京：南京中医药大学，2020.

[10] BALDOCK PA, ALLISON SJ, LUNDBERG P, et al. Novel role of Y1 receptors in the coordinated regulation of bone and energy homeostasis [J]. Journal of biological chemistry, 2007, 282 (26): 19092-19102.

[11] LEE NJ, NGUYEN AD, ENRIQUEZ RF, et al. Osteoblast specific Y1 receptor deletion enhances bone mass [J]. Bone, 2011, 48 (3): 461-467.

[12] ZOU Z, MEI G, TANG LY, et al. Correlation of neuropeptides substance P and Neuropeptide Y and their receptors with fracture healing in rats [J]. Materials express, 2020, 10 (2): 240-250.

[13] LIU S, JIN D, WU JQ, et al. Neuropeptide Y stimulates osteoblastic differentiation and VEGF expression of bone marrow mesenchymal stem cells related to canonical Wnt signaling activating in vitro [J]. Neuropeptides, 2016 (56): 105-113.

[14] SOUSA DM, MARTINS PS, LEITAO L, et al. The lack of neuropeptide Y-Y-1 receptor signaling modulates the chemical and mechanical properties of bone matrix [J]. Faseb journal, 2020, 34 (3): 4163-4177.

[15] SELDEEN KL, HALLEY PG, VOLMAR CH, et al. Neuropeptide Y Y2 antagonist treated ovariectomized mice exhibit greater bone mineral density [J]. Neuropeptides, 2018, (67): 45-55.

[16] LUNDBERG P, LUNDGREN I, MUKOHYAMA H, et al. Vasoactive intestinal peptide (VIP) /pituitary adenylate cyclase-activating peptide receptor subtypes in mouse calvarial osteoblasts: Presence of VIP-2 receptors and differentiation-induced expression of VIP-1 receptors [J]. Endocrinology, 2001, 142 (1): 339-347.

[17] BALDOCK PA, SAINSBURY A, COUZENS M, et al. Hypothalamic Y2 receptors regulate bone formation [J]. Journal of clinical investigation, 2002, 109 (7): 915-921.

[18] HOHMANN EL, ELDE RP, RYSAVY JA, et al. Innervation of periosteum and bone by sympathetic vasoactive intestinal peptide-containing nerve fibers [J]. Science (New York, N. Y.), 1986, 232 (4752): 868-871.

[19] 王祥杰，潘月兴，杜志仙，等. 壮筋续骨汤对大鼠骨折骨痂中骨形态发生蛋白-7和神经肽 Y 表达的影响 [J]. 中华中医药杂志，2013，28 (8): 2420-2422.

[20] 张妍，向楠，周广文，等. 补肾化痰方对去势骨质疏松大鼠脂骨代谢的影响及中枢调控的机制研究 [J]. 中华中医药学刊 2022，40 (5): 21-27, 259-262.

[21] LUNDBERG JM, HOKFELT T, FAHRENKRUG J, et al. Peptides in the cat carotid body (glomus caroticum): VIP –, enkephalin –, and substance P – like immunoreactivity [J]. Acta physiologica Scandinavica, 1979, 107 (3): 279 – 281.

[22] JOO KM, CHUNG YH, KIM MK, et al. Distribution of vasoactive intestinal peptide and pituitary adenylate cyclase – activating polypeptide receptors (VPAC (1), VPAC (2), and PAC (1) receptor in the rat brain [J]. Journal of comparative neurology, 2004, 476 (4): 388 – 413.

[23] DONG PH, GU XC, ZHU GL, et al. Melatonin induces osteoblastic differentiation of mesenchymal stem cells and promotes fracture healing in a rat model of femoral fracture via neuropeptide y/neuropeptide y receptor y1 signaling [J]. Pharmacology, 2018, 102 (5 – 6): 272 – 280.

[24] PARK MH, LEE JK, KIM N, et al. Neuropeptide Y induces hematopoietic stem/progenitor cell mobilization by regulating matrix metalloproteinase – 9 activity through y1 receptor in osteoblasts [J]. Stemcells, 2016, 34 (8): 2145 – 2156.

[25] LUNDBERG P, LIE A, BJURHOLM A, et al. Vasoactive intestinal peptide regulates osteoclast activity via specific binding sites on both osteoclasts and osteoblasts [J]. Bone, 2000, 27 (6): 803 – 810.

[26] PERSSON E, VOZNESENSKY OS, HUANG YF, et al. Increased expression of interleukin – 6 by vasoactive intestinal peptide is associated with regulation of CREB, AP – 1 and C/EBP, but not NF – kappa B, in mouse calvarial osteoblasts [J]. Bone, 2005, 37 (4): 513 – 529.

[27] NATSUME H, TOKUDA H, MIZUTANI J, et al. Synergistic effect of vasoactive intestinal peptides on TNF – alpha – induced IL – 6 synthesis in osteoblasts: amplification of p44/p42 MAP kinase activation [J]. International journal of molecular medicine, 2010, 25 (5): 813 – 817.

[28] RAHMAN S, DOBSON PR, BUNNING RA, et al. The regulation of connective tissue metabolism by vasoactive intestinal polypeptide [J]. Regulatory peptides, 1992, 37 (2): 111 – 121.

[29] TOGARI A, ARAI M, MIZUTANI S, et al. Expression of mRNAs for neuropeptide receptors and beta – adrenergic receptors in human osteoblasts and human osteogenic sarcoma cells [J]. Neuroscience letters, 1997, 233 (2 – 3): 125 – 128.

[30] LUNDBERG P, BOSTROM I, MUKOHYAMA H, et al. Neuro – hormonal control of bone metabolism: vasoactive intestinal peptide stimulates alkaline phosphatase activity and mRNA expression in mouse calvarial osteoblasts as well as calcium accumulation mineralized bone nodules [J]. Regulatory peptides, 1999, 85 (1): 47 – 58.

[31] SHI L, FENG L, ZHU ML, et al. Vasoactive intestinal peptide stimulates bone marrow - mesenchymal stem cells osteogenesis differentiation by activating Wnt/beta - catenin signaling pathway and promotes rat skull defect repair [J]. Stem cells and development, 2020, 29 (10): 655 - 666.

[32] 陈如梦. 基于 NPY、VIP 及其受体研究龟板水提液防治去卵巢大鼠骨质疏松症的机制 [D]. 广州: 暨南大学, 2021.

[33] 陈晟, 谢垒, 陶勇, 等. 右归丸对去卵巢骨质疏松大鼠骨密度、神经肽 Y 和血管活性肠肽的影响 [J]. 中华实验外科杂志, 2017, 34 (5): 893.

[34] 郭鹏, 罗苗, 高延伟, 等. 神经肽 Y、CGRP、TH 和 P 物质受体在成骨细胞中表达的研究 [J]. 神经解剖学杂志, 2018, 34 (1): 107 - 110.

[35] ZHANG D, ZHANG P, WANG Y, et al. The influence of brain injury or peripheral nerve injury on calcitonin gene - related peptide concentration variation and fractures healing process [J]. Artif cells blood substit immobil biotechnol, 2009, 37 (2): 85 - 91.

[36] 刘军, 王尚冲, 金丹, 等. 神经肽 P 物质促进骨髓基质干细胞表达骨形态发生蛋白 - 2 及 Wnt 通路相关机制的探讨 [J]. 中华创伤骨科杂志, 2015, 17 (8): 719 - 724.

[37] 麦聪英, 谭峰, 李星, 等. 左归丸对绝经后骨质疏松症合并骨关节炎模型大鼠下丘脑神经肽 P 物质及其受体的影响 [J]. 中医杂志, 2021, 62 (14): 1259 - 1265.

[38] TANAKA K, et al., Modulation of osteoblast differentiation and bone mass by 5 - HT2A receptor signaling in mice [J]. Eur J pharmacol, 2015 (762): 150 - 157.

[39] 吕辰鹏. 骨碎补总黄酮对去卵巢大鼠骨组织 GABA 信号通路的影响 [D]. 广州: 暨南大学, 2011.

[40] 林亲录, 王婧, 陈海军. γ - 氨基丁酸的研究进展 [J]. 现代食品科技, 2008 (5): 496 - 500.

[41] 朱振标, 张寿, 沈慧, 等. 葛根总黄酮对去卵巢大鼠骨组织 γ - 氨基丁酸信号通路的影响 [J]. 中国老年学杂志, 2017, 37 (16): 3940 - 3942.

[42] 彭绍蓉. 不同人群的瘦素水平在骨质疏松中作用的研究 [C] // 中华医学会第六次全国骨质疏松和骨矿盐疾病学术会议暨中华医学会骨质疏松和骨矿盐疾病分会成立十周年论文汇编. 苏州: 江苏省医学院, 2011.

[43] 刘志广. 腺苷 A_ 1 受体在癫痫发病机制中的作用及其与 GABA 信号通路相关性的研究 [D]. 武汉: 华中科技大学, 2013.

[44] CHERRUAU M, FACCHINETTI P, BAROUKH B, et al. Chemical sympathectomy impairs bone resorption in rats: a role for the sympathetic system on bone metabolism [J]. Bone, 1999, 25 (5): 545 - 551.

[45] 杨锋，杨利学，李小群，等. 左归丸、右归丸对去卵巢骨质疏松大鼠神经肽 CGRP、SP、VIP、NPY 的影响［J］. 中国骨质疏松杂志，2016，22（6）：761－765.

[46] ORTUÑO, MJ, et al., Serotonin－reuptake inhibitors act centrally to cause bone loss in mice by counteracting a local anti－resorptive effect［J］. Nat med, 2016，22（10）：1170－1179.

[47] 王静怡，奚悦. 三黄糖肾康对 2 型糖尿病并发骨质疏松症大鼠瘦素表达的影响研究［J］. 中国全科医学，2015，18（24）：2966－2970，2975.

3 外泌体

外泌体是由细胞分泌到胞外的纳米级膜性泡，直径为 30～100 nm，具有双层脂质膜结构，呈杯型或球状，广泛分布于血液、尿液、唾液、乳汁等多种体液中[1]。外泌体含有蛋白质、脂类、mRNA、miRNA、细胞因子和转录因子受体等多种生物活性物质，能作为信号分子传递给靶细胞，从而介导细胞间的物质传递与信息交流。外泌体的特异性功能与所含的蛋白质、核酸及所处的微环境密切相关，其发挥是通过内分泌或旁分泌的方式作用于靶细胞，与靶细胞膜融合或内吞，将信息传递给细胞进而行使生物学功能[2]。

外泌体中包裹了核酸、蛋白质、脂质等多种生物活性物质，在细胞间物质信息传递过程中发挥重要作用，介导调节多种生理和病理过程。在这些生物活性物质中，miRNA 在基因表达方面的调控最受关注，其比例在外泌体中比母细胞更高，且有研究表明，miRNA 不是随机整合进入外泌体，而是母细胞具有的一种分类机制引导特定的细胞内 miRNA 进入外泌体[3-4]。近年研究发现，外泌体及其 miRNA 在细胞成骨分化中具有重要作用，即调节骨相关细胞的增殖及成骨分化，调控骨代谢、促进骨再生[5-6]，且不同来源的外泌体发挥不同的效益[7-11]。

越来越多的证据表明，骨重塑受到外泌体中的关键因子调节，由外泌体介导的破骨细胞和成骨细胞之间平衡的双向信号传递，可逆转病理破坏性骨疾病所导致的骨丢失[12]。此外，外泌体可通过细胞间的信息传递来调节细胞的生理机能，与“肾主骨生髓”理论物质基础的相关因子类似，为“肾主骨”的现代研究提供了切入点。

3.1 骨相关细胞来源外泌体

（1）OB 来源的外泌体。

OB 起源于 BMSCs，是骨形成的主要功能细胞，负责骨基质的合成、分泌和矿化。研究表明，OB 来源外泌体也具有抗 OP 的作用。最近的研究揭示了许多参与骨骼重塑调控的骨来源外泌体 miRNA，包括 miR－30d－5p、miR－133b－3p、miR－140－3p 等 43 个 miRNA 在 MC3T3－E1 外泌体中高表达，这些 miRNA 可能参与 OB 分化和功能的多种途径，如 Wnt、TGF－β 和钙信号通路。Narayanan 等人[13]在探讨外泌体对成骨分化作用的研究中也发现相似的现象，同时发现从 MC3T3－E1 中提取分离的外泌体可以促进 BMSCs 分化成 OB，对胞内 miRNAs 的表达有显著的影响，而这些变化是通过激活 Wnt 信号通路来促进成骨分化。此外，来自中晚期阶段 OB 的外泌体可显著促进 BMSCs 的成骨分化，并改善 OVX 小鼠的骨微结构，可运用于骨组织工程研究。Tang 等人[14]的研究结果表明 OB 来源外泌体 miR－433－3p 可抑制 90% 的 DKK－1 蛋白表达，明显降低 DKK－1对 Wnt/β－catenin 信号通路的抑制作用，以促进 OVX 小鼠 OB 分化而发挥作用，然而，在 OVX 小鼠体内注射 OB 和 OB 来源外泌体后发现，注射 OB 具有更强的成骨能力。也有研究发现，MC3T3－E1 细胞中提取分离的外泌体可以促进 BMSCs 分化成 OB，同时对胞内 miRNA 的表达有显著的影响，而这些变化是通过引起 Axinl 表达抑制及 β－catenin 表达增强来激活 Wnt 信号通路而促进成骨分化[15]。

（2）OC 来源的外泌体。

OC 来源外泌体具有促进 OC 分化、调控破骨和成骨细胞交流、调节骨代谢的作用。研究发现 OC 来源的外泌体可通过传递 miR－214－3p 至 MC3T3－E1 中抑制 OB 分化，miR－214－3p 高表达的转基因小鼠骨形成受到抑制[16]。

（3）骨细胞来源的外泌体。

骨细胞可通过感知全身或局部刺激、分泌各种细胞因子及信号分子调控成骨细胞和破骨细胞功能，其来源的细胞外囊泡中含有大量成骨因子，可显著增强 BMSCs 定向募集及成骨作用，机械刺激可促进骨细胞细胞外囊泡的产生及释放，而阻断 Ca^{2+} 信号通路后，细胞外囊泡生成减少，骨组织再生能力下降，提示 Ca^{2+} 信号通路在细胞外囊泡的形成中发挥重要作用。有研究在经肌肉生长抑制素处理的骨细胞所释放的外泌体中，发现 miR－218 表达显著下调，被成骨细胞内吞后，可通过 Wnt 信号通路下调 Runx2 表达，从而抑制成骨细胞分化，而破骨细胞内吞此类外泌体后其活性并无明显变化，表明 miR－218 可靶向促进成骨细胞活性，参与肌肉－骨骼间信号交流，或可作为 OP 的潜在治疗靶点[17]。除 miR－218 外，Sato 等人首次指出骨细胞减少的小鼠血浆外泌体中有 miR－3473a、miR－6244、miR－5621－5p 和 miR－6239 等 12 个 miRNA 水平显著降低，提示血液循环可能是含有特异性 miRNA 的骨细胞来源外泌体发挥生物学作用的主要途径。此外，携带 miR－124－3p 的骨细胞来源外泌体在高糖条件下可靶向抑制成骨细胞半乳糖凝集素 3 的表达，进而减少糖尿病性牙周炎小鼠牙周骨量，而相关作用机制在糖尿病性 OP 的治疗中是否同样适用仍需进一步实验验证[18]。

3.2 干细胞来源外泌体

(1) BMSCs 来源的外泌体。

研究表明，在 BMSCs 来源的外泌体（BMSCs - Exos）干预下，成骨细胞中与凋亡相关的促凋亡蛋白细胞色素 C 和凋亡蛋白酶 Caspase3 的表达显著降低、细胞活力增强、凋亡率下降[19]。采用 BMSCs - Exos 干预双侧卵巢切除小鼠后，发现 OVX 小鼠血清骨钙素、骨矿物质密度和体积均显著高于对照组[20]。同样，BMSCs - Exos 可以促进人成骨细胞系 hFOB1.19 细胞增殖和分化，并下调相关凋亡基因[21]。此外，抑制细胞外泌体释放启动因子 Rab27a 表达后，BMSCs 的成骨分化作用被显著抑制，而在培养体系中补充 BMSCs - Exos 则可以促进细胞的成骨分化作用[22]。

BMSCs 外泌体 miRNA 参与调控 BMSCs 的骨向分化。BMSCs - Exos 中含有多种 miRNA，并参与调控 BMSCs 的成骨分化功能。因其在基因表达调控中的关键作用，外泌体 miRNA 的功能已经成为研究的焦点。BMSCs 在成骨分化的不同阶段，其分泌的外泌体 miRNA 表达谱亦随之改变，其中 let - 7a、miR - 135b、miR - 148a、miR - 199b、miR - 203、miR - 218、miR - 219、miR - 299 - 5p、miR - 302b 在成骨分化过程中显著上调，而 miR - 155、miR - 181a、miR - 221、miR - 320c、miR - 885 - 5p 显著下调，且成骨相关的外泌体 miRNA 差异变化与 Wnt 通路信号分子的富集分布同步，这表明 BMSCs 的外泌体 miRNA 调控其成骨分化功能[23]。BMSCs - Exos 通过内吞作用进入成骨细胞并递送与骨形成作用相关的 miRNA，其中 miR - 196a 对调节成骨 ALP、OCN、Runx2 的表达及对成骨细胞的活性和分化具有正向调控作用；miR - 150 - 3p 可促进骨质疏松中成骨细胞的增殖和分化[24]。此外，miR - 29a 可由 BMSCs - Exos 转运到人脐静脉内皮细胞，调节血管生成及成骨分化，成为治疗骨质疏松症的潜在靶标[25]。

BMSCs 衍生的外泌体可以在体外，也可以通过调控骨形成发生蛋白 4（Bone morphogenetic protein 4，BMP - 4）信号通路加速软骨细胞增殖、迁移，同时并不增强滑膜成纤维细胞的异常增殖，体内实验显示其能降低胶原酶诱导的 OA 小鼠模型国际骨关节炎研究学会评分，并降低软骨损伤程度，证实 BMSCs 衍生的外泌体可加速软骨修复、延缓 OA 进展[26]。另有体内研究发现，BMSCs 来源外泌体能够促使滑膜巨噬细胞 Raw264.7 从 M1 表型转化为 M2 表型，抑制促炎因子 TNF - α、IL - 1β、IL - 6 表达，促进抗炎因子 IL - 10 表达，抑制 OA 大鼠滑膜炎症及软骨损伤[27]。

本研究团队发现，miR - 330 - 5p、miR - 214 等 miRNA 在 $ER\alpha^{(-/-)}$ - BMSCs 中显著变化。而龟板水提液可逆转 miR - 330 - 5p 等 miRNA 在 OVX 大鼠骨组织或 $ER\alpha^{(-)}$ - BMSCs 的变化，调控 $ER\alpha^{(-)}$ - BMSCs 成骨分化，促进 OVX 大鼠骨形成。

（2）滑膜间充质干细胞（Synovial mesenchymal stem cells，SMSCs）来源外泌体。

SMSCs 分布于关节滑膜组织，主要分化为软骨细胞、滑膜细胞，在软骨修复中扮演重要角色。对 miR－140－5p 修饰的 SMSCs 外泌体（SMSC－140－Exos）进行研究，发现 SMSC－140－Exos 在体外能够激活 SMSC－Exos 激活 Yes 相关蛋白（YAP）通路，抑制 SRY－Box 转录因子 9（Sry－box transcription factor 9，SOX9）基因表达，调节细胞外基质（Extracellular matrix，ECM）相关基因，在不影响 ECM 分泌的前提下诱导增强软骨细胞增殖、迁移，同时，关节腔注射 SMSC－140－Exos 能有效减轻 OA 大鼠软骨 ECM 丢失及关节磨损，提示 SMSC－140－Exos 在 OA 早期防治方面有很大潜力[28]。

（3）脂肪间充质干细胞（ADSCs）来源外泌体。

ADSCs 分离自人体脂肪组织，它们来源广泛、获取难度低，并且对于关节局部缺血、缺氧、软骨细胞凋亡等的耐受性强，在 OA 的临床治疗中已取得了良好疗效，研究显示，从志愿者脂肪组织分离出的 ADSCs 可通过旁分泌产生外泌体，这些外泌体可以下调 IL－1β 诱导的 OA 成骨细胞线粒体膜损伤以及氧化应激反应，抑制衰老相关的 β－半乳糖苷酶的活性，减少 DNA 损伤相关 γ H2AX 病灶数量，还能降低炎症介质 IL－6、前列腺素 E2 等含量，从而抑制 OA 成骨细胞衰老，达到改善 OA 的目的[29]。Zhao 等人研究发现，ADSCs 来源外泌体（ADSC－Exos）能够在体外激活滑膜成纤维细胞，减少 OA 滑膜炎症及软骨破坏相关的促炎因子 IL－6、NF－κB 释放，还能抑制过氧化氢诱导的关节软骨细胞氧化损伤和凋亡[30]。

（4）胚胎间充质干细胞（Embryonic mesenchymal stem cells，EMSCs）来源外泌体。

EMSCs 来源的外泌体主要通过调节软骨 ECM 合成与降解代谢平衡、细胞凋亡与增殖等来发挥关节软骨保护作用。Wang 等人[31]采用 EMSCs 外泌体干预IL－1β 处理过的软骨细胞，发现其能维持 ECM 主要成分 COL2A1 的表达水平不下降，并抑制 ECM 降解酶 ADAMTS5 表达，缓解 IL－1β 诱发的软骨 ECM 合成降解失衡；然后采用关节腔注射 EMSCs 外泌体的方式治疗 DMM 诱发的 OA 小鼠，发现小鼠软骨破坏过程被阻止，表明 EMSCs 来源的外泌体能预防 OA 进展。

（5）脐带间充质干细胞（UMSCs）来源外泌体。

UMSCs 的外泌体（UMSC－Exos）可以通过增加 TGF－β1 以及 Smad 2/3 信号通路活性来提高软骨细胞的迁移和增殖能力，同时减少细胞凋亡，加速关节软骨修复。采用关节腔内多次注射 UMSCs 来源的外泌体的方法对劳损性 OA 大鼠进行治疗，结果发现，大鼠治疗 4 周后运动功能基本正常，OARSI 软骨组织病理学评分降低，关节液中促炎因子 TNF－α、IL－1β、IL－6、巨噬细胞趋化蛋白－1（MCP－1）以及 ECM 降解相关酶 MMP13 含量较 OA 模型大鼠降低，抗炎因子

IL－10、IL－4 含量较 OA 模型大鼠增加，提示 hUC－BMSCs－Exos 可以通过调节局部炎症微环境、抑制 ECM 降解来减轻 OA 关节损伤[32]。

3.3 其他细胞来源外泌体

（1）巨噬细胞来源的外泌体。

研究显示，富含 miR－5106 的 M2 型巨噬细胞来源外泌体（M2－Exos）可通过靶向盐诱导激酶 2 和盐诱导激酶 3 基因促进 BMSCs 成骨分化，加速骨折愈合进程；与 M2－Exos 相比，miR－5106 在 M1 型巨噬细胞来源外泌体（M1－Exos）中的表达明显降低，提示 M1－Exos 可能具有更强的成骨作用[33]。然而，Xia 等人[34]将 BMSCs 分别与 M0 型巨噬细胞来源外泌体、M1－Exos 及 M2－Exos 共同培养后发现，M1－Exos 反而具有更强的促进 BMSCs 增殖、成骨和成脂分化作用，表明除了 miR－5106 外，巨噬细胞来源外泌体中存在未知的骨代谢调控因子。进一步蛋白组学分析显示，巨噬细胞来源外泌体中诸多内来源因子均可调控骨重建过程，如半乳糖凝集素可显著增强 BMSCs 的成骨分化能力，膜联蛋白 2 则可通过 MAPK 途径刺激 RANKL 表达，从而加快 OC 介导的骨吸收进程。

（2）滑膜成纤维细胞（Synovial fibroblasts，SF）来源的外泌体。

除 SMSCs 之外，来源于滑膜液的 SF 也可以分泌外泌体。Kato 等人从 IL－1β 刺激的 SF 中获得外泌体，发现其能使关节软骨细胞 MMP13 表达升高，ADAMTS－5 及 COL2A1 表达下降，还能刺激血管生成，诱导 OA 发生。高坤等人[35]采用牛膝醇提物对 OA 模型兔 SF 外泌体进行干预，发现抑制 SF 外泌体功能后，OA 模型兔的症状明显改善，滑膜液 MMP1、MMP3 表达降低，ECM 降解减轻，关节软骨得到保护。Yan 等人[36]的研究则发现，过表达 miR－126－3p 的 SF 外泌体可以在体外抑制软骨细胞凋亡及炎症反应，在体内抑制 OA 大鼠骨赘形成，延缓软骨退化对 OA 发挥治疗作用。

（3）血管内皮细胞来源的外泌体。

Yang 等人[37]从小鼠血管内皮细胞 bEND.3 中分离提纯出外泌体（EC－Exos），发现其能抑制 IL－1β 刺激下的软骨细胞 ATDC5 抗氧化通路 Kelch 样环氧氯丙烷相关蛋白 1／核因子 E2 相关因子 2／血红素加氧酶 1 活性，抑制抗氧化相关蛋白 P21，增加细胞内氧自由基含量，拮抗 ATDC5 的抗氧化应激作用以及自噬活性增加，提高 ATDC5 细胞凋亡率，体内研究也发现 EC－Exos 使 OA 模型小鼠的关节退化加剧，表明 EC－Exos 参与 OA 的发生发展过程。该组研究者[38]同时采用人脐静脉内皮细胞来源外泌体进行了类似的体外研究，发现人脐静脉内皮细胞来源外泌体亦可通过降低 ATDC5 细胞抗氧化能力加速细胞凋亡。

基于上，外泌体作为一种信号分子传递介质，参与骨相关细胞的增殖与分化等过程，而补肾中药可通过外泌体途径调节骨代谢平衡。因此，通过外泌体来探讨“肾主骨生髓”理论与退行性骨病的关系，为运用补肾法防治退行性骨病提供新的研究思路。

（编写人员：林　青）

参考文献

[1] PARK JY, PILLINGER MH, ABRAMSON SB. Prostaglandin E2 synthesis and secretion: the role of PGE2 synthases [J]. Clinical immunology, 2006, 119 (3): 229 – 240.

[2] LISOWSKA B, KOSSON D, DOMARACKA K. Lights and shadows of NSAIDs in bone healing: the role of prostaglandins in bone metabolism [J]. Drug design, development therapy, 2018 (12): 1753.

[3] CHEN H, HU B, LV X, et al. Prostaglandin E2 mediates sensory nerve regulation of bone homeostasis [J]. Nature communications, 2019, 10 (1): 1 – 13.

[4] KAWAGUCHI H, PILBEAM CC, Harrison JR, et al. The role of prostaglandins in the regulation of bone metabolism [J]. Clinical orthopaedics related research, 1995 (313): 36 – 46.

[5] 俸玉，姚娜，袁博琳，等．白细胞介素1与绝经后骨质疏松症相关性研究进展[J]．中国临床新医学，2022，15 (1)：90 – 94.

[6] 王景，王万宇骥，张怡，等．白细胞介素6参与成骨及骨修复的一系列反应过程[J]．中国组织工程研究，2022，26 (18)：2945 – 2951.

[7] ZHANG J, LI S, LI L, et al. Exosome and exosomal microRNA: trafficking, sorting, and function [J]. Genomics proteomics bioinformatics, 2015, 13 (1): 17 – 24.

[8] ZHANG Y, BI J, HUANG J, et al. Exosome: a review of its classification, isolation techniques, storage, diagnostic and targeted therapy applications [J]. Int J nanomedicine, 2020 (15): 6917 – 6934.

[9] VAN DER EERDEN BC. MicroRNAs in the skeleton: cell – restricted or potent intercellular communicators? [J]. Archives of biochemistry and biophysics, 2014 (561): 46 – 55.

[10] YU X, ODENTHAL M, FRIES JW. Exosomes as miRNA Carriers: Formation – Function – Future [J]. Int J mol sci, 2016, 17 (12): 2028.

[11] SHAN SK, LIN X, LI F, et al. Exosomes and bone disease [J]. Curr pharm des, 2019, 25 (42): 4536 – 4549.

[12] DE MARTINIS M, GINALDI L, ALLEGRA A, et al. The osteoporosis/microbiota linkage: the role of miRNA [J]. Int J mol sci, 2020, 21 (23): 8887.

[13] ZHANG J, RONG Y, LUO C, et al. Bone marrow mesenchymal stem cell –

derived exosomes prevent osteoarthritis by regulating synovial macrophage polarization [J]. Aging, 2020, 12 (24): 25138 -25152.

[14] TAO SC, YUAN T, ZHANG YL, et al. Exosomes derived from miR - 140 - 5p - overexpressing human synovial mesenchymal stem cells enhance cartilage tissue regeneration and prevent osteoarthritis of the knee in a rat model [J]. Theranostics, 2017, 7 (1): 180 - 195.

[15] MIGUEL TV, ISABEL GM, DOLORES P, et al. Extracellular vesicles from adipose - derived mesenchymal stem cells downregulate senescence features in osteoarthritic osteoblasts [J]. Oxidative medicine and, cellular longevity, 2017 (2017): 1 - 12.

[16] ZHAO, CHEN, PENG, et al. Exosomes from adiposederived stem cells promote chondrogenesis and suppress inflammation by upregulating miR145 and miR221 [J]. Molecular medicine reports, 2020, 21 (4): 1881 - 1889.

[17] WANG YF, YU DS, LIU ZM, et al. Exosomes from embryonic mesenchymal stem cells alleviate osteoarthritis through balancing synthesis and degradation of cartilage extracellular matrix [J]. Stem cell research & therapy, 2017, 8 (1): 189.

[18] 张中原. 脐带 MSCs 及其来源外泌体移植治疗大鼠膝关节骨性关节炎的作用研究 [D]. 遵义: 遵义医学院, 2018.

[19] JIANG LB, TIAN L, ZHANG CG. Bone marrow stem cells - derived exosomes extracted from osteoporosis patients inhibit osteogenesis via microRNA - 21/Smad7 [J]. Eur rev med pharmacol sci, 2018, 22 (19): 6221 -6229.

[20] HUO C, LI Y, QIAO Z, et al. Proteomics analysis of serum exosomes and its application in osteoporosis [J]. Chin J chromatography, 2019, 37 (8): 863 -871.

[21] XIE Y, GAO Y, ZHANG L, et al. Involvement of serum - derived exosomes of elderly patients with bone loss in failure of bone remodeling via alteration of exosomal bone - related proteins [J]. Aging cell, 2018, 17 (3): e12758.

[22] RAMIREZ - SALAZAR EG, CARRILLO - PATINO S, HIDALGO - BRAVO A, et al. Serum miRNAs miR - 140 - 3p and miR - 23b - 3p as potential biomarkers for osteoporosis and osteoporotic fracture in postmenopausal Mexican - Mestizo women [J]. Gene, 2018 (679): 19 - 27.

[23] WANG Y, HE SH, LIANG X, et al. ATF4 - modified serum exosomes derived from osteoarthritic mice inhibit osteoarthritis by inducing autophagy [J]. IUBMB life, 2020, 73 (1): 146 - 158.

[24] LIU X, WANG L, MA C, et al. Exosomes derived from platelet rich plasma present a novel potential in alleviating knee osteoarthritis by promoting prolifera-

tion and inhibiting apoptosis of chondrocyte viaWnt /β – catenin signaling pathway [J]. J orthop surg res, 2019, 14 (10): 470.

[25] LIU W, ZHANG B, XIAO Y, et al. Bone marrow mesenchymal stem cell – derived exosomes improve osteoporosis by inhibiting osteoblasts apoptosis [J]. Journal of biomaterials and tissue engineering, 2019, 9 (7): 1003 – 1007.

[26] LIU S, ZHU K, QI H, et al. Bone marrow mesenchymal stem cells – derived exosomes promote osteoporosis and osteoblast proliferation by inhibiting Bax /Bcl – 2 / Caspase signaling pathway [J]. Journal of biomaterials and tissue engineering, 2020, 10 (3): 418 – 423.

[27] ZHAO P, XIAO L, PENG J, et al. Exosomes derived from bone marrow mesenchymal stem cells improve osteoporosis through promoting osteoblast proliferation via MAPK pathway [J]. European review for medical and pharmacological sciences, 2018, 22 (12): 3962 – 3970.

[28] LIU S, LIU D, CHEN C, et al. MSC transplantation improves osteopenia via epigenetic regulation of notch signaling in lupus [J]. Cell metab, 2015, 22 (4): 606 – 618.

[29] XU JF, YANG GH, PAN XH, et al. Altered microRNA expression profile in exosomes during osteogenic differentiation of human bone marrow – derived mesenchymal stem cells [J]. PLoS one, 2014, 9 (12): e114627.

[30] ZHAO J, CHEN F, PENG C, et al. Exosomes from adiposederived stem cells promote chondrogenesis and suppress inflammation by up-regulating miR145 and miR221 [J]. Molecular medicine reports, 2020, 21 (4): 1881 – 1889.

[31] LU G, CHENG P, LIU T, et al. BMSC – derived exosomal miR – 29a promotes angiogenesis and osteogenesis [J]. Front cell dev biol, 2020 (8): 608521.

[32] ZHOU X, LIANG H, HU X, et al. BMSC – derived exosomes from congenital polydactyly tissue alleviate osteoarthritis by promoting chondrocyte proliferation [J]. Cell death discovery, 2020, 6 (1): 142.

[33] NARAYANAN R, HUANG CC, RAVINDRAN S. Hijacking the cellularmail: exosome mediated differentiation of mesenchymal stem cells [J]. Stem cells int, 2016: 3808674.

[34] XIA Y, HE X T, XU XY, et al. Exosomes derived from M0, M1 and M2 macrophages exert distinct influences on the proliferation and differentiation of mesenchymal stem cells [J]. Peer J, 2020 (8): e8970.

[35] 高坤，陈大宇，张勇，等. 牛膝醇提物调控滑膜成纤维细胞外泌体抑制软骨细胞外基质降解 [J]. 中国组织工程研究，2021，25 (23): 3636 – 3640.

[36] ZHOU Y, MING J, LI Y, et al. Exosomes derived from miR – 126 – 3p –

overexpressing synovial fibroblasts suppress chondrocyte inflammation and cartilage degradation in a rat model of osteoarthritis [J]. Cell death discovery, 2021, 7 (1): 37.

[37] YANG RZ, ZHENG HL, XU WN, et al. Vascular endothelial cell - secreted exosomes facilitate osteoarthritis pathogenesis by promoting chondrocyte apoptosis [J]. Aging, 2021, 13 (3): 4647 - 4662.

[38] 杨润泽，许文宁，郑火亮，等．脐静脉内皮细胞外泌体对炎症因子刺激下前软骨细胞凋亡的影响 [J]. 上海交通大学学报（医学版），2021, 41 (2): 147 - 153.

4 细胞因子

研究显示，促红细胞生成素、骨形成蛋白、Klotho 因子等细胞因子在退行性骨病患者中变化明显，在骨代谢平衡的调节中发挥重要作用，而补肾中药可影响相关细胞因子的表达。近年来，诸多学者针对细胞因子开展“肾”相关研究，并取得了一定的成果，为“肾主骨”提供了新的实验基础。

4.1 骨形成蛋白

骨形成蛋白（Bone morphogenetic protein，BMP）是一组具有类似结构的高度保守的功能蛋白，属于 TGF - β 家族。BMP 还是体内诱导骨和软骨形成的主要因子，并在肢体生长、软骨内骨化、骨折早期、软骨修复时表达，对骨骼的胚胎发育和再生修复起重要作用。

BMP - 2 是第一个被表征的 BMP 家庭成员，其活性最强，而且 BMP 不同亚型之间能混合，增强骨生长的效果，如 BMP - 2 与 BMP - 6 能协同促进成骨细胞分化；BMP - 2 与 BMP - 4 可协同促进间充质细胞转化为骨细胞[1]。BMP 为一种疏水性酸性多肽，能诱导成骨细胞和软骨细胞的分化成熟，从而形成新骨。BMPs 与骨形成蛋白受体 BMPR 结合，通过 Smads 和 p38 MAPKs 途径进行信号传导，并通过下游转录因子 Cbfa1、Osterix、Dlx 等与相应的成骨细胞特异蛋白碱性磷酸酶、骨钙素、OPN 等基因启动子链接，促进细胞向成骨方向分化。另外，还通过转录因子 CIZ、AJ18 等对成骨进行负调控，维持胚胎发育正常和保持骨量平衡[2]。

在生物活性分析中，BMP 诱导成骨作用可分为三个时期：趋化期、有丝分裂期、分化期。首先是间充质细胞发生化学趋化、聚集、分化形成软骨和骨，最后形成骨髓。故认为 BMP 的靶细胞是一类未分化、在一定刺激下有成骨潜能的间充质细胞。在胚胎期或成年期，骨组织细胞均来源于一种未分化的间充质细胞，并且成骨细胞、软骨细胞、肌细胞、脂肪细胞和成纤维细胞均是由未分化的间充质细胞衍生而来。间充质细胞在分化过程中受多种调节因子的控制，定向分化为各种表型的细胞。如果不受 BMP 等因子的作用，在整个生命中也不会分化形成软骨和骨。而成骨细胞的分化过程至少可分为两个阶段：第一阶段是由未分化的间充质细胞定向分化为成骨细胞的前体细胞，第二阶段是由前体细胞转化为成熟的成骨细胞。BMP 的主要生物学作用就是诱导间充质细胞分化为成骨细胞，进而产生新生骨[3]。

BMP－2 是一个骨诱导因子，能诱导间充质细胞向软骨细胞分化。BMP－2 参与骨髓基质细胞向成骨细胞分化，在离体条件下可诱导成骨细胞前体细胞向较为成熟的类成骨细胞分化。同时，抑制其肌源性分化。BMP－2 可以通过自分泌和旁分泌在细胞及细胞间质之间传导信息，调节细胞分化和增生。BMP－2 的信号传导途径至少有两条：一条为 Smads 途径；另一条为 MAPKs 途径[4]。BMP－2 在胚胎发育期、成年期的骨骼重塑和体内平衡中具有重要作用。在骨组织愈合过程中，BMP－2 的主要生物性作用包括募集间充质细胞，并诱导其向成骨细胞或成软骨细胞方向分化；协同其他调节因子参与骨组织形成[5]。在间充质细胞中，BMP－2 的浓度影响肌肉、脂肪、软骨的生成与成骨。由于 BMP－2 合成的数量、时间和位置会影响细胞向肌肉、脂肪、软骨和骨骼的分配，因此调节 BMP－2 基因的机制具有重要作用。人类 BMP－2 基因也与骨质疏松症和骨关节炎有关[6]。BMP－2 对骨量、骨器官生成和骨组织重塑具有多向调控作用。作为一种信号肽来影响细胞的增殖、分化和细胞外基质的合成。BMP－2 主要对未分化间充质细胞和骨系细胞起到募集和分化作用，也可使成纤维细胞、成肌细胞及骨髓的基细胞逆转分化为骨系细胞。BMP－2 能诱导间充质细胞、前成骨细胞和肌肉细胞等成骨分化，对软骨损伤的修复有一定作用。BMP －2 在急性骨折、骨组织再生和修复上发挥着重要的作用，在骨科领域中具有潜在的应用前景。BMP－2 在骨治疗中的应用有其利弊，受益于 BMP－2 治疗的疾病包括牙科手术、关节软骨损伤、开放性胫骨骨折、癌症和儿科。与骨移植相比，应用 BMP－2 治疗还使发病率降低和住院时间缩短。然而，BMP－2 也能导致并发症，包括异位骨形成、神经麻痹和呼吸衰竭等[7]。

BMP－4 能促进成骨细胞分化和诱导异位成骨，不仅促进胚胎期骨及牙组织生长发育，亦参与骨修复过程，是其他骨局部生长因子发挥生物学效应的重要因子。研究发现，补肾中药能提升 BMP－4 蛋白表达，促进骨形成，这可能是防治绝经后骨质疏松症的机制之一[8]。BMP－4 基因因骨折的影响而增强，并在愈伤组织形成前定位于愈伤组织形成组织；BMP－4 基因产物是骨折愈合早期愈伤组织形成的局部促成因素之一。研究表明 VEGF 和 BMP－4 协同作用以增强骨形成和骨愈合。除了增强血管生成和加速软骨吸收的作用外，在 BMP－4 存在下，VEGF 还促进间充质细胞募集到骨形成和再生部位并增强细胞存活，随后导致软骨形成增强。因此，VEGF不仅通过影响软骨形成后的步骤，而且通过影响骨形成级联早期阶段的步骤来增强BMP-4引发的软骨内骨形成[9]。

BMP-7是一种有效的抗炎生长因子，它在各种生物过程中发挥重要作用，包括胚胎发生、造血、神经发生和骨骼形态发生。BMP-7主要在骨和肾组织中表达，与胚胎组织的发育、功能维护和组织修复密切相关，特别是在骨发育和骨折愈合过程中。BMP-7在体内具有广泛而重要的生物学作用。用来形成组织。当器官处于初期发展阶段，在成熟的生物体内，BMP-7主要参与维护、再生和修复的组织功能。BMP-7主要由肾脏合成，随着年龄的增长，BMP-7含量会呈下降趋势。此外，Noggin是一种分泌肽，可以结合BMP-2、BMP-4、BMP-7并抑制其活性。Noggin转基因小鼠模型由线粒体启动子驱动，动物就出现骨质疏松，骨密度、骨体积和骨形成率显著降低。这些结果提示骨质疏松症的发病机制与骨基质BMP-7的表达水平或生物学活性有关[10]。研究表明BMP-7的应用增加了碱性磷酸酶活性和干细胞培养物对脱蛋白牛骨矿物质的矿化。该报告表明干细胞和骨诱导生长因子与支架的联合使用可能对成骨具有协同作用[11]。BMP-7能通过调控其基因表达作用于骨细胞分化各个阶段，对骨愈合与软骨愈合起重要的促进作用。BMP-7具有强大的骨诱导活性，一定浓度的BMP-7能促进髓核及纤维环细胞有丝分裂。BMP-7对传代培养的人体椎间盘髓核细胞衰老的影响，成功证明了BMP-7通过激活PI3K/Akt通路减轻传代诱导的人体椎间盘髓核细胞衰老，为BMP-7在延缓髓核细胞衰老和以此为基础的组织工程学研究方面提供了理论依据[12]。

BMP-9在成骨过程中具有重要作用。BMP触发的Smad细胞信号通路通常被Noggin抑制。然而，BMP-9对Noggin具有抗性，从而促进骨祖细胞向前成骨细胞和成骨细胞的分化。BMP-9通过某些特定和非特定的细胞信号通路在细胞信号机制中进行沟通。细胞内介质Smad的激活是BMP-9信号级联的关键靶点。当BMP配体与Ⅰ型和Ⅱ型BMP受体的异二聚体结合时，会触发BMP-9的信号级联[13]。BMP-9存在于肝脏中，并以内分泌方式释放，执行多种生理功能。如调节糖脂代谢、促进神经元分化、调节造血细胞功能等。此外，BMP的受体阻断剂BMP-3对其无显著影响，BMP-9不完全通过经典的骨形态发生蛋白信号通路。BMP-9在体外和体内均具有促进成骨细胞分化和诱导成骨的作用，并能直接将成骨前体细胞分化为成骨细胞。此外，BMP-9不仅能刺激成骨前体细胞等骨组织源细胞系的分化，还能诱导非骨组织源细胞系如C2、C12成肌细胞向成骨细胞的分化。BMP-9诱导骨形成是复杂的过程，它能激活经典骨形态发生蛋白/Smad蛋白信号通路，并通过增加p38 MAPK、ERK1/2和JNK的磷酸化水平来激活MAPKs通路[14]。

本研究团队前期研究表明，在OVX大鼠或骨质疏松来源BMSCs中，BMP-2、BMP-7等骨形成蛋白的表达减少，而淫羊藿、骨碎补、熟地等补肾中药及其活性成分具有增加 OVX 大鼠骨组织中 BMP－2、BMP－7 等骨形成蛋白的表达，促进骨质疏松大鼠的骨形成作用。因此，骨形成蛋白亦为“肾主骨”理论防治退行性骨病的重要物质基础之一。

4.2 促红细胞生成素

促红细胞生成素（Erythropoietin，EPO）是由 166 个氨基酸组成的 N 链接糖蛋白，成年期在肾脏中产生，并作为肽激素和造血生长因子刺激骨髓红细胞生成，是红细胞生成的必需糖蛋白激素。

EPO 具有骨修复的作用。EPO 在骨修复中发挥积极功能，EPO 及其受体（EPOR）在新生儿发育中的生长板和愈合骨的软骨愈伤组织中表达。EPO 可作为自分泌或旁分泌因子调节骨修复过程中血管生成、软骨生成和成骨之间的空间和时间[15]。Kim[16]证明促红细胞生成素介导的骨形成受 mTOR 信号调节，EPO 激活造血干细胞中的 JAK/STAT 信号传导，导致骨形态发生蛋白 2 的产生和骨形成，并且 EPO 还在体外直接激活间充质细胞形成成骨细胞。EPO 对骨影响的研究主要在骨再生动物模型和临床试验上进行，动物模型研究表明，除了刺激红细胞生成外，EPO 还可以调节肥胖相关炎症和骨重塑中的脂肪量和单核巨噬细胞衍生的细胞反应[17]。EPO 治疗加快小鼠骨愈合，这显示骨折稳定后 2 周和 5 周骨膜骨痂的生物力学刚度和放射学密度显著增加。组织学分析显示：骨膜愈伤组织中骨较多，软骨和纤维组织较少。与对照组相比，EPO 处理的动物骨内血管形成显著增加；循环内皮祖细胞的数量显著增加。因此 EPO 加速愈合用于治疗迟发性骨折和骨不连[18]。EPO－R 在成熟的成骨细胞和破骨前细胞中表达并具有功能活性。EPO 不仅在体外超生理剂量下刺激成骨细胞，而且在低剂量下促进骨吸收破骨细胞的体外分化。在骨再生模型中，EPO 能促进血管生成和骨愈合；在非创伤模型中，EPO 抑制骨形成并刺激骨吸收[19]。

EPO 具有骨稳态调节作用。Suresh 等人[20]的研究发现 EPO－EPOR 信号在小鼠骨形成中对成骨细胞的作用，内源性 EPO 更是成骨细胞的重要调节因子，成熟成骨细胞 EPOR 的缺失导致雄性和雌性小鼠骨小梁显著减少。随着 Alpl 和 Runx2 水平的降低，成骨细胞 EPO 信号通路的缺失降低了其分化潜能的转录水平，但不影响破骨细胞分化和骨髓肥胖。相比之下，随着成骨细胞 EPO 信号通路的消融，EPO 治疗刺激了红细胞的生成，但不再诱导小鼠骨小梁的减少。EPO 能直接调节骨微环境，与红细胞生成无关。Li 等人[21]发现 EPO 通过 EphrinB2/EphB4 信号传导促进骨形成。Deshet－Unger 等人[22]发现 EPO 和 EPO－R 信号在骨髓 B 细胞调节骨稳态中的作用。EPO 可以通过旁分泌方式增加破骨细胞生成以及通过直接分化成骨吸收破骨细胞。研究认为 B 细胞是 EPO－EPO－R 信号传导的一个重要的红细胞生成外靶点，它们参与骨稳态的调节，并可能参与 EPO 刺激的红细胞生成反应。另外，高 EPO 水平对成年生物体的骨骼健康有害。接受高剂量 EPO 的成年小鼠由于骨形成抑制和骨吸收增加而失去骨量。有研究显示高血清 EPO 水平与老年男性的骨折有关。EPO 能调节成骨细胞活性，骨祖细胞中的 EPOR 对于通过 OPG/RANKL 轴调节成骨细胞功能和成骨细胞介导的破骨细胞生成至关重要。因此，成骨 EPO/EPOR 信号控制骨量维持并有助于 EPO 诱导的骨流失[23]。

EPO 在 OP 的研究中，颜勇卿等人[24]通过动物实验等发现注射 EPO 可以预防类固醇诱导的骨质疏松症，提示 EPO 可以通过促进血管生成，减少局部血供或血管生成来预防骨质疏松症。在骨质疏松症中，EPO 不仅可以为骨代谢提供营养物质和运输代谢物，还可以注射骨祖细胞参与骨代谢。此外，VEGF 可以减少骨细胞的凋亡，EPO 组 PCNA 伴随 VEGF 出现高表达，可能还与 EPO 影响 OB 生成，减少凋亡和促进骨修复有关，还可通过 34 kDa 的酸性磷酸化蛋白等促进成骨抑制破骨。通常，EPO 治疗的患者往往容易发生骨质疏松，应在最短的时间内使用最低有效剂量的 EPO，以减少血栓栓塞并发症，最大限度地减少骨骼不良后果。EPO 除造血外还具有活性，并通过增加骨吸收和减少骨形成来调节骨重塑，从而导致骨小梁流失。此外，EPO 诱导的骨质流失的少部分复杂性由骨髓和 B 细胞谱系中的 EPOR 信号传导介导，数据表明使用最低有效的 EPO 剂量不仅可以降低血栓栓塞并发症的风险，还可以最大限度地减少不良骨骼结果[25]。

EPO 在 OA 的研究中，发现 EPO 是一种受转录因子缺氧诱导因子 α 调节的造血活性因子。研究显示 EPO 能增强半月板再生并防止小鼠骨关节炎的形成。研究认为 EPO 通过促进软骨细胞增殖、基质合成、愈伤组织形成和血管生成来增强骨折和骨缺损的骨骼修复。半月板再生的关键因素包括细胞增殖、新血管生成和细胞外基质蛋白合成的增加，以及关节炎症的减少[26]。

4.3　Klotho 因子

Klotho 是一种与衰老相关的蛋白，其表达缺失与多种老年性疾病相关。它作为成纤维细胞生长因子（Fibroblast growth factor 23，FGF23）的共同受体，可与多种内分泌组织中的 Klotho - FGF23 复合物结合，在磷酸盐和维生素 D 代谢中起关键作用[27]。

Klotho 与钙、磷有重要的相互作用。在肾脏中，FGF23 - Klotho 信号通路可抑制肾磷酸盐的再吸收，并抑制 1，25 - 二羟基维生素 D 的合成。Klotho 的缺失阻碍了 FGF23 与 FGF 受体 1（FGFR1）的结合，导致严重的高磷血症和维生素 D 过多。Klotho 也在成骨细胞和骨细胞骨中表达，这些细胞分泌到 FGF23 循环中，在控制骨重塑和调节磷酸盐稳态方面发挥关键作用。Klotho 骨细胞在矿物质和骨代谢的生理调节中具有重要意义，有几个因素与 Klotho 的下调有关，包括高

FGF23、低 1，25（OH）$_2$D$_3$、氧化应激和尿毒症毒素。肾脏中表达的 Klotho 蛋白和来自成骨细胞和骨细胞的 FGF23 通过调节钙、磷和维生素 D 代谢维持肾与骨的相互作用。FGF23 是一种调节血清磷酸盐水平的激素，除了典型的 FGF 受体外，FGF23 信号传导还需要 Klotho。作为一种源于骨的激素并调节肾脏功能，而大多数其他家族成员被认为在局部水平上调节各种细胞功能。FGF23 循环的促肾活性提示肾脏中存在 FGF23 特异性受体。同时发现 FGFR1（Ⅲc）可以直接被 Klotho 转化为 FGF23 受体。因此，Klotho Ⅲc 的协同作用重建了 FGF23 受体。揭示了 FGF 和 FGF 受体相互作用的多样性和特异性[28]。此外，1，23（OH）$_2$D$_3$、Klotho 蛋白及 FGF23 间存在相互作用的机制，是维持体内磷酸盐代谢平衡状态的重要因素。在细胞膜中的 Klotho 蛋白与靶分子有机结合，影响体内钙、磷的代谢。FGF23 同样是 Klotho 膜蛋白的关键靶向分子，可降低维生素 D 的生物合成和细胞对磷的再吸收，加速尿磷的排泄，从而降低血管钙化的发生率。临床研究发现 Klotho 蛋白可抑制近端小管蛋清的表达，起到抑制肾磷重吸收的作用，并调控高表达的磷水平。类似的研究发现，Klotho 蛋白并不单纯作用于肾脏调节磷吸收，还可以通过调节肠道细胞中相关蛋白的表达来阻止肠道磷吸收，降低机体尿磷和血磷浓度[29]。

在 OP 的研究中。Klotho 基因为 OP 和脊椎病等常见年龄相关疾病遗传调控的候选基因。Klotho 基因编码一种具有葡萄糖醛酸酶活性的蛋白质，被认为会影响骨骼和血管的稳态。研究发现 F352V Klotho 多态性与绝经后妇女的 BMD 相关，Klotho 基因多态性会影响绝经后女性的骨量，尤其是对髋骨 BMD 有影响，表明 Klotho 基因变异影响骨骼衰老[30]。一项研究发现重型 β－地中海贫血患者血液中的 Klotho 蛋白浓度低于健康对照组，并且与握力直接相关。在 β－地中海贫血重度患者中，分泌的 Klotho 低于健康对照组。另外对骨减少症和肌肉减少症标志物与 Klotho 之间相关性的初步调查表明，β－TM 患者的 Klotho 浓度降低，并且发生脆性骨折的可能性更高[31]。研究发现中药黄芪通过调控维生素 D/FGF23/Klotho 信号通路抑制 SAMP6 小鼠骨质疏松[32]。miRNA－199a 通过直接抑制影响下游 FGF23 受体 1/细胞外信号调节激酶和 Janus 激酶 1/信号传导和转录激活因子 1 通路的 Klotho 蛋白和 mRNA 表达，促进 BMSCs 的成骨分化[33]。FGF23 主要由 OB 分泌，需要辅因子 Klotho 的存在才能被激活，并用于减少磷酸盐和钙的摄取。FGF23/Klotho 通过参与调节磷酸盐代谢影响骨质疏松和血管钙化。在骨中，FGF23 与成纤维细胞生长因子受体（Fibroblast growth factor receptor，FGFR）结合，与 Klotho 形成复合物，调节血清中的磷水平，间接影响骨矿化。在 Klotho 缺失的情况下，FGF23 与 FGFR 之间的亲和力降低，导致 FGFR 磷酸化受到抑制，骨矿化能力下降，OP 的发生[34]。

在 OA 的研究中，Klotho 缺陷小鼠表现出多种衰老表型，包括骨质减少和关节软骨下硬化，观察到 Klotho 基因在钙/磷酸盐稳态中起重要作用，发现 Klotho

的 SNP G395A 和 C2998T 之间存在关联基因，以及 OA 的发病机制中涉及 Klotho[35]。Klotho 是 Wnt/β－catenin 信号传导的内源性拮抗剂，可刺激关节软骨降解，表明 Klotho 缺乏可能会增加 Wnt/β－catenin 活性，从而加速骨关节炎的发展。研究发现正常小鼠软骨中 Klotho 的表达明显高于骨关节炎模型，并且在该模型中 Wnt/β－catenin 及其靶基因的活性上调。Klotho 表达的降低与骨关节炎中 β－catenin 的增加密切相关，表明 Klotho 与 Wnt 信号传导之间存在负相关。在体外和体内实验中，发现 Klotho 与多个 Wnt 结合，包括 Wnt1、Wnt4 和 Wnt7a。此外还发现，环状 Tenisle 菌株（Circular tenisle strain，CTS）抑制 Klotho 的表达并激活 β－catenin。相反，Klotho 的过表达会减少 CTS 诱导的关节软骨退化。结果表明，Klotho 是内源性 Wnt/β－catenin 活性的拮抗剂。在骨关节炎软骨中，Klotho 表达的降低可激活 Wnt/β－catenin 信号传导，从而诱导软骨损伤[36]。研究表明，Klotho 具有保护软骨免受氧化应激损伤的潜在机制。通过使用蛋白质印迹和定量实时 PCR 测量患有骨关节炎的小鼠关节软骨中的 Klotho 表达水平，发现骨关节炎小鼠关节软骨中 Klotho 表达水平明显降低。还发现机械负荷显著降低了 Klotho 在软骨细胞中的表达和活性。此外，Klotho 的过表达通过硫氧还蛋白/过氧还蛋白（Trx/Prx）家族和 ROS/TXNIP/NLRP3 信号通路抑制软骨细胞凋亡。因此，Klotho 在骨关节炎进展中是必不可少的，并且可能是研究和开发骨关节炎治疗药物的良好靶点[37]。

4.4 前列腺素

前列腺素（Prostaglandin，PG）是一类有生理活性的不饱和脂肪酸，由花生四烯酸通过环氧化酶的作用合成，不被细胞储存，是对细胞特异性创伤、刺激或信号分子的反应因子，广泛分布于身体各组织和体液中。体内最丰富的前列腺素是 PGE2。根据不同的情况，PGE2 发挥稳态、炎症等效应，或在某些情况下起抗炎作用[38]。PG 也被称为花生四烯酸代谢物，通过特定的膜受体相互作用，在调节成骨细胞和破骨细胞功能中发挥重要作用。PGE2 及其四个识别的受体（EP1R、EP2R、EP3R 和 EP4R）对于维持平衡的骨转换至关重要[39]。它们的刺激或抑制作用似乎取决于不同的构效关系和信号通路。PG 在骨组织中的活性是通过维持骨重塑平衡及其对体液介质和机械应力的反应来定义。PGE2 参与创伤反应的所有过程，包括稳态、炎症和愈合，并在骨生理学中发挥关键作用。

成骨细胞分泌的 PGE2 激活感觉神经中的 PGE2 受体 4（Prostaglandin receptor 4，EP4），通过抑制中枢神经系统的交感神经活动来调节骨形成。在骨质疏松动物模型中，当骨密度降低时，成骨细胞分泌 PGE2 会增加。敲除感觉神经中的 EP4 基因或环氧合酶 2 可显著降低成骨小鼠成骨细胞的骨体积。去神经模型的交感神经张力增加，而 β_2－肾上腺素能受体拮抗剂普萘洛尔保存了骨流失。此外，注射一种小分子，可局部增加 PGE2 水平，显著促进骨形成，而这种作用在 EP4 敲除小鼠中被阻断，表明 PGE2 介导感觉神经，控制骨稳态，促进骨再生。在各种动物模型中，包括骨质疏松小鼠，发现在骨密度下降时 PGE2 水平升高。研究表明，感觉神经通过 PGE2 的浓度来感知骨密度。PGE2 信号与感觉神经中的 EP4 结合，调节交感神经活动，通过中枢神经系统形成成骨细胞。高交感神经张力通过增加成骨细胞分泌 RANKL 来刺激破骨细胞的骨吸收。PGE2 激活的感觉神经通过降低交感神经活动促进成骨细胞的增殖和分化。重要的是，感觉神经通过骨重塑微环境中成骨细胞分泌 PGE2 来调节骨形成。因此，骨感觉神经的主要功能是通过感知骨中的 PGE2 来维持和保护骨内稳态[40]。

PG 在骨骼组织的生理和病理反应中起重要作用。它们是有效的激动剂，可以刺激和抑制骨吸收和形成。在体内，外源性 PG，特别是 PGE2 其主要作用是刺激再吸收和形成。PG 可以抑制分离的破骨细胞的活性，可能也是通过环状 3′5′腺苷一磷酸介导的机制。在细胞和器官培养物中可以看到胶原合成的抑制，这似乎是由对 F 系列 PG 有选择性的受体引起的，并且涉及蛋白激酶 C 的激活。骨细胞产生的 PG 受到机械力、细胞因子、生长因子和全身激素影响。PG 也可以放大自己的生产。调节与新描述的“诱导型” PGG/H 合酶的显著变化有关，而对组成酶的影响较小。PG 也可能在绝经后骨质流失中发挥作用，因为雌激素缺乏会增加骨转换，从而增加骨中 PG 的产生[41]。

4.5 白细胞介素

白细胞介素（Interleukins，IL）是指在白细胞或免疫细胞间相互作用的细胞因子，是非常重要的细胞因子家族之一。IL 除参与造血细胞生长因子外，还参与免疫调节。它们相互协调、相互作用，共同完成造血和免疫调节功能。IL 分为促炎性 IL 和抑制炎性 IL。它们在免疫细胞的成熟、活化、增殖和免疫调节等一系列过程中发挥重要作用，同时还参与机体的多种生理及病理反应。一些 IL 已人工合成并在临床上应用，为预防和治疗感染性疾病、免疫性疾病和肿瘤等发挥着重要的作用。IL 具有非常广泛的生物学活性，包括促进靶细胞的增殖和分化，增强抗感染和细胞杀伤效应，促进或抑制其他细胞因子和膜表面分子的表达，促进炎症过程，影响细胞代谢等。绝大部分 IL 为小分子的分泌型多肽，少数能以膜结合的形式存在于细胞表面。从肽链结构来看，多数为单链结构，少部分为同源双体结构，如 IL－5、IL－8、IL－10 等，而 IL－12、IL－23、IL－27 等的结构比较特殊，为异源双体结构，两条肽链分别由不同的基因编码。

IL 是由单核细胞、T 细胞、淋病细胞等多种免疫细胞合成和分泌的。由于免疫活性细胞刺激的物质不同，产生的 IL 的类型也不同。如巨噬细胞可产生 IL－1、IL－8 和 IL－12，Th 细胞可产生 IL－2，CD4＋T 淋巴细胞可产生 IL－17 等。

不同的IL具有不同的功能，如IL-1、IL-2和IL-7可促进免疫细胞的免疫应答。IL-3、IL-4和IL-9促进免疫细胞的自分泌和旁分泌作用。不同浓度的IL-1和IL-10对免疫应答有正向或负向的调节作用。IL在自身免疫性疾病、慢性变性疾病中发挥重要的调控作用。

IL-1是一种典型的促炎症细胞因子，可调节多种细胞因子和组织功能。它具有免疫调节、介导炎症反应和调节组织代谢功能，在骨质疏松症和类风湿性关节炎等病理性骨破坏中起重要作用。相关研究发现，IL-1通过参与免疫应答、肠道菌群失衡和炎症反应，加重氧化应激，诱导破骨细胞生成，抑制成骨细胞发挥功能，引起骨重塑失衡，调节绝经后骨质疏松症的发病机制；免疫应答、肠道微生态失衡和氧化应激可分泌或促进IL-1的表达，影响骨代谢，改变骨重塑方向，参与绝经后骨质疏松症的发病机制。因此，IL-1在绝经后骨质疏松症的发病机制中起着重要作用[42]。

IL-6在成骨的各个阶段都发挥着重要作用。研究发现，IL-6在BMSCs、OB、OC等细胞参与的骨修复和骨缺损血管生成阶段发挥重要作用；与体内多种成骨因子相互作用，在骨修复网络中发挥重要效应。血凝块是促进早期骨愈合的重要因素，IL-6不仅调节血凝块的形成，还可以通过调节γ纤维蛋白影响血凝块的结构；而血凝块的结构对成骨早期有重要影响，因此IL-6可通过调节血凝块的结构来影响骨愈合的早期阶段[43]。

骨组织的发育离不开骨微环境的稳定。众多细胞因子在骨代谢平衡中扮演着重要的角色。通过对各种相关细胞因子与退行性骨病发生发展关系的探讨，可以进一步了解其生理病理机制，为治疗及预防退行性骨病提供了新的方向。

（编写人员：黄鸿昊）

参考文献

[1] 石长贵，蔡筑韵，鲍哲明，等．骨生长因子促进骨折愈合研究进展［J］．国际骨科学杂志，2010，31（3）：184-186.

[2] 王苇影，易静．骨形成蛋白调控成骨分化的信号机制［J］．生命科学，2005（1）：34-39.

[3] 宋兴贤．骨形态发生蛋白的基础研究及临床应用［J］．现代医药卫生，2007（7）：1003-1004.

[4] 赵贤，李世昌，李小英．骨形成因子及其信号传导通路述评［J］．中国骨质疏松杂志，2008（9）：680-684.

[5] 郁卫东，秦书俭．骨形态发生蛋白-2在骨形成过程中的作用机制［J］．中国临床解剖学杂志，2000（1）：82-83.

[6] ROGERS MB，SHAH TA，SHAIKH NN. Turning bone morphogenetic protein 2

(BMP2) on and off in mesenchymal cells [J]. Journal of cellular biochemistry, 2015, 116 (10): 2127-2138.

[7] POON B, KHA T, TRAN S, et al. Bone morphogenetic protein-2 and bone therapy: successes and pitfalls [J]. Journal of pharmacy pharmacology, 2016, 68 (2): 139-147.

[8] 牛煜，郑洪新．补肾中药对去势大鼠肾组织中 BMP-4 的调控作用 [J]．新中医，2014，46 (3): 187-189.

[9] PENG H, WRIGHT V, USAS A, et al. Synergistic enhancement of bone formation and healing by stem cell-expressed VEGF and bone morphogenetic protein-4 [J]. The journal of clinical investigation, 2002, 110 (6): 751-759.

[10] 沈奕，李晓淼，王伟力．骨形态发生蛋白 7 在骨科的应用 [J]．中国组织工程研究与临床康复，2011，15 (26): 4864-4867.

[11] LEE HJ, MIN SK, PARK YH, et al. Application of bone morphogenetic protein 7 enhanced the osteogenic differentiation and mineralization of bone marrow-derived stem cells cultured on deproteinized bovine bone [J]. Coatings, 2021, 11 (6): 642.

[12] 徐学振，宋立先，李爱群，等．骨形态发生蛋白 7 抑制椎间盘髓核细胞的凋亡 [J]．中国组织工程研究，2022，26 (17): 2726-2731.

[13] BHARADWAZ A, JAYASURIYA AC. Osteogenic differentiation cues of the bone morphogenetic protein-9 (BMP-9) and its recent advances in bone tissue regeneration [J]. Materials science engineering: c, 2021 (120): 111748.

[14] 杨再清，孟增东．骨形态发生蛋白 9 诱导成骨分化及其在骨科中的应用 [J]．中国组织工程研究，2012，16 (37): 6987-6992.

[15] WAN L, ZHANG F, HE Q, et al. EPO promotes bone repair through enhanced cartilaginous callus formation and angiogenesis [J]. PloS one, 2014, 9 (7): e102010.

[16] KIM J, JUNG Y, SUN H, et al. Erythropoietin mediated bone formation is regulated by mTOR signaling [J]. Journal of cellular biochemistry, 2012, 113 (1): 220-228.

[17] SURESH S, LEE J, NOGUCHI CT. Effects of Erythropoietin in white adipose tissue and bone microenvironment [J]. Frontiers in cell developmental biology, 2020 (8).

[18] GARCIA P, SPEIDEL V, SCHEUER C, et al. Low dose erythropoietin stimulates bone healing in mice [J]. Journal of orthopaedic research, 2011, 29 (2): 165-172.

[19] HIRAM-BAB S, NEUMANN D, GABET Y. Erythropoietin in bone-contro-

versies and consensus [J]. Cytokine, 2017 (89): 155 – 159.

[20] SURESH S, LEE J, NOGUCHI CT. Erythropoietin signaling in osteoblasts is required for normal bone formation and for bone loss during erythropoietin – stimulated erythropoiesis [J]. The FASEB journal, 2020, 34 (9): 11685 – 11697.

[21] LI C, SHI C, KIM J, et al. Erythropoietin promotes bone formation through EphrinB2/EphB4 signaling [J]. Journal of dental research, 2015, 94 (3): 455 – 463.

[22] DESHET – UNGER N, KOLOMANSKY A, BEN – CALIFA N, et al. Erythropoietin receptor in B cells plays a role in bone remodeling in mice [J]. Theranostics, 2020, 10 (19): 8744.

[23] RAUNER M, MURRAY M, THIELE S, et al. Epo/EpoR signaling in osteoprogenitor cells is essential for bone homeostasis and Epo – induced bone loss [J]. Bone research, 2021, 9 (1): 1 – 8.

[24] 颜勇卿，徐人杰，魏鹏．促红细胞生成素预防激素性骨质疏松的实验研究[J]．中华骨科杂志，2020，40 (21): 1469 – 1477.

[25] HIRAM – BAB S, KOLOMANSKY A, DESHET – UNGER N, et al. Erythropoietin (EPO) regulates bone mass via epo receptors on myeloid and lymphocytic cells [J]. Blood, 2018 (132): 846.

[26] FU XN, LI HW, DU N, et al. Erythropoietin enhances meniscal regeneration and prevents osteoarthritis formation in mice [J]. American journal of translational research, 2020, 12 (10): 6464.

[27] KOMABA H, LANSKE B. Role of Klotho in bone and implication for CKD [J]. Current opinion in nephrology hypertension, 2018, 27 (4): 298 – 304.

[28] URAKAWA I, YAMAZAKI Y, SHIMADA T, et al. Klotho converts canonical FGF receptor into a specific receptor for FGF23 [J]. Nature, 2006, 444 (7120): 770 – 774.

[29] 黄芳，王洁．Klotho – FGF23 轴在慢性肾脏病中的研究进展[J]．右江医学，2021，49 (8): 625 – 628.

[30] RIANCHO JA, VALERO C, HERNÁNDEZ JL, et al. Association of the F352V variant of the Klotho gene with bone mineral density [J]. Biogerontology, 2007, 8 (2): 121 – 127.

[31] BALDAN A, GIUSTI A, BOSI C, et al. Klotho, a new marker for osteoporosis and muscle strength in β – thalassemia major [J]. Blood cells, molecules, diseases, 2015, 55 (4): 396 – 401.

[32] CHAI Y, PU X, WU Y, et al. Inhibitory effect of Astragalus Membranaceus on osteoporosis in SAMP6 mice by regulating vitaminD/FGF23/Klotho signaling pathway [J]. Bioengineered, 2021, 12 (1): 4464 – 4474.

[33] TANG J, YU H, WANG Y, et al. microRNA - 199a counteracts glucocorticoid inhibition of bone marrow mesenchymal stem cell osteogenic differentiation through regulation of Klotho expression in vitro [J]. Cell biology international, 2020, 44 (12): 2532 - 2540.

[34] 李蕊，刘有军，乔爱科，等. 骨质疏松与血管钙化[J]. 中国骨质疏松杂志，2021, 27 (11): 1646 - 1650.

[35] TSEZOU A, FURUICHI T, SATRA M, et al. Association of KLOTHO gene polymorphisms with knee osteoarthritis in Greek population [J]. Journal of orthopaedic research, 2008, 26 (11): 1466 - 1470.

[36] GU Y, REN K, WANG L, et al. Loss of Klotho contributes to cartilage damage by derepression of canonical Wnt/β - catenin signaling in osteoarthritis mice [J]. Aging, 2019, 11 (24): 12793.

[37] GU Y, REN K, JIANG C, et al. Regulation of cartilage damage caused by lack of Klotho with thioredoxin/peroxiredoxin (Trx/Prx) system and succedent NLRP3 activation in osteoarthritis mice [J]. American journal of translational research, 2019, 11 (12): 7338.

[38] PARK JY, PILLINGER MH, ABRAMSON SB. Prostaglandin E2 synthesis and secretion: the role of PGE2 synthases [J]. Clinical immunology, 2006, 119 (3): 229 - 240.

[39] LISOWSKA B, KOSSON D, DOMARACKA K. Lights and shadows of NSAIDs in bone healing: the role of prostaglandins in bone metabolism [J]. Drug design, development therapy, 2018 (12): 1753.

[40] CHEN H, HU B, LV X, et al. Prostaglandin E2 mediates sensory nerve regulation of bone homeostasis [J]. Nature communications, 2019, 10 (1): 1 - 13.

[41] KAWAGUCHI H, PILBEAM CC, HARRISON JR, et al. The role of prostaglandins in the regulation of bone metabolism [J]. Clinical orthopaedics related research, 1995 (313): 36 - 46.

[42] 俸玉，姚娜，袁博琳，等. 白细胞介素1与绝经后骨质疏松症相关性研究进展 [J]. 中国临床新医学，2022, 15 (1): 90 - 94.

[43] 王景，王万宇骥，张怡，等. 白细胞介素6参与成骨及骨修复的一系列反应过程 [J]. 中国组织工程研究，2022, 26 (18): 2945 - 2951.

5 相关信号通路

信号通路是指能将细胞外的分子信号经细胞膜传入细胞内发挥效应的一系列酶促反应通路。各个信号通路中上游蛋白对下游蛋白活性的调节主要是通过添加或去除磷酸基团，从而改变下游蛋白的立体构象而完成的。所以，构成信号通路的主要成员是蛋白激酶和磷酸酶，它们能够快速改变和恢复下游蛋白的构象。从细胞受体接收外界信号到最后做出综合性应答，不仅是一个信号传导过程，更重要的是将外界信号进行逐步放大的过程。受体蛋白将细胞外信号转变为细胞内信号，经信号级联放大、分散和调节，最终产生一系列综合性的细胞应答，包括下游基因表达的调节、细胞内酶活性的变化、细胞骨架构型和 DNA 合成的改变等。常见的信号通路包括 NF-κB、JAK-STAT、Wnt/β-catenin 及 mTOR 等。

“肾主骨”本质上是“肾”通过不同信号通路发挥作用。研究显示，Wnt/β-catenin 信号通路、Notch 信号通路、OPG/RANKL/RANK 信号通路、TGF-β 信号通路、NF-κB 信号通路、VEGF 信号通路、AMPK/mTOR 信号通路、Hippo 信号通路在骨的生长、发育方面发挥重要作用，在退行性骨病患者以及肾虚动物模型中变化明显。因此，对信号通路的研究有助于进一步揭示“肾主骨”理论的科学内涵。

5.1 Wnt/β-catenin 信号通路

Wnt 信号传导途径是由配体蛋白质 Wnt 和膜蛋白受体结合激发的一组多下游通道的信号传导途径。在胚胎发育中，Wnt 信号通路起着至关重要的作用，参与了人体内多种器官和组织的发育、生长和分化调控。到目前为止，在人类和鼠组织细胞中发现了 19 种不同的 Wnt 蛋白。Wnt 蛋白与受体结合来传递信号，细胞膜上存在的受体有 Frizzled 家族和低密度脂蛋白受体相关蛋白如亮氨酸应答调控蛋白 5/6（Leucine-responsive regulatory protein 5/6，LRP5/6）、Ror2 和 Ryk 等。

Wnt/β-catenin 信号通路在成骨细胞的分化、增殖和凋亡过程中起着重要的调控作用。Wnt/β-catenin 通路的激活是通过 Wnt 配体与其受体 LRP5/6 结合，从而使稳定的糖原合酶激酶 3β（Glycogen synthase kinase 3β，GSK3β）在细胞质中失活，使 β-catenin 进入细胞核，启动骨形成基因的转录，通过 Runx 或/和 Osterix 诱导等达到调节前成骨细胞分化的作用[1]。体内激活骨细胞的 Wnt/β-catenin 信号，可以使骨合成代谢增强、成骨细胞数量明显增加并且骨量明显增多[2]。相反，Wnt/β-catenin 信号通路的失活会导致成骨细胞的活性降低，以致骨吸收增加，引起骨质的减少[3]；在敲除 β-catenin 基因的转基因模型小鼠身上，发现其出现严重的骨质减少，破骨细胞的数目和活性则出现显著增加的趋势，这与抗破骨细胞因子 OPG 的下调相关。由此可见 Wnt/β-catenin 信号在骨细胞中对正常骨稳态的重要性[4]。Wnt 信号通路可通过多种途径改变骨量，与骨质疏松和骨关节炎有着密切的关系，在该通路中产生影响的相关靶点或细胞因子，可能会成为日后抗骨质疏松和骨关节炎中的潜在靶点。

在退行性骨病患者或肾虚模型动物中，Wnt/β-catenin 信号通路常被异常抑制或激活，而补肾中药淫羊藿、骨碎补、龟板等具有逆转该信号通路的作用，表明 Wnt/β - catenin 信号通路与“肾主骨”密切相关。在 OP 中，Wnt/β - catenin 信号通路常处于抑制状态。PMOP 的发生与 Wnt/β - catenin 信号通路的 GSK - 3β 及 β - catenin 等蛋白的表达密切相关，并且 GSK - 3β 及 β - catenin 等蛋白的异常表达将导致 OB 数量减少、凋亡增加并造成骨形成障碍。基于补肾法的 PMOP 防治研究显示，淫羊藿、骨碎补、熟地及龟板等补肾中药皆具有激活 Wnt3a/β - catenin 信号通路，促进 OVX 大鼠骨形成的作用。中药单体淫羊藿苷能够通过 Wnt3a/β - catenin 信号通路来促进 BMSCs 增殖及向成骨细胞分化，不仅能增加骨密度，还能改善骨结构及骨代谢。除此之外，淫羊藿苷还能够通过 Wnt/β - catenin 信号通路减少小鼠颅骨上的骨吸收，对骨量的减少及骨强度的下降起到保护作用，有效地改善了小鼠的骨代谢[5]。杜仲醇提取物能通过 Wnt/β - catenin 信号通路诱导大鼠 BMSCs 的增殖、分化及成骨分化[6]。在一项中药复方青娥丸的研究中，对 PMOP 患者进行观察，在应用青娥丸连续治疗 6 个月后，检测患者血清中的 DDK - 1 及 β - catenin 表达，结果发现治疗后患者骨密度显著增加，其部分机制是通过增加 β - catenin 的表达水平体现，也与降低 DDK - 1 的表达来调控 Wnt/β - catenin 信号通路密切相关[7]。从六味地黄丸对骨质疏松的治疗研究中，发现其可通过上调 LRP5、Runx2 的 mRNA 表达水平来激活 Wnt/β - catenin 信号通路，改善去势大鼠的 BMD 及腰椎生物力，从而达到治疗 OP 的作用[8]。

在 OA 中，Wnt/β - catenin 信号通路常被异常激活。在一项总结补肾活血中药治疗骨关节炎的研究中，发现治疗前膝 OA 患者的 Wnt 5a、β - catenin、BMP - 2 的 mRNA 表达处于较高水平，治疗后呈现明显下降趋势，这些发现提示了补肾活血中药可能是通过调节经典 Wnt/β - catenin 通路相关分子，包括 Wnt 5a、β - catenin、BMP - 2 表达来发挥缓解膝 OA 的效用。补肾活血名方独活寄生汤可通过下调软骨中的 Wnt/β - catenin 信号通路，影响软骨中 MMP 的表达的降低，刺激了成骨基因 BMP - 2 的分泌，抑制了软骨基质的降解，发挥了软骨保护作用[9]。

5.2 Notch 信号通路

Notch 信号通路由 Notch 受体、Notch 配体、CSL - DNA 结合蛋白、其他的效应物和 Notch 的调节分子等组成，调控细胞正常形态发生的多个过程，包括多能祖细胞的分化、细胞的凋亡、细胞增殖及细胞边界的形成等。哺乳动物有四种 Notch 受体和五种 Notch 配体，Notch 受体包括 Notchl、Notch2、Notch3、Notch4。Notch 的配体则由分布于胚胎干细胞、造血干细胞、血管内皮细胞及淋巴细胞等多种细胞表面的 Jagged1、Jagged2、Delta1、Delta3、Delta 蛋白组成。

在骨性相关疾病研究中，Notch 受体和配体具有促进成骨细胞分化和基质矿化、破骨细胞募集和细胞融合，以及成骨细胞、破骨细胞增殖的功能。Notch 信号通路在骨转换中主要起到了两种作用。一方面，当 Notch 信号在未成熟 OB 中被特异性激活时，OB 分化将会受损，导致骨质减少；另一方面，抑制骨髓谱系中的 Notch 信号传导可通过抑制 OC 来降低骨吸收。此外，Notch 受体及其配体在各种类型的骨细胞中存在差异表达，在 OB、OC 和骨细胞中表现出不同的功能。有研究发现使用特异性抑制剂去抑制 C2C12 细胞中的 Notch1 信号传导，降低了碱性磷酸酶的活性以及减少了骨 γ - 羧基谷氨酸蛋白、Runx2 和 COL1A1 的 mRNA 的表达[10]。由此说明，Notch1 信号可能会抑制 OC 的分化。据报道，Notch2 对 OC 生成具有刺激作用。在 OB 中 Notch2 细胞类型特异性失活的另一种小鼠模型中，在其体内观察到股骨近端和胫骨远端骨小梁质量增加，同时体外成骨能力增加。2017 年的研究表明，一种针对负调节区的抗 Notch2 抗体，能够使骨吸收正常化和骨质减少[11]。到目前为止，关于受体 Notch3 骨代谢功能的研究相对较少。骨髓巨噬细胞中的 Notch3 缺失略微增强了体外 OC 生成。故猜测 Notch3 也具有抑制成骨的作用。在人体 BMSCs 成骨分化的第 3 天和第 7 天 Notch4 瞬时上调。在分化的后期阶段，包括第 14、21 和 28 天发现 Notch4 也仍以稳定的水平表达。在一项人牙槽骨的研究中发现，在源于骨祖细胞的成骨分化的过程中，Notch4 的表达呈增加的趋势[12]。

在退行性骨病 OP、OA 患者与模型动物中，Notch 信号通路被异常激活，受体 Notch1、Notch2 以及配体 Jagged1、Jagged2 等表达异常增加，伴随骨组织骨量减少、软骨组织破坏等退行性病变。补肾中药骨碎补及其有效成分骨碎补总黄酮能抑制 Notch 信号通路，具有促进新骨形成，抑制骨的吸收，从而增加患者的骨密度的作用。淫羊藿及淫羊藿苷亦能够通过阻断 Notch 信号通路，降低该信号通路中的关键蛋白 Notch1、CBF1 的表达，促进大鼠 BMSCs 的骨向分化，从而发挥延缓骨质疏松的作用。经温肾固疏方、补骨脂有效成分补骨脂素皆能通过调控 Notch 信号通路促进人体 BMSCs 增殖与成骨分化，抑制成脂分化[13]。在骨 OA 中，Notch 信号通路是通过调节关节软骨的平衡，从而对骨关节炎产生影响。Notch 相关受体与配体 Notch1、DNER 等在 OA 患者或模型动物的软骨组织中高表达[14-15]。补肾活血名方独活寄生汤能够通过影响 Notch 信号通路对 OA 达到治疗效果，其相关机制与降低软骨组织中 Notch1 的表达密切相关[16]。

5.3 OPG/RANKL/RANK 信号通路

骨保护素（Osteoprotegerin，OPG）是一种肝素结合型分泌性糖蛋白，属于肿瘤坏死因子受体超家族中的一员，被称为破骨细胞生长抑制因子，是一种能抑制骨吸收，增加皮质骨和松质骨密度、面积和骨强度的关键细胞因子。骨组织中的 OPG 主要由成骨细胞谱系的各种细胞产生，并随细胞的分化成熟而增加，是目前发现的唯一能直接负向调控破骨细胞的调控因子。基因敲除 OPG 的小鼠有严重的骨质疏松症，过度表达 OPG 的转基因小鼠出现严重的石骨症[17-18]。

RANKL 是 OPG 的配体，是肿瘤坏死因子（TNF）超家族中的一员。RANKL 主要由骨组织中的 PB 和基质细胞分泌，在骨和骨髓中呈现高水平的表达。RANKL 主要与破骨细胞表面的特异性受体 RANK 结合，进而刺激 OC 分化、活化和成熟，同时抑制破骨细胞凋亡。RANK 主要在单核和巨噬细胞系，包括破骨细胞前体细胞、淋巴细胞、树突状细胞和成骨细胞中表达。而 OPG 能与 RANKL 竞争性结合 RANK，从而阻断由 RANKL 引起的 OC 前体分化、存活和融合，抑制成熟 OC 活化及骨吸收活性，最终导致 OC 凋亡[17]。

RANKL 被称为破骨细胞分化因子，是调控骨吸收的关键细胞因子，属于 TNF 超家族成员，RANKL 在成骨细胞、活化的 T 淋巴细胞及肺、胸腺、乳腺中高度表达。RANKL 能直接启动 OC 前体细胞或 OC 内信号传导过程，最终导致 OC 分化，增加其活性。从共同培养的小鼠成骨细胞和骨髓细胞中分离出的 OC 的研究中发现 RANKL 能诱导前破骨细胞分化成有功能的 OC。OPG/RANKL 比率严重影响 OC 的形成。

RANK 是诱导 OC 成熟的关键细胞因子，属肿瘤坏死因子受体（TNFR）超家族成员，RANK 在体内主要表达于单核和巨噬细胞系，另外在胸腺、肝脏、骨骼肌、骨小梁、小肠、结肠及肾上腺中也有所表达。RANKL 的唯一受体，在破骨细胞前体细胞和成骨细胞、基质细胞进行细胞 - 细胞依赖式接触时识别并结合 RANKL，进而发挥促进破骨细胞的分化、成熟并阻止破骨细胞迅速凋亡的作用。RANK 在导致破骨细胞分化的信号传导过程中发挥重要作用。在体内主要以可溶型和跨膜蛋白型两种方式存在：前者存在于血液中，可发挥阻断 RANKL 促进 OC 分化、生长的功能；后者存在于破骨细胞表面，选择性地与 RANKL 结合，促使骨吸收。

OPG/RANKL/RANK 信号调控因子的正常表达维持着骨代谢的生理平衡，若 OPG/RANKL/RANK 信号表达失衡，破骨活性增加，形成以破骨细胞介导为主的负性骨重建失衡状态，单核/巨噬细胞前体细胞在集落刺激因子 M - CSF 与 RANKL 协同作用下，分化为破骨细胞，诱发 OP、OA 等退行性骨病。在对膝关节置换术、髋关节置换术 OA 患者的研究中发现，患者的软骨及软骨下骨的 RT - PCR 检测 OPG、RANKL 的表达情况，发现损伤程度 2 级的软骨组织 RANKL 的 mRNA 表达水平增高，但 OPG 的 mRNA 表达水平并未改变，OPG/RANKL 比值降低，说明软骨下骨骨吸收活跃，吸收量增加，表明软骨下骨骨代谢与软骨关系密切[19]。在一项按 Kellgren - Lawrecne 放射学诊断标准五级分级法的研究中，对骨关节炎患者进行关节炎严重程度早中晚分期，并采用 ELISA 法来比较患者血清中 OPG、RANKL 的 mRNA 表达水平，发现 OPG 可能是病情严重程度的生化标志物，从而认为 OPG/RANKL/RANK 系统与骨关节炎密切相关[20]。

在“肾主骨”理论的现代研究中，补肾中药骨碎补可通过升高 OP 克，降低

RANKL，使得 OPG/RANKL 的比例降低而抑制 OPG/RANKL/RANK 信号通路，使 OC 的分化、成熟受到抑制[21]。采用了分子对接术模拟淫羊藿苷与 RANKL 蛋白靶点结合，发现淫羊藿苷具有一定的与 RANKL 结合的能力，说明了其具有抑制破骨细胞分化、减少骨吸收活动的可能；同时经过动物实验也证实了淫羊藿苷能降低骨质疏松大鼠模型的血清碱性磷酸酶水平，提高了大鼠骨密度[22]。杜仲活血成分松脂素二葡萄糖苷及其苷元松脂素均能通过影响 OPG/RANKL/RANK 信号通路来抑制 OC 的骨吸收作用。巴戟天可增加 OPG 在 OVX 大鼠骨组织中的表达，通过 OPG/RANKL 信号通路来抑制 OC 的骨吸收作用[23]。

5.4 TGF－β 信号通路

转化生长因子 β（Transforming growth factor β，TGF－β）是由两个结构相同或相近的、分子量为 12.5 kDa 亚单位的借二硫键连接的双体，是 TGF 家族蛋白中最具研究热点的因子，在控制细胞增殖和分化、伤口愈合和免疫系统方面起着至关重要的作用，在骨骼疾病、纤维化和癌症等疾病中均有影响。

TGF－β 信号通路的异常是退行性骨病的重要机制之一，在骨骼的退行性病变的调节中扮演着重要的角色。在软骨发育过程中，关节中的 TGF－β 会促进软骨细胞增殖并抑制软骨细胞肥大与成熟，对关节有良好的保护作用。但在 OA 中，TGF－β 会促使 Runx2、MMP－13 等因子产成，导致关节软骨退化，且 TGF－β诱导软骨下骨成骨，促进骨细胞成熟。在骨关节炎中后期，TGF－β 对软骨下骨进行重塑，其与骨硬化、骨赘形成有关。此外，TGF－β 还可通过诱发滑膜细胞产生炎症因子，这进一步导致关节软骨退变[24]。在 OP 研究的生理病理研究中发现，TGF－β 在骨组织中含量丰富，且表达最高，是调控肌肉生长、发育及代谢的重要基因。TGF－β 是多种生物活性都具有调节作用的多肽类超家族，既可促进 OB 的增殖分化，也可抑制破骨细胞的成熟分化，加速其凋亡，与 OP 的进展密切相关。研究显示，TGF－β 可由 BMP－2 诱导表达，增加 OB 的成骨活性，与 BMP－2 具有协同作用[25]。

在“肾主骨”理论防治退行性骨病的相关研究中，左归丸、壮骨止痛方、补肾健脾活血方、补肾方药等补肾复方可通过调节 OVX 骨质疏松大鼠血清与骨组织 TGF－β 的表达，影响 TGF－β/BMP－2 信号通路，发挥抗 OP 的作用[26－29]。

5.5 NF－κB 信号通路

NF－κB 家族有 5 个成员，包括 NF－κB1（p50）、NF－κB2（p52）、RelA（p65）、RelB 和 c－Rel，通常所说的 NF－κB 蛋白，是指 p65/p50 亚单位形成的

NF-κB1 二聚体蛋白。NF-κB 的激活途径可以分为经典途径和非经典途径。经典途径的发生是由多种促炎症细胞因子或病原体相关分子模式诱导，它们可与 Toll 样受体、B 细胞受体和 T 细胞受体以及 IL-1R 相结合，从而促进靶基因的表达。当细胞处在静息状态，NF-κB 与其抑制蛋白 IκB 紧密结合，大部分 IκB 的 C 端含有 3~8 个锚蛋白重复基序，并通过该基序与 NF-κB 结合，覆盖其 Rel 同源结构域的核定位序列，抑制 NF-κB 的活性。当细胞受到外界刺激时，IκB 蛋白被快速磷酸化后再被蛋白酶体降解，解离的 NF-κB 进入细胞核后调节多种目的基因的表达。而 IκB 磷酸化是通过活比的 IKK 调控的，IKK 有 3 个成分：IKKα，IKKβ、IKKGγ。IKKγ 可以选择性地与 IKKβ 相结合，继而引起 IκB 的磷酸化，这些磷酸化的 IκB 被聚合泛素化，然后在蛋白酶体中被降解，释放 p50/p56 二聚物，二聚物转移至胞核后启动涉及细胞免疫、炎性反应及细胞的增殖、迁移、趋化、黏附等基因的表达。非经典途径的发生主要是由 B 细胞激活因子、淋巴毒素 β、CD40 配体、CD30 配体等诱导，通过激活 RANKL，活化 NF-κB 诱导激酶（NF-κb-induced kinase，NIK），而 NIK 可直接磷酸化，继而激活 IKKα，IKKα 是调控 NF-κB 非经典途径的核心，IKKα 可进一步活化 p100，使其发生磷酸化，生成 p52/RelB 核转运因子复合物，从而调节下游靶基因的表达。近年来，随着对肿瘤坏死因子受体相关因子（Tumor necrosis factor receptor-associated factor，TRAF）家族中的 TRAF3 研究的深入，发现 NIK 与 TRAF3 的相互作用可使前者持续分解，进而激活 NF-κB 非经典途径，但是 RANK 与 TRAF3 具有较强的结合力，可与 NIK 竞争结合 TRAF3，TRAF3 与 RANK 或其他细胞因子相结合后，可发生分解，其结果导致 NIK 的稳定化，无法发生磷酸化，进而抑制 NF-κB 非经典途径的激活。

NF-κB 是细胞内重要的核转录因子，它参与机体的炎症反应、免疫应答，能调节细胞凋亡、应激反应，NF-kB 过度激活，与人类许多疾病如类风湿关节炎、心脏与脑部疾病的炎症变化、退行性骨病等密切相关。

关节软骨由软骨细胞及其产生的 ECM 组成，OA 关节的机械压力和升高的促炎细胞因子在软骨稳态的破坏中发挥了关键作用。NF-κB 作为一种重要的转录因子，参与了关节炎症和组织破坏的病理生理过程。在骨关节炎中，ECM 的降解产物介入激活关节软骨细胞表面的机械受体和细胞因子受体、促炎细胞因子等成分，而这些炎性因子激活了 NF-κB 信号通路。在骨关节疾病的影响分子中，骨桥蛋白是一种与骨关节炎的严重程度和进展密切相关的标志物，其通过激活 NF-κB 信号通路促进 MMP-2、MMP-9 和 MMP-13 等基因的表达，使关节软骨受到破坏。此外，骨关节炎的滑膜细胞由细胞因子和 ECM 降解产物激活，NF-κB信号在滑膜炎症部位被高度激活，相关研究证明抑制 NF-κB 信号通路可以起到降低实验性 OA 滑膜炎症[26]风险。在 OP 研究中，NF-κB 信号通路可由 RANK/RANKL、IL-1 激活，而活化的 NF-κB 转录因子增强了几种破骨因子的表达，如 IL－1β、IL－6 和 PGE2，从而影响骨吸收的进程。

在“肾主骨”理论指导下的退行性骨病研究中，补肾中药可逆转 NF－κB 信号通路发挥抗 OA、OP 作用。研究显示，淫羊藿苷、淫羊藿总黄酮、枸杞多糖、柚皮苷等补肾中药活性成分可通过抑制 IL－1β，影响 NF－κB 信号通路，减少滑膜与软骨组织中的炎症反应，缓解软骨降解，抑制骨关节炎的进程[27-29]。中药复方鹿角壮骨胶囊可通过抑制 NF－κB 信号通路相关蛋白 IκBα、NF－κBp65 和骨桥蛋白的相对表达量，缓解 OA 的发生发展[30]。此外，补肾壮骨自拟方接骨 1 号方可以通过 TNF－α 抑制 NF－κB 细胞传导通路的活化，从而控制骨折过程中炎症发生的可能性[31]。在 OP 研究中，补肾中药女贞子可通过影响 Nox4、NF－κB－p65、NF－κB－pp65 和 IκBα 因子的表达来影响 NADPH 氧化酶 4/ROS/NF－κB 信号通路，改善 OVX 大鼠的骨微结构和皮质骨厚度；加味阳和汤能通过抑制 IκB－α 蛋白的磷酸化，抑制 NF－κB 信号通路而增强成骨细胞活性[32]。

5.6 VEGF 信号通路

血管内皮生长因子（Vascular endothelial growth factor，VEGF）是一种高度特异性的促血管内皮细胞生长因子，具有促进血管通透性增加、细胞外基质变性、血管内皮细胞迁移、增殖和血管形成等作用。VEGF 家族的蛋白成员包括：VEGF－A、VEGF－B、VEGF－C、VEGF－D、VEGF－E 和 PlGF。VEGF 经过转录水平的剪切后，可产生五种异构体，分别为 VEGF165、VEGF145、VEGF121、VEGF189 和 VEGF206。VEGF 通常由某些肿瘤细胞分泌，与血管内皮上的相应受体结合后，促进内皮细胞增殖，增加血管通透性，促使内皮细胞迁移，诱导肿瘤血管生成，促进肿瘤的继续生长，是目前发现的最强烈的血管生成因子，与诸多生理及病理过程有关[33]。近年来 VEGF 在退行性骨病中的研究备受关注。

在 OP 相关研究中发现，VEGF 作为骨生长因子，参与骨的重建与生成，在骨代谢中发挥重要作用。并且与正常人群相比，PMOP 患者 VEGF 水平较低[34]。VEGF 能够特异性地作用于内皮细胞，增加毛细血管的通透性，促进局部血管的生成，有研究将 VEGF 植入大鼠骨缺损的模型中，发现在骨组织中形成了新的丰富的血管网，且是普通大鼠的 3 倍[35]。王宇星等人[36]研究发现，VEGF 可改善大鼠血供，有效对抗骨量流失。VEGF 能提高骨组织微循环，增强骨组织营养，在 OP 的防治中具有良好的应用前景。在骨代谢研究中发现，在 BMSCs 向成骨细胞分化中，VEGF 发挥着重要的作用。OP 患者体内 BMSCs 的 VEGF 受体 Flk1 与 Flt1，在去除后，成骨细胞数量减少，BMSCs 向成骨细胞分化的活性降低。VEGF 在破骨细胞的形成、分化过程及骨代谢中发挥着重要的作用。研究表明，VEGF 能够通过调控血管通透性来加速破骨细胞的形成及维持骨吸收等[37]。另外有研究表明，外源性 VEGF 能够加速成骨，增加成骨细胞 ALP 及表达水平[38]。近年来应用活血法调节 VEGF 治疗 OP 效果显著。

在 OA 相关研究中发现，VEGF 其表达水平与关节放射学严重程度呈正相关，在 OA 滑膜组织、软骨细胞、关节滑液和血浆中水平均有增高，VEGF 在 OA 的发生、发展过程中发挥重要作用，可以作为评估 OA 严重程度的潜在指标[39]。新生毛细血管在为滑膜的增生、肥厚提供营养的同时，还释放多种炎症介质，进而产生滑膜炎。而过度表达的 VEGF 诱导血管生成，血管增生、通透性增高可促进炎性细胞趋化加重炎性反应，同时炎症细胞又可产生 VEGF，使血管生成进一步增多，滑膜的慢性炎症持续[40]。

在“肾主骨”理论指导下，本研究团队研究发现，补肾活血方可逆转 OVX 大鼠血清与骨组织中的 VEGF 的变化，增加 VEGF 在 OB 与 BMSCs 中的表达，发挥抗 OP 的作用。另有研究发现，温经通络汤可通过激活膝 OA 模型小鼠软骨组织中 VEGF/VEGFR2/ERK1/2 信号通路，促进软骨组织的修复与再生[41]。

5.7 AMPK/mTOR 信号通路

AMP 依赖的蛋白激酶（Adenosine 5’－monophosphate（AMP）－activated protein kinase，AMPK）是一种高度保守的异源三聚体激酶复合物，由一个催化（α）亚单位和两个调节（β 和 γ）亚单位组成。AMPK 在能量应激条件下被激活，例如在营养缺乏或缺氧期间，此时细胞内 ATP 水平下降，细胞内 AMP 增加。在能量应激时，AMP 直接与 AMPKγ 亚单位中胱硫醚 β 合成酶结构域的串联重复序列结合。AMP 的结合被认为可以防止 α 亚单位中关键激活环苏氨酸的去磷酸化。激活环苏氨酸的磷酸化是 AMPK 激活所必需的。蠕虫、苍蝇和小鼠的生化和遗传分析表明，丝氨酸/苏氨酸激酶 STK11（LKB1）代表了后生动物在能量应激条件下 AMPK 激活环磷酸化的主要激酶。如果细胞 AMP/ATP 比率足够高，LKB1 磷酸化 α1 亚单位 Thr174 上的 AMPK，导致 AMPK 激活[42]。

雷帕霉素靶蛋白（Mammalian target of rapamycin，mTOR）是一个在真核生物中高度保守的丝氨酸/苏氨酸蛋白激酶，主要负责调节细胞生长和分裂，以响应体内能量水平、生长信号和营养。mTOR 活性的控制对细胞至关重要，因为其失调会导致癌症、代谢疾病和糖尿病[43]。在细胞中，mTOR 以两种结构不同的复合物存在，称为 mTOR1 和 mTOR2，每一种复合物对不同的效应器具有特异性。它们接受着不同的调控，也有不同的作用。mTORC1 主要调节着细胞生长和代谢，对雷帕霉素敏感。mTORC2 主要调节细胞存活、增殖和细胞骨架重塑，对雷帕霉素不敏感。

有研究表明 AMPK/mTOR 信号通路参与骨形成与骨吸收，在 OP 的发生与治疗中扮演重要角色[44]。雌激素缺乏使 AMPK 的磷酸化上调并抑制 p70S6K 的磷酸化，抑制 mTOR 信号传导，使衰老的 OB 比例相对增加，新生的 OB 比例相对下降[54]。除此之外，AMPK磷酸化的上调，可增加OC的分化和骨吸收，促进OP的发生[45]。

在“肾主骨”防治退行性骨病的研究中，补肾中药制剂左归丸、右归丸可以下调骨质疏松大鼠AMPK的mRNA和蛋白磷酸化表达水平，上调mTOR的mRNA和蛋白磷酸化表达水平，改善OVX骨质疏松大鼠的骨微结构与骨相关参数[46]。此外，AMPK及其上游调节因子LKB1激活可有助于软骨细胞外基质稳态，而在OA中，AMPK在关节软骨组织中的表达显著降低，加速了成年小鼠骨关节炎的进展[47]。同时，OA中软骨分泌IL-1β使mTOR信号通路抑制，能促进软骨细胞自噬并减弱，炎症反应增加。此外，据报道，生物活性脂质可减少mTORC1复合物并促进软骨细胞的自噬。AMPK对mTORC1复合物抑制的机制，主要通过激活AMPK磷酸化Thr1271和Ser1387处的TSC2及AMPK直接磷酸化Ser722和Ser792的mTORC1复合物RAPTOR成分来达成。因此，在OA中，mTOR对AMPK信号通路的调节可能是以调节自噬信号和关节软骨中细胞基质代谢平衡为主。

在“肾主骨”理论防治退行性骨病的研究中，本研究团队发现，独活寄生汤可通过激活mTOR介导的自噬反应，促进炎症软骨细胞的修复，发挥抗OA的作用。

5.8　Hippo信号通路

经典的Hippo信号通路主要是由位于胞浆内的调节分子、核心分子和位于细胞核内的效应分子组成，以三步激酶级联为中心，调节细胞增殖和细胞程序性死亡平衡的重要反应网络。越来越多证据表明，Hippo信号通路与退行性骨病密切相关，可通过核心分子YAP1/TAZ组成的分子调节网络调控OB、OC、软骨细胞等细胞的生理活动。

在OP的研究中，Hippo信号通路核心分子YAP1/TAZ是BMSCs分化的主要调节因子，对骨内环境稳定至关重要，可促进BMSCs的成骨和脂肪生成[48]。此外，YAP1还可以通过调节其他物质，从而在OP的治疗中发挥作用。例如，在OP大鼠模型中，来源于人脐带间充质干细胞的外泌体可通过miR-1263/Mob1/Hippo信号通路减少OP大鼠BMSCs的凋亡[49]。在OVX骨质疏松裸鼠模型中，YAP1可以介导褪黑素对OP的治疗产生效果，而YAP1抑制剂VP可以减弱褪黑素对OP的治疗效果。此外，丙酸通过激活YAP1促进VDR表达，是治疗骨质疏松症的新药理学研究重点[50]。

在OA的研究中，YAP1参与软骨细胞分化和表型维持，并在软骨组织中过表达。在OA动物研究中发现，YAP1含量随着OA的严重程度而增加，而在人体OA软骨组织的研究中得出了相同的结论。与正常人软骨相比，OA患者软骨细胞中YAP1的mRNA和蛋白水平升高，这种过表达主要集中在细胞核的表达上。最近的研究发现，OA 软骨中表达 YAP1 的细胞核细胞数量（52.43%）显著高于正常软骨中检测到的细胞数量（8.39%）[51]，表明 YAP1 蛋白可能是膝 OA 发病机制中的一个重要因素。在 IL－1β 诱导的软骨细胞中，YAP1 蛋白的表达显著增加，伴随细胞外基质降解和软骨细胞凋亡；抑制 YAP1 表达可以逆转 IL－1β 诱导的细胞外基质降解和软骨细胞凋亡[52]。此外，YAP1 还可通过在软骨细胞成熟过程中与 Runx2 相互作用来调节 SOX6 表达和抑制 I 型胶原表达，从而促进早期软骨细胞增殖，抑制软骨细胞成熟[53]。这些发现表明 YAP1 过表达可能通过抑制软骨细胞分化在骨关节炎的病理生理学中发挥作用。

中医的“肾”在骨的调控上纵横交错，“肾”的功能可通过不同信号传导途径的调节从而达到“主骨”的作用。在退行性骨病动物模型中，Wnt、Notch 等信号通路被异常抑制或激活，而补肾中药及其单体可逆转相关信号通路的异常状态，调节 OB、OC 等骨相关细胞的活性，调控骨代谢平衡。因此，在“肾主骨”理论的指导下，信号通路的调控也是防治退行性骨病的现代科学研究的重要内容之一。

（编写人员：肖雅雯　袁旖晗）

参考文献

[1] CARRILLO－LÓPEZ N，MARTÍNEZ－ARIAS L，FERNÁNDEZ－VILLABRILLE S，et al. European renal osteodystrophy（EUROD）workgroup. Role of the RANK/RANKL/OPG and Wnt/β－catenin systems in CKD bone and cardiovascular disorders［J］. Calcif tissue int，2021，108（4）：439－451.

[2] 任磊，代光明，林枭，等．骨细胞 Wnt/β－Catenin 通过 Notch 信号促进 BMSCs 成骨分化［J］．中国骨质疏松杂志，2018，24（5）：600－605.

[3] HUANG P，YAN R，ZHANG X，et al. Activating Wnt/β－catenin signaling pathway for disease therapy：challenges and opportunities［J］. Pharmacol ther，2019（196）：79－90.

[4] KRAMER I，HALLEUX C，KELLER H，et al. Osteocyte Wnt/beta－catenin signaling is required for normal bone homeostasis［J］. Mol cell biol，2010，30（12）：3071－3085.

[5] 秦梦，陈元川，郭海玲，等．补肾阳中药对成骨细胞 Wnt/β－catenin 信号通路相关蛋白的影响［J］．中国中医骨伤科杂志，2013，21（5）：9－11.

[6] 张贤，朱丽华，钱晓伟，等．杜仲醇提取物诱导骨髓间充质干细胞成骨分化中的 Wnt 信号途径［J］．中国组织工程研究，2012，16（45）：8520－8523.

[7] 沈霖，马陈，帅波，等．青娥丸对绝经后骨质疏松症患者 β－catenin 和 DKK－1 表达水平的影响［J］．中西医结合研究，2016，8（6）：281－284.

[8] 马荀平. 基于经典 Wnt - β - catenin 通路六味地黄丸抗去势大鼠骨质疏松作用的机制研究 [D]. 杭州：浙江中医药大学，2015.

[9] 赵文婷，朱兴旺，宣亚男，等. 独活寄生汤对膝骨关节炎模型大鼠中 Wnt/β - catenin 信号通路相关蛋白表达的影响 [J]. 中国中西医结合杂志，2021，41 (7)：823 - 829.

[10] NOBTA M，TSUKAZAKI T，SHIBATA Y，et al. Critical regulation of bonemorphogenetic protein - induced osteoblastic differentiation by Delta1/Jagged1 - activated Notch1 signaling [J]. J. biol. chem.，2005 (280)：15842 - 15848.

[11] CANALIS E，SANJAY A，YU J，et al. An antibody to Notch2 reverses the osteopenic phenotype of hajdu - cheney mutant male mice [J]. Endocrinology，2017 (158)：730 - 742.

[12] CHAKRAVORTY N，HAMLET S，JAIPRAKASH A，et al. Pro - osteogenic topographical cues promote early activation of osteoprogenitor differentiation via enhanced TGFbeta，Wnt，and Notch signaling [J]. Clin. oral implants res，2014 (25)：475 - 486.

[13] 许日明，陈美雄，林业武，等. 温肾固疏方对绝经后骨质疏松症肾阳虚型患者类固醇激素受体辅激活子3、转录元件辅激活蛋白、B 细胞淋巴瘤基因 - 2 的蛋白表达及骨髓间充质干细胞 Notch 信号通路的影响 [J]. 河北中医，2019，41 (10)：1470 - 1474.

[14] GEYER M，GRASSEL S，STRAUB RH，et al. Differential transcriptome analysis of intraarticular lesional vs intact cartilage reveals new candidate genes in osteoarthritis pathophysiology [J]. Osteoarthritis cartilage，2009，17 (3)：328 - 335.

[15] GROGAN SP，MIYAKI S，ASAHARA H，et al. Mesenchymal progenitor cell markers in human articular cartilage：normal distribution and changes in osteoarthritis [J]. Arthritis res ther，2009，11 (3)：85 - 90.

[16] 周鑫. 关节熏洗仪结合独活寄生汤对食蟹猴膝关节骨性关节炎模型 Notch 信号通路的影响 [D]. 泸州：西南医科大学，2018.

[17] 黄宏兴，万雷，黄红. 骨质疏松实验研究概论 [M]. 广州：广东科技出版社，2018.

[18] YASUDA H. Bone and bone related biochemical examinations. Bone and collagen related metabolites. Receptor activator of NF - kappaB ligand (RANKL) [J]. Clin calcium，2006，16 (6)：964 - 70.

[19] 黄云梅，陈文列，黄美雅，等. 多种特殊染色法在骨关节炎组织形态学研究中的应用比较 [J]. 中国比较医学杂志，2011，21 (5)：45 - 48，85.

[20] 李坤，喻锋，余国庆，等. Lnc - AK077216 基于 OPG/RANKL/RANK 通路对破骨细胞分化成熟的调控作用 [J]. 中国现代医学杂志，2022，32 (11)：

51 – 56.

[21] 张峻玮，李琰，薛海鹏，等．骨碎补经骨髓间充质干细胞调节 OPG/RANKL/RANK 通路抑制破骨细胞的实验研究［J］．中国骨质疏松杂志，2019，25（5）：617 – 624.

[22] 何丹丹，夏海建，蒋俊，等．淫羊藿素与 RANKL 蛋白靶点结合抑制破骨细胞分化抗骨质疏松作用研究［J］．中草药，2017，48（22）：4707 – 4712.

[23] 郑德开，阮诗钒，叶春华，等．巴戟天对卵巢切除大鼠 OPG、RANKL 蛋白表达的影响［J］．江西中医药大学学报，2018，30（3）：74 – 76.

[24] LI F，NIYIBIZI C. Cells derived from murine induced pluripotent stem cells（iPSC）by treatment with members of TGF – beta family give rise to osteoblasts differentiation and form bone in vivo［J］. BMC cell biol，2012，15（13）：35.

[25] ROSEN V. BMP2 signaling in bone development and repair［J］. Cytokine growth factor rev，2009，20（5 – 6）：475 – 480.

[26] 郭小玲，甘国兴，李劲平，等．壮骨止痛方对去卵巢骨质疏松大鼠血清 TGF – β 和 AKP3 的影响［J］．中医药导报，2016，22（14）：21 – 23.

[27] 吕海波．左归丸对去卵巢大鼠骨组织中 TGF – β1、Smad4 信号转导通路的研究［D］．沈阳：辽宁中医药大学，2011.

[28] SCANZELLO CR，GOLDRING SR. The role of synovitis in osteoarthritis pathogenesis［J］. Bone，2012，51（2）：249 – 257.

[29] 金剑飞，何维英，周钰龙．淫羊藿总黄酮对膝关节骨性关节炎大鼠核因子 – κB 通路的影响［J］．中国中医骨伤科杂志，2020，28（3）：5 – 9.

[30] 梁子聪，王恒，胡建山，等．基于 NF – κB 通路探讨鹿角壮骨胶囊对兔膝骨关节炎的保护作用机制［J］．中国老年学杂志，2019，39（20）：5058 – 5062.

[31] 孙广江，姚啸生，杨鸫祥．接骨 1 号方含药血清对 MC3T3 – E1 细胞 NF – κb 信号通路的影响［J］．中医药导报，2019，25（14）：39 – 42.

[32] 曹端广，杨凤云，夏汉庭，等．MTT 比色法观察加味阳和汤对 SD 乳鼠成骨细胞增殖的影响［J］．江西中医药，2019，50（9）：60 – 62.

[33] 王彦敏．血管生成因子 VEGF 研究进展［J］．河北医药，2010，32（11）：1456 – 1458.

[34] SENEL K，BAYKAL T，SEFEROGLU B，et al. Circulating vas – cularendothelial growth factor concentrations in patients with postmenopausal osteoporosis［J］. Arch med sci，2013（9）：709 – 712.

[35] HELMRICH U，DI MAGGIO N，GÜVEN S，et al. Osteogenic graft vascularization and bone resorption by VEGF – expressing human mesenchymal progenitors［J］. Biomaterials，2013，34（21）：5025 – 5035.

[36] 王宇星，刘天亚，樊瑜波．血管内皮生长因子对尾吊大鼠后肢胫骨骨丢失

的影响［J］. 医用生物力学，2015，30（6）：547－552.
［37］CAO HJ，ZHENG LZ，WANG N，et al. Src blockage by si RNA inhibits VEGF－induced vascular hyperpemeability and osteoclast activityan in vitro mechanism study for pre-venting destructive repair of osteonecrosis［J］. Bone，2015（74）：58－68.
［38］HISHAM ZAINAL ARIFFIN S，MANOGARAN T，ZARINA ZAINOL ABIDIN I，et al. A perspective on stem cells as biological systems that produce differentiated osteoblasts and odontoblasts［J］. Curr stem cell res ther，2017，12（3）：247－259.
［39］SAETAN N，HONSAWEK S，TANAVALEE A，et al. Relationship of plasma and synovial fluid vascular endothelial growth factor with radiographic severity in primary knee osteoarthritis［J］. Int orthop，2014，38（5）：1099－1104.
［40］徐慧，陆进明. VEGF在骨关节炎发病机制中的研究进展［J］. 安徽医学，2016，37（7）：923－925.
［41］许奇，钱佳佳，许炜民，等. 温经通络汤对膝骨关节炎模型小鼠VEGF/VEGFR2/ERK1/2信号通路的影响［J］. 中国实验方剂学杂志，2021，27（13）：28－34.
［42］WOODS A，DICKERSON K，HEATH R，et al. Ca^{2+}/calmodulin－dependent protein kinase kinase－beta acts upstream of AMP－activated protein kinase in mammalian cells［J］. Cell metab，2005，2（1）：21－33.
［43］LAPLANTE M，SABATINI DM. mTOR signaling in growth control and disease［J］. Cell，2012，149（2）：274－293.
［44］LI Y，SUN R，ZOU J，et al. Dual roles of the AMP－activated protein kinase pathway in angiogenesis［J］. Cells，2019，8（7）：752.
［45］GU J，TONG XS，CHEN GH，et al. Effects of 1α，25－（OH）$2D_3$ on the formation and activity of osteoclasts in RAW264. 7 cells［J］. J steroid biochem mol biol，2015（152）：25－33.
［46］陈知斌，张文达，胡美思，等. 左、右归丸调控AMPK/mTOR信号通路促进绝经后骨质疏松症大鼠骨形成的研究［J］. 中华中医药杂志，2021，36（6）：3584－3588.
［47］LI J，ZHANG B，LIU WX，et al. Metformin limits osteoarthritis development and progression through activation of AMPK signalling［J］. Ann rheum dis，2020，79（5）：635－645.
［48］ZHONG W，TIAN K，ZHENG X，et al. Mesenchymal stem cell and chondrocyte fates in a multishear microdevice are regulated by Yes－associated protein［J］. Stem cellsdev，2013，22（14）：2083－2093.
［49］YANG BC，KUANG MJ，KANG JY，et al. Human umbilical cord mesenchymal

stem cell – derived exosomes act via the miR – 1263/Mob1/Hippo signaling pathway to prevent apoptosis in disuse osteoporosis [J]. Biochem biophys res commun, 2020, 524 (4): 883 – 889.

[50] LIN H, HUANG Y, TIAN T, et al. Propionate promotes vitamin D receptor expression via yes – associated protein in rats with short bowel syndrome [J]. Biochem biophys res commun, 2020, 523 (3): 645 – 650.

[51] ZHANG X, CAI D, ZHOU F, et al. Targeting downstream subcellular YAP activity as a function of matrix stiffness with Verteporfin – encapsulated chitosan microsphere attenuates osteoarthritis [J]. Biomaterials, 2020 (232): 119724.

[52] GONG Y, LI SJ, LIU R, et al. Inhibition of YAP with siRNA prevents cartilage degradation and ameliorates osteoarthritis development [J]. J mol med (berl), 2019, 97 (1): 103 – 114.

[53] YING J, WANG P, ZHANG S, et al. Transforming growth factor – beta1 promotes articular cartilage repair through canonical Smad and Hippo pathways in bone mesenchymal stem cells [J]. Life sci, 2018 (192): 84 – 90.

6 相关离子通道

离子通道是指各种无机离子跨膜被动运输的通路。离子通道由细胞产生的特殊蛋白质构成，它们聚集起来并镶嵌在细胞膜上，中间形成水分子占据的孔隙，这些孔隙就是水溶性物质快速进出细胞的通道。离子通道的活性，就是细胞通过离子通道的开放和关闭调节相应物质进出细胞速度的能力，对实现细胞各种功能具有重要意义。

近年来，离子通道在退行性骨病相关研究中备受重视，包括钠氯同向转运体（Na^+ – Cl^- co – transporter，NCC）离子通道、氯离子通道（Chloride channel，CLC）和瞬时受体电位香草酸（Transient receptor potential vanillic acid，TRPV）离子通道。

6.1 NCC 离子通道

NCC 是一种协同转运蛋白，具有再吸收钠及氯离子的功能，NCC 离子通道是一种非选择性阳离子通道，与钠氯重吸收密切相关，维持体内与胞内无机离子的代谢平衡。若 NCC 重吸收水盐增加，导致水钠潴留、容量扩张、高血压和左心室肥厚与心衰、急性肾损伤、慢性肾脏病和肝衰等临床疾病的发生发展及其不良结局。此外，NCC 调整钠重吸收时可同时促进镁的重吸收，而抑制钙的重吸收，故 NCC 对胞内钙离子含量的调控发挥重要作用。

NCC 离子通道负责将钠离子和氯离子从管腔内同向转运至上皮细胞内，然后再经钠泵转入细胞间液完成钠离子的重吸收，此转运过程可以被噻嗪类阻断。临床上观察发现长期使用噻嗪类利尿剂可以减少骨折，还可以增加骨密度[1-2]。大量观察性研究证实噻嗪类药物能有效降低尿钙、减慢骨流失速度，降低绝经后女性和老年男性中髋关节和腕关节骨折风险[3]。

钠氯重吸收功能紊乱影响细胞骨吸收，导致骨钙丢失[4]。长期大量摄入的 NaCl 也会降低动脉血浆中 pH 值和碳酸氢盐的水平，当 pH 值下降到 7.0 以下，会刺激破骨细胞介导的骨吸收和抑制成骨细胞介导的骨形成，直接诱导骨矿物的溶解，最终导致骨钙的净损失；长期的盐负荷还会减少磷酸盐和碳酸氢盐的重吸收，诱发代谢性酸中毒，刺激破骨[5]。此外，钠负荷导致水盐代谢失衡、血压增高，也是钙代谢紊乱的诱因之一。临床研究发现绝经后妇女的低钙高盐饮食会使尿钙排出增多，血清钙降低，PTH 分泌亢进，最终导致高血压和 OP[6]；使用降压药物噻嗪类利尿剂可以减少尿钙排泄，改善 BMD[7]。有研究发现体外细胞实验亦证实噻唑类药物能直接刺激成骨细胞 Runx2 和骨桥蛋白的产生，增加矿化结节的形成。研究发现大鼠高盐饮食时，肾远端小管 NCC 及 ENaC 的表达减少，反之，低盐饮食时，NCC 及 ENaC 的表达增多[8]。

NCC 对骨代谢的影响主要通过肾脏钙排泄和骨骼重塑来实现。首先，NCC 直接影响成骨细胞活性，成骨细胞和破骨细胞之间的动态平衡对骨量维持至关重要。动物实验表明 NCC 主要通过影响 OB 活性来参与骨代谢，NCC 敲除小鼠骨钙量、骨骺体积及骨干皮质厚度增加，同时股骨中骨碱性磷酸酶、α1 前胶原、骨钙素和成骨细胞特异性转录因子 Osx 表达上调提示骨形成增加[9-10]。其次，NCC 对骨代谢具有间接作用。FGF23 是由成骨和破骨细胞分泌的磷酸盐和二羟基维生素 D_3 磷酸激素构成，FGF23 和 NCC 之间相互作用，FGF23 可直接激活 NCC 重吸收水盐增加，影响钙磷代谢的平衡[11-13]。

6.2 CLC 离子通道

CLC 离子通道是一种电压门控型离子通道，在哺乳动物细胞中广泛表达，其作用主要有维持细胞体积平衡、调节细胞兴奋性、离子稳态、溶酶体酸化和跨膜转运。

在退行性骨病研究中，OC 通过质子泵分泌氢离子，氯离子通过靠近钙化骨的底面细胞膜上的 CLC 离子通道，溶解骨中的矿物质，其中氯离子交换器 CLC-3、CLC-5 可促使 OB 的活性，促进新骨的生长[14-16]。研究发现，不同 CLC-3 氯离子通道表达水平对成骨相关基因的表达有影响。成骨细胞中 CLC-3 氯离子通道的表达水平增加，有助于 OB 对 PTH 的刺激，上调下游 Runx2 基因表达，从而增加 OB 的成骨活性[17]。此外，CLC-3 和 CLC-5 还能驱动 OB 的矿化和调节精细骨结构。有研究表明，CLC－3 过表达导致小鼠的皮质骨和松质骨骨量减少，骨结构变差，提示 CLC－3 可能参与了骨形成或骨吸收[18]。研究显示，在 OB 分化过程中，BMSCs 中 CLIC3 基因表达强烈上调，而脂肪细胞中的 CLIC3 表达下降[19]，过表达 CLIC3 会导致 BMSCs 的基质矿化增加 60%，而敲除 CLIC3 基因降低了 BMSCs 78%～88% 的基质矿化水平。另外，氯通道的开放是破骨细胞骨吸收的关键步骤。当 OC 被活化后，OC 会贴附靠近在骨骼表面，大量聚集质子泵和氯通道，当质子泵与氯通道被激活时，则大量分泌 HCl 至吸收腔面，调节骨吸收[20]。在第三类 CLC 型离子通道中，CLC－7 在 OC 的皱褶缘高表达，与 OC 的功能活动密切相关。CLCN7 基因敲除的小鼠会出现严重的骨硬化症和溶酶体蓄积症的表型。尽管 CLCN7 基因敲除小鼠破骨细胞数量正常，但是由于溶酶体无法发挥正常作用，因此破骨功能无法正常实行[21－25]。研究表明，CLCN7 只特异性存在于破骨细胞表面。Henriksen 等从患者体内分离出 CLCN7 失活的破骨细胞用于体外实验，结果表明破骨细胞仍可正常极化为成熟破骨细胞，但骨重吸收功能下降 80%～90%[25]。有研究对去卵巢小鼠应用 CLCN7 阻滞剂，结果显示 CLCN7 阻滞剂可破坏骨吸收酸性微环境，从而难以形成重吸收位点，抑制破骨细胞功能，但未见明显药物副反应[26]。

6.3 TRPV 离子通道

TRPV 可介导阳离子顺电化学梯度的跨膜移动，使细胞膜内外的钙离子、钠离子浓度发生改变，从而调节细胞膜电位的变化，参与细胞膜电位除极。TRPV 离子通道根据通道可分为 7 个亚家族：TRPC、TRPM、TRPV、TRPA、TRPN、TRPP、TRPML。其中 TRPV 通道根据现有研究发现，由 6 个通道组成，为 TRPV1～TRPV6。而这 6 个通道根据对钙离子可选择性，又可分为两组，第一组为 TRPV1～TRPV4，第二组为对钙离子具有高度选择性的 TRPV5～TRPV6[27－28]。

TRPV1 是一种高钙渗透性的非选择性阳离子通道，主要分布在周围神经系统的感觉神经元中，如背根神经节、三叉神经节等，在骨组织与软骨组织中也有较高表达。现有研究显示，TRPV1 不仅参与热和疼痛的神经传导，还参与了骨代谢中 OC 分化的调节。TRPV1 通道的激活可促进 RANKL 和巨噬细胞集落刺激因子（M－CSF）对单核巨噬细胞的刺激，促进 OC 的形成与分化。对 TRPV1 离子通道的药理学阻断可调节 OC 分化，抑制骨吸收，防止去卵巢小鼠的骨丢失，但同时抑制成骨细胞活性和骨形成。TRPV1 基因敲除小鼠在骨折 4 周后，仍存在明显的骨折间隙和未吸收的软骨痂，同时骨折愈伤组织中 OC 的数量明显减少，且 OC 的形成和吸收活性在体外受损明显[29－31]。

TRPV2 同样可通过改变细胞内外钙离子浓度调节破骨细胞的表达。在软骨细胞中，TPRV4 调节软骨细胞分化，具有渗透性钙离子通道，这对维持关节作用非常重要。TRPV5 则主要参与调控肾重吸收作用中钙离子的重吸收，对维持系统钙稳态和骨稳态具有重要作用，同时 TRPV5 还可直接调节破骨细胞的分化和影响其功能。TRPV6 负责控制肠道中钙离子的吸收，这具有非常重要的意义，可避免骨骼矿化的过度损伤[32-33]。

TRPV4 离子通道在软骨细胞的机械应力传导、体积调节、凋亡及软骨分化方面起到重要作用。在软骨细胞膜上有大量的 TRPV4 通道，主要负责调节软骨细胞渗透压，参与低渗透压引起的炎症，且当 TRPV4 在软骨细胞膜上过表达时，会导致大量的钙离子内流，从而导致软骨破坏。研究表明，当软骨组织细胞处于低压渗透时，会激活 TRPV4 离子通道，促进钙离子发生内流，升高细胞内钙离子浓度，导致软骨细胞分化，且研究观察到钙离子浓度降低时，会使软骨细胞胶原和蛋白多糖的合成增加，从而减缓细胞发生肥大。有研究发现当椎间盘组织发生退行性病变时，TRPV4 过度表达，而且 TRPV4 多聚集在蛋白多糖的降解区域。另有研究发现，TRPV4 在骨关节炎与正常软骨中具有差异性表达，在骨关节炎 TRPV4 表达增加，研究表明 TRPV4 与骨关节炎的发生发展有关。根据相关研究，正常的关节软骨细胞可通过保持细胞外基质的合成与降解的平衡来保持细胞内稳态，在骨关节炎早期，软骨组织胶原以及蛋白多糖的分布发生改变，软骨细胞膨胀，且多细胞聚集形成细胞团簇，从而导致软骨弹性模量降低、机械应力传导能力下降，这些情况又进一步促进 TRPV4 通道表达上调。当骨髓间充质干细胞体积发生改变时，会促进 TRPV4 表达上调，从而使 Runx2 基因被激活，使干细胞向成骨方向发生分化。研究表明，特异性敲除软骨细胞的 TRPV4，可减轻成年大鼠衰老所致的 OA 严重程度，但不能阻止创伤后关节炎，这可能与创伤后关节炎的发病机制与衰老所致的 OA 机制不同有关[34-46]。

在 OC 和 OB 的膜表面都有 TPRV6 存在，调节钙离子的转运和维持骨形成与骨吸收之间的动态平衡。根据实验研究，TRPV6 可通过调节 IGF - PI3K - Akt 通路，抑制破骨细胞的活动，而敲除 TRPV6 的小鼠表现出破骨细胞过度活跃的现象。在软骨关节炎的患者中，其软骨中 TRPV6 的表达量上调，而 TRPV6 敲除小鼠相较于正常小鼠，关节炎的发生率更高，其机理可能是 TRPV6 的缺失，导致细胞外基质的分泌减少，抑制软骨细胞的增殖，促进软骨细胞的凋亡，从而导致关节炎的发生[47]。

在“肾主骨”理论防治退行性骨病的研究中，补肾中药山茱萸的有效成分山茱萸总苷可通过调节 OVX 大鼠骨组织 TRPV5/TRPV6 通道蛋白的倍比关系，影响 OB 和 OC 的增殖，提高 OVX 大鼠股骨骨密度，促进骨形成[48]。补肾固齿方可通过调节 TRPV6 在 MC3T3 - E1 中的含量，促进成骨细胞的增殖分化，上调 BMP - 2 的 mRNA 表达水平[49]。此外，左归丸可通过上调肾钙转运通路中相关蛋白的表达，达到降低大鼠破骨细胞中 TRPV5 蛋白的表达，进而发挥抗骨质疏松的作用[50]。

离子通道与体内钙磷代谢以及骨相关细胞的机械应力传导、体积调节、凋亡等密切相关，在退行性骨病的研究中仍有待进一步探索。从离子通道的角度探究肾虚退行性骨病的机制，是丰富“肾主骨”科学内涵的重要研究内容之一。

（编写人员：张志芬）

参考文献

[1] LACROIX AZ, OTT SM, ICHIKAWA L, et al. Low - dose hydrochlorothiazide and preservation of bone mineral density in older adults: arandomized, double - blind, placebo controlled trial [J]. Ann internmed, 2000, 133 (7): 516 - 526.

[2] PARK SM, JOUNG JY, CHO YY, et al. Effect of high dietary sodium on bone turnover markers and urinary calcium excretion in Korean postmenopausal women with low bone mass [J]. Eur J clin nutr, 2015, 69 (3): 361 - 366.

[3] RUBERA I, LOFFING J, PALMER LG, et al. Collecting duct - specific gene inactivation of alphaENaC in the mouse kidney does not impair sodium and potassium balance [J]. J clin invest, 2003 (112): 554 - 565.

[4] FELSON DT, SLUTSKIS D, ANDERSON JJ, et al. Thiazide diuretics and the riskof hip fracture: results from the Framingham study [J]. Jama, 1991, 265 (3): 370 - 373.

[5] KATO K, MORITA I. Promotion of osteoclast differentiation and activation in spite of impeded osteoblast - lineage differentiation under acidosis: effects of acidosis on bone metabolism [J]. Biosci trends, 2013, 7 (1): 33 - 41.

[6] HEANEY R. Role of dietary sodium in osteoporos [J]. J am coll nutr, 2006, 25 (3 Suppl): 271 - 276.

[7] PARK JS, CHOI SB, RHEE Y, et al. Parathyroid hormone, calcium, and sodium bridging between osteoporosis and hypertension in postmenopausal Korean women [J]. Calcif tissue int, 2015, 96 (5): 417 - 429.

[8] ARRABAL - POLO MA, ARIAS - SANTIAGO S, DE HARO - MUOZ T, et al. Effects of aminobisphosphonates and thiazides in patients with osteopenia/osteoporosis, hypercalciuria, and recurring renal calcium lithiasis [J]. Urology, 2013, 81 (4): 731 - 737.

[9] DVORAK MM, DE JOUSSINEAU C, CARTER DH, et al. Thiazide diuretics directly induce osteoblast differentiation and mineralized nodule formation by interacting with a sodium chloride cotransporter in bone [J]. J am soc nephrol, 2007, 18 (9): 2509 - 2516.

[10] 李英彬，李青南．钠盐及其调控因素对骨骼影响的研究进展［J］．中国药

理学通报，2012，28（10）：1342－1345.

[11] FELSON DT，SLUTSKIS D，ANDERSON JJ，et al. Thiazide diuretics and the risk of hip fracture：results from the Framingham study ［J］. Jama，1991，265（3）：370－373.

[12] ADAMS JS，SONG CF，KANTOROVICH V. Rapid recovery of bone mass inhypercalciuric，osteoporotic men treated with hydrochlorothiazide ［J］. Ann intern med，1999，130（8）：658－660.

[13] LAROCHE M，MAZIERES B. Beneficial effect of a thiazide diuretic on bone mineral density in male osteoporosis with hypercalciuria ［J］. Clin exp rheumatol，1998，16（1）：109－110.

[14] 汪源，邓志钦，吕瑞玲，等. ClC－3 基因过表达对小鼠骨量和骨结构的影响［J］. 中国病理生理杂志，2016，32（3）：499－503.

[15] LARROUTURE QC，NELSON DJ，ROBINSON LJ，et al. Chloride－hydrogen antiporters ClC－3 and ClC－5 drive osteoblast mineralization and regulate fine－structure bone patterning in vitro ［J］. Physiol rep，2015，3（11）：56－58.

[16] WANG H，MAO Y，ZHANG B，et al. Chloride channel ClC－3promotion of osteogenic differentiation through Runx2 ［J］. J cellular biochemis，2010（111）：49－58.

[17] LU X，DING Y，NIU Q，et al. ClC－3 chloride channel mediatesthe role of parathyroid hormone on osteogenic differentiation of osteoblasts ［J］. PLoS one，2017，12（4）：e0176196.

[18] BOYCE BF，LI JB，XING LP，et al. Bone remodeling and the role of TRAF3 in osteoclastic bone resorption ［J］. Front immunol，2018（9）：2263.

[19] DEL FATTORE A，CAPPARIELLO A，TETI A. Genetics，pathogenesis and complications of osteopetrosis ［J］. Bone，2008（42）：19－29.

[20] YANG JY，JUNG JY，CHO SW，et al. Chloride intracellular channel1 regulates osteoblast differentiation ［J］. Bone，2009，45（6）：1175－1185.

[21] STEINERT M，GRISSMER S. Novel activation stimulus of chloride channels by Potassium in human osteoblasts and human leukaemic Tlymphocytes ［J］. J physiol，1997（500）：653－660.

[22] STOBRAWA SM，et al. Disruption of ClC－3，a chloride channel expressed on synaptic vesicles，leads to a loss of the hippocampus ［J］. Neuron，2001（29）：185－196.

[23] ESTEVEZ R，et al. Conservation of chloride channel structure revealed by an inhibitor binding site in ClC－1 ［J］. Neuron，2003，38（1）：47－59.

[24] YAMAGISHI S. Role of advanced glycation end products（AGEs）in osteoporosis

in diabetes [J]. Curr drug targets, 2011, 12 (14): 2096 - 2102.

[25] DONG XN, QIN A, XU J, et al. In situ accumulation of advanced glycation end-products (AGEs) in bone matrix and its correlation with osteoclastic bone resorption [J]. Bone, 2011, 49 (2): 174 - 183.

[26] YANG L, MENG H, YANG M. Autophagy protects osteoblasts from advanced glycation end products - induced apoptosis through intracellular reactive oxygen species [J]. J mol endocrinol, 2016, 56 (4): 291 - 300.

[27] FAN HC, ZHANG X, MCNAUGHTON PA. Activation of the TRPV4 ion channel is enhanced by phosphorylation [J]. J biol chem, 2009, 284 (41): 27884 - 27891.

[28] WEGIERSKI T, LEWANDROWSKI U, MULLER B, et al. Tyrosine phosphorylation modulates the activity of TRPV4 in response to defined stimuli [J]. J biol chem, 2009, 284 (5): 2923 - 2933.

[29] SHU YAN, LUJIE MIAO, YAHUA LU, et al. Sirtuin 1 inhibits TNF - α - mediated osteoclastogenesis of bone marrow - derived macrophages through both ROS generation and TRPV1 activation [J]. Molecular and cellular biochemistry, 2019, 455 (1 - 2): 135 - 145.

[30] AYMEN I IDRIS, EUPHEMIE LANDAO - BASSONGA, STUART H RALSTON. The TRPV1 ion channel antagonist capsazepine inhibits osteoclast and osteoblast differentiation in vitro and ovariectomy induced bone loss in vivo [J]. Bone, 2010, 46 (4): 1089 - 1099.

[31] LIN - HAI HE, MENG LIU, YANG HE, et al. TRPV1 deletion impaired fracture healing and inhibited osteoclast and osteoblast differentiation [J]. Sci rep, 2017 (7): 42385.

[32] YUAN L, ZHANG F, SHEN M, et al. Phytosterols suppress phagocytosis and inhibit inflammatory mediators via ERK pathway on LPS - triggered inflammatory responses in RAW264. 7 macrophages and the correlation with their structure [J]. Foods, 2019, 8 (11) : 582.

[33] 王颖，洪铭岩，陈梅，等．木犀草素对宫颈癌细胞增殖与迁移能力影响机制探讨 [J]. 中华肿瘤防治杂志，2020, 27 (17) : 1357 - 1362.

[34] LIANG H, XIAO J, ZHOU Z, et al. Hypoxia induces miR - 153 through the IRE1α - XBP1 pathway to fine tune the HIF1α/VEGFA axis in breast cance angiogenesis [J]. Oncogene, 2018, 37 (15) : 1961 - 1975.

[35] YANG S, WANG H, QIN C, et al. Up - regulation of CXCL8 expression is associated with a poor prognosis and enhances tumor cell malignant behaviors in liver cancer [J]. Bio sci rep, 2020, 40 (8): 1169.

[36] HAGIWARA Y, ANDO A, CHIMOTO E, et al. Changes of articular cartilage af-

ter immobilization in a rat knee contracture model [J]. J orthop res, 2009, 27 (2): 236.

[37] CHANG Q, HUANG C, HUANG Z. Matrix metalloproteinases and inhibitor in knee synovial fluid as cartilage biomarkers in rabbits: the effect of high – intensity jumping exercise [J]. J surg res, 2007, 140 (1): 149.

[38] YUN JL, JI AP, YANG SH, et al. Evaluation of osteoarthritis induced by treadmill – running exercise using the modified Mankin and the new OARSI assessment system [J]. Rheumatol int, 2011, 31 (12): 1571.

[39] 詹荔琼，党娜，高美钦，等. 大鼠膝关节软骨与不同强度跑台运动的影响 [J]. 中国组织工程研究, 2012, 16 (20): 3634.

[40] CHEN F, NI B, YANG YO, et al. Knockout of TRPV6 causes osteopenia in mice by increasing osteoclastic differentiation and activity [J]. Cell physiol biochem, 2014, 33 (3): 796 – 809.

[41] MA J, ZHU L, ZHOU ZB, et al. The calcium channel TRPV6 is a novel regulator of RANKL – induced osteoclastic differentiation and bone absorption activity through the IGF-PI3K-AKT pathway [J]. Cell prolif, 2021, 54 (1): e12955.

[42] ZHANG X, JEFFERSON AB, AUETHAVEKIAT V, et al. The protein deficient in Lowe syndrome is a phosphatidylinositol – 4, 5 – bisphosphate 5 – phosphatase [J]. Proc natl acad sci USA, 1995, 92 (11): 4853 – 4856.

[43] WU GJ, ZHANG W, NA T, et al. Suppression of intestinal calcium entry channel TRPV6 by OCRL, a lipid phosphatase associated with Lowe syndrome and Dent disease [J]. Am J physiol cell physiol, 2012, 302 (10): 1479 – 1491.

[44] YANG SS, HSU YJ, CHIGA M, et al. Mechanisms for hypercalciuria in pseudohypoaldosteronism type Ⅱ – causing WNK4 knock – in mice [J]. Endocrinology, 2010, 151 (4): 1829 – 1836.

[45] TOLEDO MAURIÑO JJ, FONSECA – CAMARILLO G, FURU, et al. TRPV subfamily (TRPV2, TRPV3, TRPV4, TRPV5, and TRPV6) gene and protein expression in patients with ulcerative colitis [J]. J immunol res, 2020 (2020): 2906845.

[46] 郭清河，叶添文. TRPV5/TRPV6 调节骨代谢作用的研究进展 [J]. 中国矫形外科杂志, 2011, 19 (23): 1976 – 1978.

[47] HOENDEROP JGJ, VRIES TJD, POLS HAP, et al. The epithelial Ca^{2+} channel TRPVS is essentialfor proper osteoclastic bone resorption [J]. Proc natl acad sci USA, 2005, 102 (48): 17507 – 17512.

[48] 朱辉，郑洪新，杨芳，等. 补肾、健脾、活血中药对地塞米松诱导骨质疏松大鼠骨组织 TRPV5 表达的影响 [J]. 中国实验方剂学杂志, 2012, 18

(6): 166 – 169.

[49] 高毅，穆春晖，刁志虹，等. 补肾活血固齿方对 MC3T3 – E1 细胞 BMP2 表达及 TRPV5/TRPV6 通道影响的实验研究 [J]. 河北医科大学学报，2016，37 (3): 280 – 284.

[50] 唐皓，余娜，仇湘中，等. 左归丸对去势大鼠钙转运通路相关蛋白的影响 [J]. 中国实验方剂学杂志，2020，26 (2): 13 – 18.

第三部分

“肾主骨” 理论在退行性骨病中的应用

随着社会老龄化的加剧，退行性骨病的发病率也逐年攀升，对患者的正常工作及生活造成严重影响。因此，探寻行之有效的退行性骨病的防治策略尤显重要。退行性骨病是指随着年龄的增长而出现的骨、软骨衰老退化引起的疾病，最常见的退行性骨病包括骨质疏松症和膝骨关节炎等。

“肾主骨”理论在退行性骨病的中医药防治上有着重要的指导作用。中医学藏象理论认为“肾为先天之本”“藏精”“主骨生髓”。《黄帝内经》有云：“骨极者，主肾也，肾应骨，骨与肾合……若肾病则骨极牙齿苦痛，手足疼，不能久立，屈伸不利。”“肾本质”的研究在宏观上可以概括为两方面：一是解剖学意义的肾脏通过对钙、磷等物质代谢的调控从而影响骨代谢；二是广义上的“肾”（下丘脑－垂体－靶腺轴中不同层面、不同环节功能的概括）对骨代谢和功能的综合影响。肾脏不仅对骨代谢有直接的调控作用，补肾还能延缓衰老，对抗骨退行性病变。由此延伸出的“补肾”法治疗退行性骨病也表现出明显优势，主要体现在以下两个方面：一是可以调节局部微环境，促进骨组织再生和修复；二是可以改善机体代谢，减少骨组织损伤破坏，延缓骨的退变。本章将以骨质疏松症、膝骨关节炎、椎体退行性疾病以及骨质增生为例，具体介绍“肾主骨”理论在其防治中的应用。

1 “肾主骨” 理论与骨质疏松症

肾和骨的生长、发育、修复密切相关，肾精充足，则骨髓充盈，骨骼充实健壮；肾气衰弱，则精不生髓，骨失所养，导致骨骼的脆性增加。骨质疏松症患者多以肾虚为主，肾虚证候也是骨质疏松症的主要中医证候。近年来，越来越多的研究证明了肾虚与骨质疏松症等退行性骨病的发生、发展密切相关，揭示了中医学“肾主骨”理论的科学性。

1.1 现代医学对骨质疏松症的认识

1.1.1 骨质疏松症的定义

骨质疏松症（Osteoporosis，OP）是最常见的骨骼疾病，是一种以骨量低下、骨组织微结构破坏，骨脆性增加、易发生骨折为特征的一种全身性骨病（世界卫生组织，1996）[1]。2001 年美国国立卫生研究院提出骨质疏松症是以骨强度下降、骨折风险性增加为特征的骨骼系统疾病，骨强度反应骨骼的两个主要方面，即骨矿密度和骨质量[2]。

OP 可以发生于任何年龄，但多见于老年男性和绝经后女性。OP 分为原发性和继发性两大类，原发性骨质疏松症（Primary Osteoporosis，POP）又包括绝经后骨质疏松症（I 型）、老年性骨质疏松症（Ⅱ型）和特发性骨质疏松症。绝经后骨质疏松症发生在雌激素缺乏的女性中，一般发生于绝经后的 5～10 年；老年性骨质疏松症一般指 70 岁以后的老人发生的骨质疏松；特发性骨质疏松症多发生于原因未明的青少年。继发性骨质疏松症常见于男性和绝经前女性，指由某些疾病、药物及其他明确病因引起的骨质疏松[3-4]。骨骼生长发育阶段主要发生于童年期和青春期，在骨骺闭合 5～10 年后，骨代谢活跃，骨骼会不断构建、塑形、重建，骨骼最为强壮；30 岁左右达到峰值骨量。随着年龄的增长及激素水平等的变化，骨形成能力降低，骨吸收增加，引发骨代谢失衡，造成骨质疏松症等的发生[5]。

1.1.2 骨质疏松症流行病学特点

OP 是一种与增龄相关的骨骼疾病。第七次全国人口普查结果显示，目前我国 60 岁以上人口已超过 2.9 亿（约占总人口的 18.7%），65 岁以上人口约 1.9 亿（占总人口的 13.5%），是世界上老年人口绝对数最大的国家。随着人口老龄化日趋严重，OP 已成为我国面临的重要公共健康问题。我国 40～49 岁人群患病率为 3.2%，其中男性 2.2%，女性 4.3%；50 岁以上人群的骨质疏松患病率为 19.2%，其中男性 6.0%，女性 32.1%；而 65 岁以上人群骨质疏松的患病率为 32.0%，其中男性 10.7%，而女性为 51.6%[6]。

2022 年朱洁云等人[7]对 68932 例研究对象进行分析，结果显示中国年龄大于 60 岁的老年人 OP 患病率为 37.7%；2000 年至 2009 年中国年龄大于 60 岁老年人 OP 患病率为 39.6%，2010 年至 2020 年中国年龄大于 60 岁老年人 OP 患病率为 35.9%；中国南方地区年龄大于 60 岁老年人 OP 患病率为 39.7%，北方地区年龄大于 60 岁老年人 OP 患病率为 35.7%；男性年龄大于 60 岁老年人 OP 患病率为 27.3%，女性年龄大于 60 岁老年人 OP 患病率为 48.4%；60～69 岁老年人 OP 患病率为 32.2%，70～79 岁老年人 OP 患病率为 41.9%，大于 80 岁老年人 OP 患病率为 51.8%。从以上数据不难看出，无论男性还是女性，OP 患病率均随年龄而逐渐增高。除年龄因素外，OP 与性别也密切相关，雌激素对 OP 的发生至关重要，绝经后妇女骨质疏松症发病的根本原因是绝经后妇女雌激素减少[8]，除 20～29 岁以外的其他各年龄段，女性骨质疏松症的患病率均明显高于男性。

由于不同地区间地理环境、经济水平、饮食习惯、人口结构、生产活动、日照时长等均存在差异，因此不同地区骨质疏松症的流行病学特征也不相同。有研究对中国南方与北方地区 2013—2018 年 OP 流行病学对比分析，共筛选出符合标准的文献 10 篇，从中收集到研究对象 38941 例，其中 OP 患者 8334 例，结果显示，研究对象 OP 发病率为 21.4%，其中北方地区患病率为 20.42%，南方地区患病率 23.45%，北方地区 OP 患病率低于南方地区[9]。北京地区的一项研究表明，低 BMI 者骨质疏松症患病率明显高于正常或高 BMI 者[10]，由此说明北方地区 OP 患病率低于南方地区，可能与北方人群更高大、日照时间更长、阴雨天气更少等有关。

还有研究表明长期的酒精摄入导致神经系统受损，破坏患者协调能力，香烟中的有害物质尼古丁不仅会抑制钙磷吸收，还会抑制骨质合成，加快骨质疏松症的形成，进而加速骨质疏松性骨折的发生。同时良好的生活习惯也会预防和延缓 OP 的发生，体育运动是调节骨密度的重要因素，从不参加体育锻炼的人群发病率是经常参加体育运动锻炼人群的 7.867 倍[11]。另有研究发现，睡眠发生在 21：00—23：00，睡眠时间为 7～8 小时，可减缓老年人 OP 的患病率，过长或过短的睡眠均会加剧 OP 的发生。饮食因素对 OP 的影响是非常肯定的，在 OP 患者与饮食关系的流行病学调查中发现，选择性地多进食奶类、豆类、海产类、芝麻、蔬菜等可预防 OP[12]。

我们发现，OP 患者以肾虚为主要中医证候。相关的流行病学研究也表明，肾虚百分率随年龄的增加呈递增趋势。邵敏等人[13]对 421 名绝经 1 年以上、65 岁以下的老年妇女进行骨质疏松症和中医证型调查，结果表明，骨质疏松症的发病率为 60%，而在骨质疏松患者中，肾虚发病率也最高，达 84.7%，表明该病患者中医学证型以肾虚为主，基本论证了肾虚与低骨密度、肾虚的证候与骨质疏松的临床表现、肾虚与骨质疏松发病密切相关。现代研究也证明，肾脏可以通过骨矿物质、激素、细胞因子及细胞功能和相关基因等多环节多渠道的影响来调节骨代谢，从而治疗骨质疏松。临床上通过使用补肾中药和复方以药测证的方式，进一步验证了“肾主骨”理论的科学性。

1.1.3 骨质疏松症发病原因与机制

OP 是一种多因素疾病，导致原发性骨质疏松症的危险因素很多，这些因素共同作用于骨形成和骨吸收的某些阶段，导致骨代谢的失衡，引起骨量的丢失[14]。

1.1.3.1　遗传因素

OP有较强的遗传易感性，性别、种族、家族和地域等因素与OP的发生相关。迄今已发现近100种OP相关基因，其中维生素D受体（Vitamin D receptor，VDR）基因、雌激素受体基因、降钙素受体基因、Ⅰ型胶原α1基因以及生长转化因子β1（TGF－β1）基因多态性，均与OP相关[15]。

1.1.3.2　峰值骨量

人类约在30岁达到骨量最高值，即峰值骨量。峰值骨量主要由遗传决定，但是个体的营养状况、生活方式和疾病等因素也对峰值骨量有显著的影响[16]。低峰值骨量个体在以后发生骨质疏松的风险较高，发病年龄也可能提前。尤其在青春期，各种原因导致的骨骼发育及成熟障碍都会导致峰值骨量降低。决定峰值骨量和骨密度的遗传因素包括：①激素受体（维生素D核受体、雌激素受体、降钙素受体、β3－肾上腺素能受体、糖皮质激素受体）基因；②细胞因子、生长因子、激素和基质蛋白（TGF－β1、IL－6）基因；③OP易感基因；④其他特殊基因（Reg1cp基因、载脂蛋白E、HLA标志物）。

1.1.3.3　内分泌因素

内分泌在骨代谢过程中扮演着重要角色，多种激素参与骨形成和骨吸收过程的调控[17]。其中性激素、甲状旁腺激素、降钙素等激素水平尤为重要。

雌激素对骨骼有保护作用，雌激素缺乏是绝经后骨质疏松症的主要原因[18]。雌激素受体属于孤核受体超家族，包括ERα和ERβ，是雌激素发挥作用的主要受体。除了核受体，雌激素在OB、OC上还存在膜受体，可以非转录模式直接快速激活cAMP及表皮生长因子受体（Epidermal growth factor receptor，EGFR）等信号途径。雌激素缺乏可以导致OB和骨细胞凋亡增加，OC也是雌激素的直接靶点。雌激素作用于ERα可以抑制OC分化、增加凋亡，也可以阻碍OB、T细胞和B细胞产生RANKL，降低OC活性。雌激素缺乏打破了骨形成和骨吸收平衡。雄激素可以通过作用于OB上的雄激素受体来调控OB分化，或通过芳香化转为雌激素发挥骨保护作用。随着年龄的增加，血睾酮及其他雄性类固醇激素均明显下降，是发生骨质疏松的不利因素[19]。

雄性激素主要通过以下两种方式维系机体骨的稳态：①直接与OB表面的雄激素受体结合或经5α还原酶的作用还原成双氢睾酮后与雄激素受体结合来调节OB的相关机能。②经过P450芳香化酶的转化，转变为雌激素，后与ERa耦合发挥调控作用[20]。

甲状腺激素通过直接和间接两种方式对骨的代谢发挥调控作用。其主要调控方式为间接作用，且主要作用的靶细胞为OC。现认为甲状旁腺素对骨主要有两方面作用：经过对OC活化作用增加其活性，从而使骨吸收作用增强，使血液中的骨钙含量上升；在OC活化作用增加的同时，使成骨细胞的数量随之增多，从而引起 OB 对骨相关生长因子的分泌增多，最终以促使骨的形成来升高骨量。OC 分化因子（Osteoclast differentiation factor，ODF）通过诱导骨原细胞分化成熟而形成破骨细胞。经甲状腺细胞产生的 IL－6 与成骨细胞膜上的相关受体相结合，从而活化了 IL－6 等多种因子，诱使 ODF 激活。此外，IL－6 除了能诱导 OC 的生成，也可与数种骨的促吸收因子同时增强骨的吸收作用。

降钙素的主要生理作用是降低血液中的钙含量，一般而言。人体内的降钙素对血钙的作用很小，但在血钙浓度上升过度的情况下，促进了降钙素的分泌增多，使骨骼中钙释放减少，而血钙则转移进入骨中。降钙素可抑制 OC 的活性和发育成熟，降低 OC 含量，从而抑制骨吸收功能，降低骨钙释放，减少骨量的丢失。OP 患者的骨密度与降钙素的多少呈正相关，经学者研究降钙素可通过 TGF－β1 和 BMPs 信号通路促进胶原蛋白的合成和细胞的成骨分化[21－22]。

1.1.3.4　衰老

随着年龄的增加，BMSC 数量减少，BMSC 的成骨分化减弱、成脂分化增强，导致骨量的丢失。此外，衰老导致雌激素、雄激素的缺乏也会使 OB、骨细胞的抗氧化应激以及自噬能力减弱，更易受到氧化应激的损伤。同时，衰老的 OB 合成分泌功能降低，致使骨重建速率减慢。老年人的成骨细胞在电镜下出现明显的细胞结构的改变。骨细胞在衰老的机体也会出现数量的减少和凋亡的增加，导致骨吸收大于骨生成，骨量减少。下丘脑炎症水平升高会加重机体的衰老，其机制尚未完全阐明，目前最为认可的解释是由于下丘脑 NF－κB 通路对促性腺激素释放激素的负性调控作用，加快了机体整体性衰老进程以及骨质流失。

1.1.3.5　钙、维生素 D 缺乏

钙的吸收与沉积是维持骨骼结构和功能的关键。1，25－二羟维生素 D_3［1，25（OH）$_2$$D_3$］是其最具活性的代谢产物，一般与特异性维生素 D 受体相结合后表达其生物学作用且可双向调控 OB 和 OC。维生素 D 通过 1，25（OH）$_2$$D_3$/VDR 信号通道调控 OB 分化；维生素 D 调控 OB 的 OPG/RANKL 系统；BMP－2/Smads/Runx2 信号通路调控 OB 分化。维生素 D 通过 RANKL 及 M－CSF 调控而促进 OC 形成及骨吸收活性，此外，还可通过 OC 标志性蛋白及活化关键转录因子 E。另外，维生素 D 类似物也可通过 OC 和 OB 双向调控骨代谢，增强小肠对钙质的吸收和肾小管对钙的重吸收，同时也可以通过 OB 上的 VDR 促进成骨分化以及类骨质的矿化。长期的钙和维生素 D 缺乏会使 OB 增殖分化降低，还会造成甲状旁腺功能亢进，其分泌的 PTH 可以增强 OC 的活性，使骨吸收增强，导致骨质减少或骨密度降低。妊娠期母体需要提供大量的钙给胎儿，再加上分娩后哺乳需动用骨钙，骨钙的流失使得孕妇的骨吸收明显增强，可能引起妊娠相关性 OP 和哺乳相关性 OP。对老年人而言，食物来源的维生素 D 转化为有活性 1，25（OH）$_2$$D_3$的能力可能会因为机体的衰老而有所降低，是老年型骨质疏松的病因之一。

1.1.3.6 肌量减少

研究发现 OP 患者骨密度的降低与肌量减少呈正相关。肌肉可通过机械力的作用来刺激骨重建。老年人由于衰老、运动量减少以及营养不良等，肌肉消耗增加。这不仅导致肌肉强度的减弱，也使肌肉对骨骼的机械应力减弱，成骨降低。

1.1.3.7 其他因素

不良生活习惯如吸烟、大量饮酒与高剂量咖啡因均已被证实与骨密度降低有关，酒精在促进骨重建不平衡方面具有毒性作用，从而导致骨量减少；糖皮质激素类等药物的使用也会加重 OP 的发生[14]。

1.1.4 骨质疏松症的临床表现

OP 早期没有明显的临床表现，但随着疾病的发展，可发生腰背疼痛或全身骨痛、脊柱变形等症状，严重者发生脆性骨折。也有部分患者没有临床表现，仅在发生骨折等并发症时，才被诊断为骨质疏松症。

1.1.4.1 骨痛

骨痛是 OP 患者最常见、最直接的临床症状，同时也是 OP 患者生活质量下降的主要因素，与骨折发生率成正比。在骨量减少期就可以出现全身骨骼疼痛，尤以腰背痛最为常见，其次是膝关节、肩关节。在骨转换过程中，骨吸收增加，破骨细胞溶骨会引起骨痛，此种骨痛以夜间疼痛为主；骨骼出现畸形时，肌肉与韧带异常受力，使腰部、背部肌肉长期紧张，也可以引发骨痛；骨量丢失严重，也会并发骨痛症状。负荷增加时疼痛加重，严重时翻身、起坐及行走有困难，并伴有活动受限等症状。疼痛性质有隐痛、胀痛、酸痛、绵绵作痛、刺痛等类型，其中以隐痛多见。

1.1.4.2 腰膝酸软

常在行走后出现腰膝酸软无力，步履艰难、下肢抽筋及持重困难等症状。

1.1.4.3 身高变矮或脊柱变形

严重 OP 患者随着骨量丢失或者压缩性骨折的发生，可导致患者身高变矮或脊柱变形。严重患者的腰椎压缩性骨折会导致腹部脏器的功能异常，引起便秘，食量减少等症状，而胸部压缩性骨折除了引起胸廓畸形外，还会导致心肺功能异常。绝经后的 OP 患者在病变过程中出现神疲乏力、头晕目眩、视物不清、食少纳呆等相关不适症状。

1.1.4.4 骨折

骨质疏松性骨折属于脆性骨折，通常是指在日常活动中发生轻微创伤引起的骨折，骨折发生常见的部位是椎体（胸、腰椎）、髋部（股骨近端），前臂远端和肱骨近端；其他部位如肋骨、跖骨、腓骨、骨盆等亦可发生骨折。

1.1.4.5 心理状态及生活质量的变化

OP 对患者心理状态的危害常被忽略，尤其是骨痛或骨折后相关疼痛会加重其心理负担。主要的心理异常包括恐惧、抑郁、焦虑、自信心丧失等。老年患者自主生活能力下降，并且由于骨痛甚或骨折加重生活不便性，与亲属或同伴的交流降低。同时，心理状态的改变会限制患者的身体活动，从而减少社交活动，并进一步导致患者病情加重，造成巨大的心理负担[23-24]，二者互相影响。所以应加强对 OP 患者的心理健康状况的疏导，并在必要时给予治疗。

1.1.5　骨质疏松症的诊断

OP 的诊断需根据全面的病史采集、体格检查、骨密度测定、影像学测定，骨转换标志物等必要的生化测定。临床上诊断 OP 还应排除继发性骨质疏松症。

1.1.5.1　高危人群（具备以下任何一条）：

（1）具有不明原因慢性腰背疼痛的 50 岁以上女性或 65 岁以上男性；（2）绝经后女性；（3）有脆性骨折家族史的成年人；（4）存在多种骨质疏松症危险因素者，如高龄、吸烟、制动、长期卧床等；（5）采用 IOF 骨质疏松症风险一分钟测试题[25]（见表 1），只要其中一题回答为“是”，即为骨质疏松症高危人群。（6）OSTA 指数≤ -4 者[26]（见表 2）。

表 1　国际骨质疏松症基金会骨质疏松症风险一分钟测试题

因素	编号	问题	回答	
不可控因素	1	父母曾被诊断有骨质疏松或曾再摔倒后骨折吗？	是□	否□
	2	父母中一人有驼背吗？	是□	否□
	3	实际年龄超过 40 岁吗？	是□	否□
	4	是否成年后因为轻摔后发生过骨折？	是□	否□
	5	是否经常摔倒（去年超过一次）或因为身体较虚弱而担心摔倒？	是□	否□
	6	40 岁后的身高是否减少超过 3cm 以上？	是□	否□
	7	是否体质量过轻？（BMI 值小于 19 kg/m^2）	是□	否□
	8	是否曾服用类固醇激素（如可的松，泼尼松）连续超过 3 个月？（可的松通常用于治疗哮喘、类风湿关节炎和某些炎性疾病）	是□	否□
	9	是否患有类风湿关节炎？	是□	否□
	10	是否被诊断出甲状腺功能亢进或是甲状旁腺亢进、1 型糖尿病、克罗恩病或乳糜泻等胃肠疾病或营养不良？	是□	否□

（续上表）

因素	编号	问题	回答	
不可控因素	11	女士回答：是否有 45 岁或以前就停经？	是□	否□
	12	女士回答：除了怀孕、绝经或子宫切除外，是否停经超过 12 个月？	是□	否□
	13	女士回答：是否在 50 岁前切除卵巢，出现性欲减退或其他雄激素过低的相关症状？	是□	否□
	14	男性回答：是否出现过阳痿、性欲减退或其他雄激素过低的相关症状？	是□	否□
生活方式（可控因素）	15	是否经常大量饮酒？（每天饮用超过两单位的乙醇，相当于啤酒 1 斤、葡萄酒 3 两或烈性酒 1 两）	是□	否□
	16	目前习惯吸烟，或曾经吸烟？	是□	否□
	17	每天运动量少于 30 min？（包括做家务、走路和跑步等）	是□	否□
	18	是否不能食用乳制品，有没有服用钙片？	是□	否□
	19	每天从事户外活动时间是否少于 10 min，又没有服用维生素 D？	是□	否□
结果判断	上述问题，只要其中有一题回答结果为“是”，即为阳性，提示存在骨质疏松症的风险，并建议进行骨密度检查或 FRAX 风险评估			

注：BMI：体质量指数；FRAX：骨折风险评估工具。

表 2　OSTA 指数评价骨质疏松症风险级别

风险级别	OSTA 指数
低	> -1
中	-1 ~ -4
高	< -4

1.1.5.2　DXA 骨密度检测

参考《原发性骨质疏松症诊疗指南（2017）》[27]中原发性骨质疏松症的诊断流程：

POP 主要基于双能 X 线吸收检测法（DXA）诊断骨密度测量结果和/或脆性骨折。骨密度通常用 t -（t - score）值表示。基于 DXA 测量的中轴骨（腰椎1－4、股骨颈或全髋）骨密度或桡骨远端 1/3 骨密度对 POP 的诊断标准是 t - 值≤ -2.5，基于 DXA 测定骨密度分类标准如表 3。脆性骨折是指受到轻微创伤或日常生活中随即发生的骨折。如髋部或椎体发生脆性骨折，不依赖于骨密度测定，临床上即可诊断 POP。POP 诊断标准见表 4。

表 3 基于 DXA 测定骨密度分类标准

分类	T－值
骨密度正常	T－值 ≥ －1.0
低骨量	－2.5＜T－值＜ －1.0
骨质疏松	T－值 ≤ －2.5
严重骨质疏松	T－值 ≤ －2.5 并出现脆性骨折

表 4 原发性骨质疏松症诊断标准

原发性骨质疏松症的诊断标准（符合以下三条中之一者）
髋部或椎体脆性骨折
DXA 测量的中轴骨骨密度或桡骨远端 1/3 骨密度的 T－值 ≤ －2.5
骨密度测量符合低骨量（－2.5 ＜T－值＜ －1.0）＋肱骨近端、骨盆或前臂远端脆性骨折

1.1.5.3 定量 CT 骨密度检测

定量 CT 测量值为体积骨密度，该方法可以分别测量松质骨和皮质骨的体积密度，避免腰椎骨质增生等原因造成的 DXA 测量误差，可较早地反映早期松质骨的丢失状况[9]，《中国定量 CT（QCT）骨质疏松症诊断指南（2018）》[28]推荐腰椎 QCT 骨质疏松症诊断标准：采用腰椎骨密度绝对值，腰椎 QCT 骨密度＜80 $mg \cdot cm^{-3}$为骨质疏松，＞120 $mg \cdot cm^{-3}$为骨密度正常，80～120 $mg \cdot cm^{-3}$为低骨量。

1.1.5.4 骨转换标志物检测

骨转换标志物（Bone turnover markers，BTMs）分为骨形成标志物和骨吸收标志物，其中血清碱性磷酸酶、血清骨钙素、血清骨特异性碱性磷酸酶血清Ⅰ型原胶原 C－端前肽以及血清Ⅰ型原胶原 N－端前肽属于骨形成标志物；骨吸收标志物主要包括空腹 2 h 尿钙/肌酐比值、血清抗酒石酸酸性磷酸酶以及血清Ⅰ型胶原 C－末端肽交联。

1.1.5.5 骨骼 X 线影像检查

根据胸、腰椎侧位的 X 线结果判断 POP 压缩性骨折及其严重程度，但当 X 线显示骨质疏松时反映其骨质已丢失 30% 以上，且 X 线所示结果不易量化评估，所以该方法不能作为早期的 POP 诊断方式。可以根据临床症状和体征进行辅助判定。

1.1.5.6 其他检查

血常规、尿常规、肝、肾功能、血磷、血钙、碱性磷酸酶水平以及 25 羟维生素D等水平可辅助检查。

（编写人员：王昊宇　潘　琪　王纵岩　黄　薇）

1.2　基于“肾主骨”理论认识骨质疏松症

1.2.1　“肾”与“骨”的关系

“肾主骨，生髓”的理论出自《黄帝内经》，《黄帝内经·素问》曰“肾主骨”，《黄帝内经·素问·六节藏象论》曰“肾其充在骨”，《黄帝内经·素问·阴阳应象大论》曰“肾主骨髓”，《黄帝内经·素问·平人气象论》曰“肾藏骨髓之气”，《黄帝内经·素问·痿论》曰“肾主身之骨髓”，《黄帝内经·素问·逆调论》曰“肾者水也，而生于骨，肾不生，则髓不能满”，《黄帝内经·素问·五运行大论》曰“肾生骨髓”。“肾主骨，生髓”，肾主骨藏精，因而精可以生髓，髓居骨中，固名为骨髓，所以髓可以充养骨，故《黄帝内经·素问·解精微论》曰“髓者，骨之充也”，因骨中有腔隙，内藏骨髓，《黄帝内经·素问·脉要精微论》曰“骨者髓之府”。后世注解云：“肾主藏精，肾气热则津液燥竭矣。腰者肾之府，是以腰脊不能伸举。肾生骨髓，在体为骨，肾气热而精液竭，则髓减骨枯而发为骨痿也。”

1.2.2　“肾虚”与骨质疏松症的关系

1.2.2.1　中医学对骨质疏松症的定义

骨质疏松症在传统中医学中并无明确的命名，属于中医古籍中所记载的“骨枯”“骨蚀”“骨痿”“骨痹”等范畴。其是以先天禀赋不足、后天摄养失调为内因，以外邪侵袭为诱因，所致脏腑阴阳气血失调、经络运行痹阻、骨枯髓减的全身慢性退行性疾病，与先天禀赋、年龄、性别、体质、饮食起居、情志等因素有关，病机为肾精亏虚、脾胃虚弱、肝郁血虚、气滞血瘀[30]。

1.2.2.2　肾虚是骨质疏松症的核心病机

中医不同流派对于OP的病因病机的看法各有不同，但基本达成了一个共识，即普遍认为OP是一种复杂病变，是多个病理因素相互影响的结果，涉及人体多个脏腑以及器官，其中肾精亏损是主要中医病因。

中医根据临床表现，将骨质疏松症归属于“骨痿”“骨痹”等范畴。历代医家对其论述颇多，《黄帝内经·素问·宣明五气篇》中提及：“五脏所主……肾主骨”，认为肾有充养骨骼的生理作用。《黄帝内经·素问·六节藏象论》云：“肾者……封藏之本，精之处也……其充在骨”，明确指出肾主藏精，有生髓壮骨的功能，骨骼为人体支架，有维持人体正常生理的功能，肾精在骨的生长发育中发挥了重要作用。因此，肾精亏损，必伤及骨。《黄帝内经·灵枢·经脉》指出：“足少阴气绝，则骨枯……发无泽者，骨先死。”《中西汇通医经精义》言：“肾藏精，精生髓……精足则髓足，髓足者则骨强。”《四圣心源》言：“髓骨者，肾水之所生也，肾气盛则髓骨坚凝而轻利”。《黄帝内经·素问·逆调论》曰：“是人者，素肾气胜，以水为事，太阳气衰，肾脂枯不长……肾者水也，而生于骨，骨不生则髓不能满，故寒甚至骨也，故不能冻栗，病名曰骨痹，是人当挛节也。”肾藏精，精化髓，髓充于骨，故曰“肾主骨”。

秦臻基于《黄帝内经·素问·阴阳应象大论》曰：“精不足者补之以味”，对于“精亏”之证，提出了“补之以味”的用药总则，发现绝经后骨质疏松症的整个病理过程伴随着形损精亏，而又以精之不足为其内核。《景岳全书·痿证》论“肾者，水脏也，今水不胜火，则骨枯而髓虚，故足不任身，发为骨痿”。肾为先天之本，藏精、主骨、生髓。肾、骨、髓三者生理密切相关，病机相互影响。肾中精气内寓元阴元阳，偏于阳虚则虚寒；偏于阴虚则虚热。绝经后妇女和老年人“天癸”竭绝，加之各种致病因素，肾精逐渐亏虚，或阴损及阳，或阳损及阴，骨髓化源不足，骨络失于滋荣，骨枯而髓减，以致骨量减少，骨质疏松，甚至骨折而发为本病。因此，中医从本质上认识到肾虚是 OP 发病的根本[31]。

肾精充足，则骨髓生化有缘，骨骼能够得到骨髓的充养而坚实。若肾精不足，则骨髓不能化缘，也不能营养骨骼，从而使骨骼脆弱，发生骨痿。金元时期，张子和遵《黄帝内经》之旨，在《儒门事亲》中提到“痿之为状，两足痿弱，不能行用。由肾水不能胜心火，心火上烁肺金”。OP 的发生可以理解为“肾虚”在骨骼中的反应，基于“肾 - 精 - 髓 - 骨”存在的内在关系，肾虚可以导致骨髓化生无源，从而对骨骼肌肉的生长发育、功能活动产生不利影响，因此“肾虚髓枯”是 OP 发病的核心病机。《黄帝内经·素问·脉要精微论》提出：“骨者，髓之府，不能久立，行则振掉，骨将惫矣”，则进一步阐释若髓虚不能充骨，就会出现骨骼羸弱不能久立，行走震颤肢摇的临床表现，元代杨清叟提出“肾实则骨有生气”，即要注重补肾与治骨并行，防治骨质疏松。

现代医家也证明了“肾虚”与骨质疏松症密切相关。研究表明，中医中的“肾”与现代医学中的肾脏、内分泌系统、免疫系统等有密切关系。郑洪新等人[32]认为“肾虚络病，瘀阻骨络”是原发性骨质疏松症发病的核心病机。陈瀚宇等人[33]认为骨质疏松症与肝、脾、肾三脏关系密切，其中肾精亏虚，骨减髓空是骨质疏松发病的根本原因。且肝、脾、肾在生理病理上相互联系，互相影响。肝血的旺盛有赖于肾精的资助，肾精足则肝血旺，肝气疏泄条达可以促进肾气封藏有度，肾阴滋养肝阴，从而制约肝阳使肝阳不至于偏亢；肾阳也可以通过资助肝阳达到温煦肝脉的目的。肾阳虚损者则肾阳不足，内生虚汗，临床表现为腰膝冷痛、关节屈伸不利，肢体痿软，小便清长等。鞠大宏等人[34]提出，肾气的盛衰决定骨的强健衰弱与否，尤其对女性来讲，肾精是女性卵巢功能盛衰的重要物质基础，肾精充足，则卵巢功能旺盛，骨骼强健。肾精不足则卵巢功能减退，雌激素水平下降会导致继发性甲状腺素的合成、分泌改变，降钙素水平下降导致钙吸收不足，活性维生素 D 转化速度减慢从而引发绝经后骨质疏松症。

1.2.2.3 脾肾阳虚、肝肾阴虚是骨质疏松症的重要证型

从古至今，各医家在奠定、承袭“肾主骨”理论的基础上，从肾虚辨证的累及频率达到62.95%，并且十分重视肾阳虚证。后世医家在甄方制药上，重视从肝肾、脾肾关系分型用药，而非单从肾论治。脾肾两虚证及肝肾阴虚证占据辨证分型的频数最高位，分别为27.13%和19.03%。下面重点介绍脾肾阳虚、肝肾不足两种主要证型[35]。

（1）脾肾阳虚证。

《医宗必读·虚劳》云：“脾肾者，水为万物之元，土为万物之母，二脏安和，一身皆治。”《景岳全书·求本论》：“脾为五脏之根本，肾为五脏之化源。”《临证指南医案·痿》曰：“痿证之旨，不外乎肝肾肺胃四经之病。”《黄帝内经·素问·太阴阳明论》曰：“今脾病不能为胃行其津液，四肢不得禀水谷气，气日以衰、脉道不利、筋骨肌肉，皆无气以生故不用焉。”《黄帝内经·灵枢·本神》曰：“脾气虚，则四肢不用。”可见，脾胃与肾关系密切，肾精需依赖脾精的滋养才得以源源不断地补充，脾主四肢养百骸，先天之精有赖后天水谷精微的充养。脾气健，肾之精气得以充盈，则发挥生髓壮骨之功，方使骨有所养、髓有所充，骨骼壮实。脾胃虚弱，则气血生化之源不足，无以资助先天之精，致使骨髓难以化生，故见精血不足，髓少骨松，无以荣养筋脉而肢体疼痛、痿废，终致 OP。脾肾两虚是 OP 发病的主要病机。OP 的发生不仅与肾虚有关，也与脾虚关系密切，因此脾肾阳虚是 OP 发病的基本病因。研究认为骨质疏松症基本病因为肾虚精亏，病变在骨，病位在肾，与脾的关系密切；病性为本虚标实，以肾脾两虚、骨枯髓弱为本，气血不行、痹阻经络为标。

现代研究表明，在临床中，补肾健脾方可以显著改善 OP 患者腰膝冷痛、食少便溏等症状，并且可以减轻 OP 患者疼痛情况[36]。动物实验中，补肾健脾活血方能够降低绝经后 OP 骨代谢水平，提高骨密度，有一定的治疗作用[37]。在细胞实验中，补肾健脾方含药血清可以减少 OB 凋亡，促进骨形成，抑制骨吸收[38]。

（2）肝肾不足证。

肝为将军之官，主疏泄和藏血，在体合筋，有贮藏血液和调节血量的功能。肝脏的疏泄功能正常，血和津液才能够正常运行和输布代谢，脾胃功能方得以正常运化和腐熟水谷精微。若是肝气郁结，肝失疏泄，则影响血和津液生成及运行，进一步影响筋骨的营养。另外，肝与肾关系密切，素有“肝肾同源”之说，肝藏血、肾藏精，而精血之间存在相互滋生和相互转化的微妙关系，肾中精气充盈，有赖血液的滋养，若是肝血不足，可导致肾精亏损，肝阴不足。《景岳全书》曰：“筋有缓急之疾，骨有痿弱之病，总由精血败伤而然。”可见，筋骨之

痿，必责之于肝肾。

研究发现，二仙汤对肝肾不足型绝经后骨质疏松症疼痛、骨密度均有一定的改善效果，同时能够降低 IL－6 等炎症细胞因子指标[39]。虎潜丸、加味知柏地黄丸等都对肝肾不足症患者有明显的治疗作用[40－41]。除了中药的内治疗法，补肾强筋推拿手法针对肝肾不足证型的绝经后骨质疏松症患者疗效显著，有一定的推广价值[42]。地黄饮子能上调 Wnt/β－catenin 信号通路的 Wnt、β－catenin 等相关蛋白表达，促进 OB 的增殖、分化，减少骨转化率，促进骨形成，增加骨吸收，减轻骨丢失，改善骨组织形态结构，提高骨密度，从而达到防治 OP 的作用。

综上表明，脾肾阳虚及肝肾不足是临床中 OP 发生的主要证型，且通过以方测证的方式进行施治，临床效果显著。

1.2.3　以“肾主骨”为指导的中医药疗法在骨质疏松症中的应用

1.2.3.1　中医药治疗原则

中医药防治骨质疏松症的原则是依据 OP 的中医证候遣方用药，达到“改善临床症状，提高 BMD，降低骨折风险，提高生存质量”的目的。中药治疗 OP 应根据患者病情和预期目标，制定相应疗程。若明确以“改善临床症状”为目标，用药 1 个月后可评估临床症状改善情况，用药 3 个月后可检测骨转换标志物，监测治疗前后各指标的变化，评估中药治疗骨质疏松症应根据患者病情和预期目标，制定相应疗程。若明确以“增强 BMD”为目标，临床用药时间不宜少于半年，可延长至 1 年以上，利用双能 X 线骨密度测量仪检测患者腰椎及髋部 BMD，评估治疗前后 BMD 的变化；若明确以“降低骨折风险，提高生存质量”为目标，可用药 1～3 年后进一步评估骨折发生率。

历代文献对本病的治疗有详细的描述，例如《黄帝内经》有云：“有骨痿者，补肾法以治之。”后世医家在这一原则的指导下，提出了针对本病的许多治法方药。《千金翼方》提出：“以饮食之精，自能下注于肾。”李东垣提出：“元气，乃先身生之精气也，非胃气不能滋之……善治病者，唯在调理脾胃。”刘完素提出：“治肝肾虚损，骨痿不能起于床，宜益精；筋缓不能自收持，宜缓中。”此外，叶天士对脾肾阳虚证的骨质疏松症有相关的医案论述，“势欲痿厥，法当脾肾双补，中运下摄，固体治病。”《济生方》提出：“补脾不如补肾。”强调了养先天的重要意义。在临床中，本病也多以补肾为主，阴阳为纲。如清代陈士铎在《石室秘录·痿病证治》中分析效方“补降丹”的作用时指出：“痿废之证，乃阳明火证，肾水不足以滋之”，“若不平胃火而徒用补阴之剂，则饮食愈多，而两足益弱”，“降其胃中之火，火降矣，肾水益干，又将何物以充足其骨髓乎?”本方补中有降，降中有补，胃火不升，自不耗肾中之阴，肾水既足，自能制胃中之火，相济而成。

老年人多因虚致实，痰、瘀、滞等病理产物滋生。针对其虚，应注重补肾健脾，益气温经，保证元气充足、气血流畅；反之，气血瘀滞、新血不生，脏腑失于濡养而治虚损，形成恶性循环。临床上可以选用黄芪、杜仲、骨碎补、秦艽等药物益气补肾。此外，OP 并发的腰背疼痛和全身骨痛，痛久则气血不行，血瘀与微循环障碍之间存在密切联系，血瘀易造成骨小梁内微循环的障碍，不利于细胞进行物质交换，导致骨骼失养，脆性增加，从而导致骨质疏松症的发生。“通则不痛”，气血流通可缓解疼痛，促进机体恢复，所以要“以通为补”“寓通于补”。

中医治疗体现在整体观念、标本兼治、动静结合。综合治疗 OP，从肾论治，针药结合、中西医结合是目前广泛采用的治疗原则。临床及实验研究、电针、灸法具有一定的作用。

1.2.3.2 中医内治法

根据《中医药防治原发性骨质疏松症专家共识（2020）》，将原发性骨质疏松症分为六个证型：肝肾阴虚证、脾肾阳虚证、肾虚血瘀证、肾阳虚证、脾胃虚弱证和血瘀气滞证。

（1）肝肾阴虚证。

主要表现为腰膝酸软，手足心热，下肢抽筋，弯腰驼背，两目干涩，形体消瘦，耳聋耳鸣，潮热盗汗，失眠多梦，舌红少津，脉沉细数等。治宜滋补肝肾、填精壮骨。方剂常用左归丸、六味地黄汤加减、人工虎骨粉、芪骨胶囊等治疗，中药常用熟地黄、山萸肉、山药、丹皮、泽泻、茯苓。阴虚火旺症状明显者，可酌加知母、黄柏；酸痛明显者，可酌加桑寄生、牛膝等。

（2）脾肾阳虚证。

主要表现为腰膝冷痛，食少便溏，腰膝酸软，双膝行走无力，弯腰驼背，畏寒喜暖，腹胀，舌淡胖，苔白滑，脉沉迟无力等。治宜补益脾肾、强筋壮骨。方剂常用补中益气汤合金匮肾气丸等治疗，中药常用黄芪、白术、炙甘草、陈皮、升麻、柴胡、人参、当归、地黄、山药、泽泻、茯苓、附子等。

（3）肾虚血瘀证。

主要表现为腰脊刺痛，腰膝酸软，下肢痿弱，步履艰难，耳鸣。舌质淡紫，脉细涩。治宜补肾强骨，活血化瘀。方剂常用补肾活血汤、仙灵骨葆胶囊、金天格胶囊、骨疏康胶囊，中药常用熟地、菟丝子、杜仲、枸杞、归尾、山萸肉、苁蓉、没药、独活、红花等。

（4）肾阳虚证。

主要表现为腰背冷痛，酸软乏力，驼背弯腰，活动受限，畏寒喜暖，遇冷加重等，尤其以下肢尤甚，小便频数，舌淡苔白，脉弱，治宜补肾壮阳，强筋健骨。临床常用方药右归丸、淫羊藿总黄酮、强骨胶囊，常用中药包括熟地黄、附子、肉桂、山药、山茱萸、菟丝子、鹿角胶、枸杞子、当归、杜仲等。虚寒症状明显者，可酌加仙茅、淫羊藿、肉苁蓉、骨碎补等以温阳散寒。若兼有风寒湿痹者，可以加独活、羌活、威灵仙、秦艽、桂枝、防风等。

（5）脾胃虚弱证。

主要表现为腰背酸痛，体瘦肌弱，食少纳呆，神疲倦怠，大便溏泄，面色萎黄，舌质淡，苔白，脉细弱等。治宜益气健脾，补益脾肾。临床常用四君子汤、参苓白术散治疗。常用中药有白扁豆、白术、茯苓、甘草、桔梗、莲子、人参、砂仁、山药等。

（6）血瘀气滞证。

主要表现为骨节刺痛，痛有定处，痛处拒按，筋肉挛缩，多处骨折史，舌质紫暗，有瘀点和瘀斑，脉涩或弦等。治宜理气活血、化瘀止痛。临床常用身痛逐瘀汤、活血止痛散等治疗。常用中药有秦艽、川芎、桃花、桃仁、甘草、羌活、没药、当归、香附、牛膝、地龙。以上肢为主者，加桑枝、姜黄；下肢为甚者，加独活、汉防己、鸡血藤以通络止痛。

OP 临床长期治疗的目的是减缓骨质量的减少，这是一个缓慢而艰难的过程。患者由于主观的原因往往难以坚持。而短期治疗，应以缓解由于骨量减少造成的腰痛为最直接的目的，往往受到患者的欢迎。腰椎间盘软骨、椎间关节、韧带及肌肉等与腰痛发病密切相关。在腰椎构成组织中椎间盘软骨和椎间关节随着年龄增长而变性，成为腰痛最常见的病因。同时，由于疼痛限制了机体的活动，从而引起椎间关节缩，腰椎构成组织萎缩及变性，形成了疼痛的恶性循环。骨质疏松症进展后易发生骨折，出现脊柱变弯、驼背，必然伴有腰背部痛按压棘突后可诱发疼痛。这是由于增加棘间韧带张力和骨折部位附着的韧带发生炎症所致。再有因脊柱变弯、驼背，当背部伸展时，肌肉常呈现过伸状态，可同时发生疲劳性腰痛及缺血性腰痛。这种腰痛的特征是向后弯腰或取胸膝位时，可减少背部肌肉张力和肌肉内压，使肌肉血流量增加，腰痛减轻或消失。对老年功能性腰痛患者施行腰背肌训练之后（加强腰背肌特别是背肌的训练），腰痛确有改善。因此对于缓解由骨质疏松造成的腰痛，除了必要的药物疗法以外，还应实施增强腰背肌的运动疗法。基于上述因素的影响，应发挥中医学的特色和优势，以针灸补肾为本，结合推拿按摩调整腰椎力学结构，加强以腰背肌的力量缓解腰痛为标，内外兼治动静结合，远针近推来达到对骨质疏松的整体治疗，针灸补肾多采用背腧穴和原穴如五脏俞、太溪等穴。经临床观察取得了单纯口服钙制剂的效果。同时，应用隔姜灸或隔附子饼灸，能够温经补肾，益气固精，疏经止痛[43]。

1.2.3.3 中医外治法

（1）针刺治疗。

早在《黄帝内经》中，就记载了针刺治疗原发性骨质疏松症的相关内容。例如，在《黄帝内经太素·九针之二·五刺》中提道：“凡刺有五、以应五脏……五曰输刺，输刺者，直入直出，深内之至骨，以取骨痹，此肾之应也。依于输穴，深内至骨，以去骨痹，故曰输刺也。”另外在《黄帝内经太素·九针之三·杂刺》中提道“病在骨，骨重不可举，骨髓酸痛，寒气至，名曰骨痹，深者刺无伤脉肉为故，至其大分小分，骨热病已。骨痹刺，二十二也。邪客在骨，骨重酸痛，名曰骨痹，刺之无伤脉肉之部，至得刺其骨部大小分间也”。在临床中，多选取足三里、肾俞、脾俞、关元、太溪、阿是穴等[44-45]，根据疼痛部位、病程、病势采用不同的针法治疗。

① 透穴刺法。

此方法取穴少、得气穴位多，疗效好。临床上治疗 POP 骨痛，推荐采用“悬钟穴”透“三阴交穴”的方法，使针刺有效地调节大脑皮质 - 下丘脑 - 垂体 - 周围腺体之间的动态平衡，通过神经内分泌网络发挥镇痛、镇静的良性调节作用，进而提高 POP 患者的生活质量。

② 火针疗法。

火针可以通过温热刺激穴位或局部增强人体阳气，调节脏腑激发经气。有些脾肾阳虚证型患者，临床推荐选取命门、大椎、腰阳关等足少阴肾经、足太阳膀胱经穴位，同时督脉因其“阳脉之海”，并与足少阴通于肾。因此，推荐在此三条经脉穴位上施以火针治疗，加强温补脾肾、强筋壮骨之功，对 POP 患者冷痛有显著疗效[46-47]。

③ 腹针法。

大多数慢性腰背痛及骨痛均与肾虚有关，而腹部穴位又恰多为补肾健脾之要穴，故在 POP 临床治疗中，推荐穴位有：关元、气海、天枢、中脘等。通过刺激穴位，可以使体内的阿片样物质释放来达到镇痛作用。但需注意的是，运用腹针治疗以腰背痛为主症的 POP 患者时不需要有明显的针感，所以要求取穴准确，进针深浅要严格掌握。

④ 刺血疗法。

刺血疗法又称刺络放血，常用三棱针、毫针、梅花针刺破疼痛局部血络，放出少量血液以缓解疼痛。有研究选取骨质疏松性椎体压缩骨折疼痛患者，通过三棱针快速点刺疼痛局部阿是穴，双侧委中穴后出血，针刺组与刺血组治疗前后比较，患者完成翻身动作所需时间明显缩短[48]。刺血疗法作为“不通则痛”病因病机的诠释，尤其适宜骨痹伴有伤筋、骨折之气滞血瘀证者，早期刺血放血能有效减轻疼痛，缩短疗程。

（2）艾灸治疗。

艾灸具有温经散寒、温阳通脉、散寒止痛的作用。目前推荐的穴位有：大椎、肝俞、中脘、膻中、足三里；脾俞、肾俞、命门；神阙、关元等。配穴可以痛为俞，或者痛处所在的经脉。根据不同的灸量、灸法和施术的部位，分为督灸、热敏灸、天灸、铺灸、逆灸等，尤其是督灸，对于缓解 OP 患者疼痛效果显著。

① 督灸。

督灸是直接作用于人体“阳脉之海”督脉，发挥温肾壮阳、通督散结、祛湿止痛的功效，对各种痹阻疼痛类病症效果显著[49-51]。长期实践证明，督灸是一种有效的外治疗法，其可以有效改善 OP 患者的腰背疼痛或全身骨痛。同时有研究对肝肾阴虚型绝经后骨质疏松症在酉时予以施灸，因酉时为肾所主时，此时肾经气血旺盛，肾藏精，施灸，对减轻患者腰背疼痛有显著疗效[52]。

② 热敏灸。

热敏灸以经络理论为指导，可以激发经络传感，促进经气运行，比普通艾灸更好地起到补气健脾、温经通督的治疗作用，对 OP 引起的疼痛具有显著改善作用，还可以通过神经－体液反应影响人体免疫功能、血液循环以及神经内分泌系统，改善骨内微环境，调节骨代谢失衡，达到防治 OP 的目的。同时推荐配合按摩、针刺、药物等手段，具有良好效果[53-55]。

③ 铺灸。

铺灸又称蒜泥铺灸，是将灸药、生姜等隔灸物铺于督脉或督脉节段上的穴位，通过艾叶的温热刺激、隔灸药物及腧穴的治疗作用来发挥诊疗作用的一种灸法，是我国名老中医罗诗荣先生在“长蛇灸”的基础上创立的一种新型灸疗方法。该方法具有施灸范围广、温热效应强等优点，治疗 OP 临床疗效确切。取穴多用大椎至腰俞间督脉段，可灸全段或者分段，具有调节机体免疫功能的作用，推荐灸督脉穴位为主，配以痛穴，并结合针刺背部膀胱经，具有止痛、延缓骨丢失的作用，达到温阳、活血、补肾的功效[56-58]。黄汉陵等人[59]用铺灸联合针刺治疗 OP，将 90 例符合诊断标准的患者随机分成两组，治疗组以铺灸、针刺疗法，发现治疗组症状积分、骨密度、骨钙素及骨性特异性碱性磷酸酶与同组治疗前及对照组相比较，均具有明显的治疗效果。

④ 温针灸。

温针灸是集针灸和艾灸优势为一体的疗法。该疗法操作时先将针刺入穴位，得气后，在施针穴位外热一纸片，针柄尾端插一长约 2cm 的艾条段或小艾炷，点燃艾条下端施灸。温针灸可以通过提高骨质疏松症患者的骨密度、改善骨代谢生化指标及激素水平、缓解骨痛发挥治疗作用。研究表明，用温针灸治疗 3 个月后发现腰椎、股骨颈、股骨大转子骨密度及血清雌二醇水平均显著高于单纯口服药物治疗。同时可以降低骨钙素水平和视觉模拟法（VAS）评分。

⑤ 雷火灸。

雷火灸起源于“雷火神针”，是用普通艾叶与中药粉末相混合制作而成的艾条施灸穴位的一种灸法。艾条在燃烧时药物分子可以迅速吸附在人体表面，在施灸腧穴周围形成高浓度药区，借助艾灸的温热效应渗透到深部组织，通过经络的传导作用，达到扶正祛邪、治疗疾病的目的。研究表明，应用雷火灸治疗腰背痛为主症的 OP 患者，骨痛积分、中医证候积分等相比治疗前明显下降。且在药物治疗的基础上采用雷火灸治疗 3 个月后，发现治疗组患者的骨密度、骨痛积分、证候积分具有明显的改善作用，同时可以改善血清中 IL-6 等炎症因子的水平。

(3) 推拿手法。

腰背痛、全身骨痛症状明显的 OP 患者推荐推拿治疗，具体的推拿手法和穴位可以根据患者的病情，由专科医生酌情选用，可以显著提高临床疗效。但需注意，只能采用轻度推拿手法，慎用重度推拿手法，禁用活络关节等重手法[60-61]。

首先，要注重调理阳明培脾胃。采用的方法是：仰卧位，医者立于右侧，双手掌根轮状揉腹部；双拇指交替按腹部阳明胃经路线；拇指点禅腹部中脘、气海、关元、天枢、盲俞；双手掌交替横推腹部；掌推并多指捏拿下肢阳明胃经路线；点按阳陵泉、足三里、绝骨等穴。其次，要注意松肌推揉理气穴。具体操作方法是：俯卧位医者立于左侧双手分推背部及腰骶部：用双接指掌侧面缓慢交替按压腰背部两侧膀胱经穴位。重点按压隔俞、肝俞、肾俞、胃俞、三焦俞、关元俞。随后用双手由上而下揉背、腰背及骶部，若腰痛症明显者，重点揉大肠俞及其上下，然后双手十指交叉双掌根对挤两侧骶棘肌数次，再用单掌横搓肾俞，命门。双手多指揉拿双下肢点按承扶、委中，承山等穴。注意事项：在施术整套手法时力度应轻柔，切忌重压、重扳及粗暴的功法，防止造成医源性损伤[62]。

此外，有学者研究了对老年骨质疏松症腰背痛患者进行按摩治疗，主要的手法有滚、揉、按、摩、点、擦等手法。具体操作为：患者取俯卧位，先用滚法充分放松其腰背部紧张痉挛的肌肉，然后用揉法，要揉中带推，使患者的身体跟着手法有节律地产生左右旋转滚动，达到松解轻微错位的目的，调节腰背肌平衡，再用按法从上到下按压脊椎数次，重点按压有突起的棘突，用小~中等的力量(2~5 kg)，使一些退变失稳错位的椎体得到整复。最后用点法按足太阳膀胱经的常用穴位，如肝俞、脾俞、肾俞、委中及昆仑等，有向两胁放射痛者，可加用擦法横擦两胁；合并腹痛者，可给予摩腹。手法治疗每天或者隔天 1 次，10 天为一疗程。

手法推拿可有效解除肌肉紧张痉挛，加强组织的循环和炎症物质的吸收，促进组织的修复，纠正小关节轻微错位，疏通经络，运行气血，调整脏腑阴阳平衡。手法的要点是从轻到重，用力均匀沉稳，禁止使用暴力，防止意外事故，根据患者年龄、体形及 X 线片骨质疏松的程度来调整按摩的力量，只要用力得当，手法按摩治疗老年性骨质疏松腰背痛是安全、实用、有效的治疗方法[63]。

(4) 中药熏蒸与外敷。

中药熏蒸具有疏通经络、温经散寒、活血止痛的作用，不仅可以开通玄府，使药物经毛窍直达病所，还能降低人体感觉神经末梢兴奋程度，扩张局部血管，加快血液循环，解除局部软组织痉挛，对疼痛有很好的缓解作用。熏蒸时应注意根据中医证型选择适宜的温度和时间，可以提高疗效、缩短病程、减轻患者疼痛。此外，肾俞、肝俞、脾俞等穴位配合补肾活血的中药熏蒸疗法可以治疗 OP

疼痛，提高骨密度，改善患者的生活质量。有研究通过选用具有温经助阳效用的中药（防己、威灵仙、川乌、草屋、透骨草、狗脊、续断各 20 克，红花 10 克，川椒 15 克）于容器中浸泡，煮 2 次，浓缩至 300 mL 将药液加入智能型中药熏洗自控治疗仪，洗腰背部每日 1 次每次 30 min 每周 5 次 12 周为 1 个疗程，3 个月后观察患者骨痛，全身症状及骨密度变化情况，发现治疗组治疗后中医证候积分、疼痛症状积分、骨密度等均优于服用钙尔奇的对照组[64]。选用淫羊藿 20 克，杜仲、川续断各 15 克，女贞子 20 克，黄芪 30 克，当归 15 克，红花 10 克，丹参 20 克，伸筋草 30 克，威灵仙 20 克，煎取药汁，7 天 1 个疗程进行熏蒸，每疗程间隔 3 天，共 5 个疗程进行评估，疼痛评估治疗组 40 例患者中总有效率为 75.0%[65]。

（5）耳穴压籽。

中医认为人体经络脏腑在耳部表面形成全息投影，作为中医传统特色治疗，局部压籽可刺激耳穴诱发十二经脉气血运行，同时耳部是全身筋络的连属部分，通过刺激耳部上腰、骶部穴位可以起到舒经络、活血止痛的效果。取皮质下，内分泌可以调节大脑皮层，有效地减轻失眠、焦虑情绪，取神门、心、交感的安神、活血止痛、镇静之效，达到经络通畅的目的。有研究表明，以按揉王不留行籽刺激耳穴来治疗 OP 疼痛患者的心、神门、皮质下、腰骶椎、内分泌等，联合足三里等穴位按摩，对比试验前后观察组疼痛评分显著低于对照组，SF－36 评分显著高于对照组[66]。耳穴可以看作人体经络的缩影，可作为传统中医治疗 OP 疼痛的辅助疗法，尤其适合惧怕针灸，伴不寐、情志不畅患者的疼痛治疗。

（6）穴位注射。

穴位注射是将经络学说、神经体液学说与药物的药理作用相互结合的共同效应。有研究选取大柱穴注射鲑鱼降钙素治疗 30 例绝经后骨质疏松患者，每日 1 次连续治疗 1 个月，与单纯肌注鲜鱼降钙素及大柱穴注射生理盐水比较，结果：与对照组相比治疗组可明显改善患者骨密度（$p<0.05$），且治疗前后患者疼痛症状改善。因大柱穴为八脉交会穴之一的骨会，功效“强筋骨、主全身与骨相关的疾病，选取其进行注射药物，可达到事半功倍的效果”[67]。

（7）运动疗法。

近年来越来越多的研究表明运动对骨质疏松有着一定的治疗效果，可通过刺激 OB 生成和分化，增加骨密度。有学者结合国内外研究，根据目标人群及我国大众体育特点，设计了 OP 的运动治疗方案。针对不同类型的运动对骨骼的刺激效果不同。①有氧运动项目丰富，强度及难度较小，运动方案执行率高，有利于提高整体机能水平，但对于骨骼刺激较弱，在生理范围内其效果与强度成正比，主要作用部位为腰椎、股骨颈、跟骨等，适用于各类人群；②渐进抗阻力训练强度及难度较大，运动方案执行率较低，易出现肌肉损伤，主要作用部位为股骨颈、腰椎、大转子等，适用于正常人群及轻度 OP 患者；③冲击性运动以跳跃性项目为主，形式多样，效果强，但强度较难掌控，主要作用部位为髋部、股骨胫骨、股骨颈、大转子等，适用于正常人群，轻度骨质疏松人群；④负重运动容易出现过度运动，形成积累性疲劳，但效果显著，主要作用部位为腰椎、股骨颈、大转子、胫骨、跟骨等，适用于具备一定运动基础的人群，不适于骨质疏松人群；⑤民族传统健身运动种类丰富，例如五禽戏、太极拳等，极少出现运动损伤，主要作用部位为桡骨、尺骨远端、腰椎骨等，适用于各类人群；⑥组合式运动方式多样，可根据个人情况选择最优方案，主要作用部位为腰椎、股骨颈、大转子、胫骨、跟骨等，适用于各类人群；⑦振动训练仪器要求高，负荷强度可控性高，但普及率较低，主要作用部位为腰椎、股骨颈等，适用于各类人群[68]。

（8）研究团队“补肾活血”法防治骨质疏松症的应用。

本团队近30年一直致力于骨质疏松症的发病机制及中医药防治研究，尤其在补肾中药调控骨代谢方面做了大量工作。本团队首倡“肾－骨－髓－脑”网络理论体系，通过Wnt/Notch信号介导BMSCs骨－脂分化平衡，揭示BMSCs骨脂分化失衡是肾虚OP的主要病机，明确NPY、CGRP等神经递质是肾虚OP的重要环节，阐释了miRNA、离子通道及肠道菌群是肾虚骨代谢失衡的关键。此外，本团队建立了复方－单味中药－中药单体指征式研究脉络，明确了黄酮、多酚类等活性成分为补肾壮骨中药的主要药效物质，并且通过构建骨质疏松症防治药物的多层次筛选平台，进行了系列补肾中药活性成分的药效及机制评价。

我们的研究鉴于老年人“多虚多瘀”的病理生理特点，以补骨生髓、阴阳双补、活血止痛为原则研制而成纯中药复方制剂——补肾活血方（又名益骨胶囊）。方中以淫羊藿为君药，补肾壮骨，又配伍牛膝、杜仲等7味中药，诸药相伍，在内补益肝肾、活血止痛，在外强壮筋骨、祛风通络。对补肾中药复方的安全性和有效性都做了明确的验证，在临床研究中，对210例绝经后OP患者进行了为期6个月的前瞻性、随机双盲、安慰剂对照和阳性药对照的临床研究，发现补肾活血方可明显增加OP患者腰椎和髋部的骨密度，提高骨痛缓解率及活动连续时间，无新发OPF，且未见有可能相关的毒副反应。此外，在动物实验中，补肾活血方对OVX大鼠有显著的预防骨质疏松发生作用，可增加OVX大鼠的骨密度，改善骨微结构，增加血清中E2、ALP及OPG的含量，提高血浆和骨组织中CGRP的含量水平，表明其防治OP的作用可能与调节CGRP的含量有关。此外，补肾活血方含药血清还可抑制OC分泌TRAP，诱导OC凋亡，促进OB增殖。

1.2.3.4　骨质疏松症的综合疗法

（1）保持良好的生活习惯、合理饮食。

保持健康的生活方式，保持适度、规律的肌肉锻炼。运动可以改善机体敏捷性和平衡性，减少跌倒风险。对于中老年人群、一般选择低负荷的运动形式为主，推荐运动：散步、慢跑、爬山、五禽戏、太极拳等补充充足的钙剂以减缓骨丢失，维护骨骼健康。同时补充充足日照，增加体内维生素D的含量，必要时可以人为地补充维生素 D，降低骨质疏松骨折的风险。此外，要注意合理的饮食，避免吸烟、饮酒、过量饮用咖啡、碳酸饮料等，否则会导致尿钙排泄增加，骨量减少。

（2）防止跌倒。

跌倒时导致骨质疏松性骨折的危险因素，老年人应根据情况采取有针对性的预防措施，防止跌倒。例如多注意光线暗的地方、以及路上障碍物等，多穿舒适合脚的鞋子。避免着急起身、站立穿裤、登高取物。同时也要注意由疾病引起的跌倒，如体位性低血压、久卧、缺乏运动等，可以锻炼肌肉力量，增加维持平衡能力。运动能降低和延缓衰老对身体功能的影响，有助于降低老人跌倒风险。锻炼身体平衡能力，可以做单脚站立、身体摆动“不倒翁”练习、足跟对足尖“一字走”、侧向行走、跨步行走、平衡锻炼操等。特别要加强对下肢肌肉力量的锻炼。耐力可以通过健步走、健身舞等有氧运动得到锻炼。运动时量力而行、循序渐进，运动前先热身，运动后做放松练习。对跌倒有所担心是一种正常的心理状态，但不要因为害怕跌倒而停止运动。停止运动会让本就处于衰老阶段的身体功能加速衰退，进一步增加跌倒风险。

（3）定期进行骨密度检查。

原发性骨质疏松症的特点是骨强度降低，从而使骨折的危险性增加。临床上一直将骨密度测定作为骨强度的替代指标，所以应定期检测骨密度，尽早发现原发性骨质疏松症并积极治疗。

（4）重视健康教育及科普宣传。

大部分老年人对于骨质疏松症认知不足，往往骨折后才会到医院就诊。因此，骨质疏松症的预防重于治疗，应加强相关科普宣传和健康教育，提高公众对 POP 的认识。

（编写人员：王昊宇　姚　威）

参考文献

[1] Consensus development conference: diagnosis, prophylaxis, and treatment of osteoporosis [J]. Am J med, 1993, 94 (6): 646 – 50.

[2] 谢雁鸣，宇文亚，董福慧，等. 原发性骨质疏松症中医临床实践指南（摘录）[J]. 中华中医药杂志，2012，27（7）：1886 – 1890.

[3] GLASER DL, KAPLAN FS, et al. Osteoporosis. Definition and clinical presentation [J]. Spine (Phila Pa 1976), 1997, 15 (22): 12S – 16S.

[4] 雷嫚嫚，李卓，郭蔚莹，等. 继发性骨质疏松发病机制 [J]. 中国骨质疏松杂志，2018，24（11）：1514 – 1520.

[5] 杜丽坤，李佳睿. 骨质疏松症的中医认识及防治 [J]. 中国骨质疏松杂志，

2022，28（2）：296－299.
[6] 胡洁玫，刘晨．骨质疏松症流行病学概况及相关危险因素［J］．世界最新医学信息文摘，2019，19（42）：55－57.
[7] 朱洁云，高敏，宋秋韵，等．中国老年人骨质疏松症患病率的Meta分析［J］．中国全科医学，2022，25（3）：346－353.
[8] 赵官平，万小明，万宣，等．6258例绝经后妇女骨质疏松症流行病学调查及其发病相关因素分析［J］．江西中医药，2021，52（12）：23－25.
[9] 何培亮，李爱国，彭涛，等．中国南方与北方地区2013－2018年骨质疏松流行病学对比分析［J］．中华老年病研究电子杂志，2020，7（1）：31－35.
[10] 王亮，马远征，张妍，等．北京地区9103例体检人群骨密度流行病学调查研究［J］．中国骨质疏松杂志，2014，20（8）：952－955.
[11] 江辉，闫韵飞．南京地区老年人骨质疏松症危险因素分析研究［J］．中国骨质疏松杂志，2012，18（7）：641－643.
[12] 张大敏，郭杏花．盐田区50岁以上居民骨质疏松症的调查研究［J］．中国当代医药，2014，21（19）：143－145，153.
[13] 邵敏，庄洪，宋文昭．绝经后骨质疏松症生存质量和中医证型的初步研究［J］．中医正骨，2000，（5）.
[14] 罗湘杭，周若玙．骨质疏松的病因及发病机制研究进展［J］．山东大学学报（医学版），2021，59（6）：10－15.
[15] LIANG ZHANG，XIN YIN，JINGCHENG WANG，et al. Associations between VDR gene polymorphisms and osteoporosis risk and bone mineral density in postmenopausal women：a systematic review and meta－analysis［J］. Sci rep，8（1）：981.
[16] XIAOWEI ZHU，HOUFENG ZHENG. Factors influencing peak bone mass gain［J］. Front med，2021，15（1）：53－69.
[17] SRI HARSHA TELLA，J CHRISTOPHER GALLAGHER. Prevention and treatment of postmenopausal osteoporosis［J］. J steroid biochem mol biol，2014（142）：155－70.
[18] PETER R EBELING. Androgens and osteoporosis［J］. Curr opin endocrinol diabetes obes，2010，17（3）：284－292.
[19] 张文达，任艳玲．绝经后骨质疏松症病因病机研究概况［J］．辽宁中医药大学学报，2019，21（7）：101－104.
[20] MARIA ALMEIDA，MICHAËL R LAURENT，VANESSA DUBOIS，et al. Estrogens and androgens in skeletal physiology and pathophysiology［J］. Physiol rev，2017，97（1）：135－187.
[21] STUART L SILVERMAN. Calcitonin［J］. Endocrinol metab clin north am，

2003, 32 (1): 273-284.
[22] 屈永周，何绍烜，赵刚．原发性骨质疏松症的病因学研究进展［J］．世界最新医学信息文摘，2018，18（35）：36-37，41.
[23] 张海涛，高秀峰，孔伟．骨质疏松对老年人骨痛的影响［J］．临床医药文献电子杂志，2015，2（14）：2740.
[24] KERR C, BOTTOMLEY C, SHINGLER S, et al. The importance of physical function to people with osteoporosis [J]. Osteoporos int, 2017, 28 (5): 1597-1607.
[25] 葛继荣，郑洪新，万小明，等．中医药防治原发性骨质疏松症专家共识（2015）［J］．中国骨质疏松杂志，2015，21（9）：1023-1028.
[26] LAN PL, WEI JL, SHANG WH, et al. Early osteoporosis risks and associated factors among caregivers working in disability institutions: iof one-minute osteoporosis risk check [J]. Int J environ res public health, 2020, 17 (9): 3319.
[27] NAYAK S, EDWARDS DL, SALEH AA, et al. Systematic review and meta-analysis of the performance of clinical risk assessment instruments for screening for osteoporosis or low bone density [J]. Osteoporos int, 2015, 26 (5): 1543-1554.
[28] XIAOGUANG CHENG, KAIPING ZHAO, XIAOJUAN ZHA, et al. Opportunistic screening using low-dose CT and the prevalence of osteoporosis in China: a nationwide, multicenter study [J]. J bone miner res, 2021, 36 (3): 427-435.
[29] 程晓光，王亮，曾强，等．中国定量CT（QCT）骨质疏松症诊断指南（2018）［J］．中国骨质疏松杂志，2019，25（6）：733-737.
[30] 葛继荣，王和鸣，郑洪新，等．中医药防治原发性骨质疏松症专家共识（2020）［J］．中国骨质疏松杂志，2020，26（12）：1717-1725.
[31] 乔小万，邓强，李中锋，等．基于“肾虚髓枯”理论探讨骨质疏松症的病机及中药治疗［J/OL］．中国骨质疏松杂志，2022：1-11［2022-04-06］.
[32] 王庆谚，李佳，郑洪新．从“肾虚络病，瘀阻骨络”探讨原发性骨质疏松症中医病机［J］．中华中医药杂志，2022，37（2）：756-759.
[33] 陈旭，陈瀚宇．骨质疏松症从肝脾肾三脏论治探析［J］．中国中医基础医学杂志，2017，23（11）：1533-1535.
[34] 张颖，张博，张治国，等．从肝脾肾三脏探讨绝经后骨质疏松症的发病机理［J］．中国中医基础医学杂志，2012，18（1）：36，42.
[35] 张芸．基于文献数据挖掘探讨原发性骨质疏松症的辨证分型及组方用药规律［D］．济南：山东中医药大学，2021.
[36] 徐林轩．补肾健脾方治疗老年骨质疏松症的临床疗效观察［D］．济南：山东中医药大学，2021.

[37] 米健国，乔荣勤，刘少津．补肾健脾活血方干预骨质疏松模型大鼠骨代谢、氧化应激及自噬的变化［J］．中国组织工程研究，2022，26（26）：4147－4152.
[38] 鲍荣华，周虹，李旭云，等．补肾健脾方干预大鼠成骨细胞增殖和凋亡的实验研究［J］．中国中医骨伤科杂志，2021，29（10）：9－12.
[39] 严坚强，吴俊哲，苏培基，等．二仙汤治疗肝肾不足型绝经后骨质疏松症的临床研究［J］．中国中医骨伤科杂志，2020，28（10）：17－19，24.
[40] 姜茜，黄建华，郑军，等．加味知柏地黄丸合阿仑膦酸钠维 D_3 片对绝经后骨质疏松症肝肾不足证患者骨密度、血清雌二醇和免疫功能的影响［J］．中国医药导报，2018，15（23）：117－120.
[41] 马铮，谢义松，刘晓岚，等．虎潜丸治疗肝肾不足型骨质疏松症 30 例临床观察［J］．湖南中医杂志，2018，34（2）：67－68.
[42] 师达．补肾强筋手法治疗肝肾不足型绝经后骨质疏松症的临床研究［D］．昆明：云南中医药大学，2019.
[43] 王彤．原发性骨质疏松中医针灸推拿治疗的理论基础及思路［J］．中国中医基础医学杂志，2010，16（7）：594－595.
[44] BARBARA LISOWSKA，KAROLINA DOMARACKA. Positives and negatives of nonsteroidal anti－inflammatory drugs in bone healing：the effects of these drugs on bone repair［J］. Drug des devel ther，2018（12）：1809－1814.
[45] 宋亚文，浪万英，王亚军，等．针灸治疗绝经后骨质疏松症临床研究进展［J］．中华中医药学刊，2016，34（6）：1323－1326.
[46] 潘文宇，李艳慧，等．针刺加火针治疗绝经后骨质疏松 56 例［J］．中医药学刊，2003（5）：811－812.
[47] 陈科委，刘承梅，林倩倩，等．督灸治疗腰痛临床研究进展［J］．河北中医，2020，42（12）：1906－1909，1920.
[48] 林晓辉．针刺与刺血治疗骨质疏松性椎体压缩骨折疼痛的对比研究［D］．广州：广州中医药大学，2012.
[49] 康胜，杨鹤祥，敬一夫，等．从督脉论治骨质疏松症的理论依据和临床研究进展［J］．中华中医药学刊，2019，37（5）：1228－1230.
[50] 林海波，李爱青，刘春梅，等．督灸治疗脾肾阳虚型绝经后骨质疏松症患者腰背痛的临床研究［J］．中医临床研究，2013，5（13）：49－51.
[51] 杨瑾．酉时督灸改善肝肾阴虚型绝经后骨质疏松症患者腰背疼痛的效果观察［J］．中国临床护理，2015，7（6）：508－509.
[52] 谢秀俊，姜伟强，陈日新，等．热敏灸联合西药治疗肾阳虚型骨质疏松症腰背痛：随机对照研究［J］．中国针灸，2021，41（2）：145－148.
[53] 吴慧婷，崔田田，欧阳厚淦，等．不同疗程热敏灸干预骨质疏松症模型大

鼠穴位周围结缔组织及脊髓的形态学变化［J］. 中国组织工程研究，2020，24（20）：3135－3139.
［54］陶静，曲崇正，薛平辉，等. 热敏灸治疗原发性骨质疏松症临床观察［J］. 河北中医，2019，41（4）：609－611，623.
［55］周浩，李爱萍，张翠枝，等. 补肾活血汤联合督脉隔姜铺灸法治疗绝经后骨质疏松症效果观察［J］. 实用中医药杂志，2019，35（9）：1118－1119.
［56］黄汉陵，郑苏，彭力，等. 针刺配合铺灸对骨质疏松症患者BMD、BALP及BGP的影响［J］. 上海针灸杂志，2014，33（7）：654－656.
［57］师达. 补肾强筋手法治疗肝肾不足型绝经后骨质疏松症的临床研究［D］. 昆明：云南中医药大学，2019.
［58］谢雁鸣，高景华. 中医药防治骨质疏松症研究与应用［M］. 北京：人民卫生出版社，2018.
［59］黄汉陵，郑苏，彭力. 针刺配合铺灸对骨质疏松症患者BMD、BALP及BGP的影响［J］. 上海针灸杂志，2014，33（7）：654－656.
［60］胡一顺，史玲，鲍志民，等. 低频脉冲电磁场治疗骨质疏松症骨痛症状疗效观察［J］. 上海医药，2012，33（6）：46－48.
［61］朱晓峰，张荣华. 血瘀与原发性骨质疏松的关系［J］. 中医药研究，2002（5）：10－11.
［62］燕书立，皇甫跃，钱瑞坤. 推拿配合运动疗法治疗骨质疏松症腰背痛［J］. 中国民康医学，2006（16）：613.
［63］康轶鑫，王道全，刘忠厚. 推拿治疗骨质疏松症的研究进展［J］. 中国骨质疏松杂志，2010，16（4）：300－307.
［64］赵振，项颗，李秀玲，等. 温经助阳中药熏蒸疗法治疗老年性骨质疏松症24例［J］. 中国中医药现代远程教育，2014，12（12）：15－16.
［65］张丹娜，姚钜森. 中药熏药治疗骨质疏松症40例疗效分析［J］. 浙江中西医结合杂志，2012，22（4）：307－308.
［66］马红霞. 耳穴压籽联合穴位按摩在骨质疏松患者疼痛中的应用［J］. 光明中医，2021，36（5）：828－830.
［67］竺融，吴耀持. 单穴穴位注射治疗绝经后骨质疏松疗效观察［J］. 上海针灸杂志，2014，33（4）：337－338.
［68］邹军，章岚，任弘，等. 运动防治骨质疏松专家共识［C］//第十五届国际骨质疏松研讨会暨第十三届国际骨矿研究学术会议会议文集，2015：164.

2 “肾主骨”理论与膝骨关节炎

膝骨关节炎是一种高发的非炎症性退行性病变，其病位在筋骨，根源在肝肾。

“肾主骨”理论指导下膝骨关节炎的治疗原则为补肾养精，化髓壮骨；疏肝养血，化源强筋；肝肾并调，强筋壮骨。基于此原则提出的中医药疗法，不论是针灸、推拿、中药熏洗、外敷等外治法，还是“补益肝肾，调和气血”的内治法，都在膝骨关节炎的防治中疗效显著。

2.1 现代医学对膝骨关节炎的认识

2.1.1 膝骨关节炎的定义

膝骨关节炎是一种以退行性病理改变为基础的疾患，以膝关节疼痛、肿胀、僵硬、功能障碍为主要临床表现。膝骨关节炎反映的是关节破坏和修复之间的平衡失调，涉及关节软骨、软骨下骨、滑膜与关节囊、肌肉等多种组织结构病理改变。

（1）关节软骨：关节软骨变性是最重要的病理变化之一，表现为关节软骨软化，失去正常弹性，软骨表面变淡黄且粗糙，软骨深层出现裂隙。磨损严重时软骨下骨裸露，关节间隙变窄，且磨损较小的外围软骨面出现增生、肥厚，在关节边缘形成隆起的软骨圈，骨化形成骨赘，导致关节面生物应力的不均衡。

（2）软骨下骨：在承受压力和摩擦力最大的中央部位，软骨下骨密度增加，呈象牙样硬化，而周边软骨下发生骨萎缩、骨质疏松或囊性病变。软骨下骨髓着生物应力的变化不断再塑形，导致关节变形。

（3）滑膜与关节囊：剥脱的软骨漂浮于滑液内或黏附于滑膜上，刺激更多的富含黏蛋白的滑液渗出，使滑液更加浑浊、黏稠：同时，关节囊产生纤维变性和增生，进一步阻碍关节活动。

（4）肌肉：病变关节周围的肌肉由于疼痛而长期处于保护性痉挛状态，使肌肉逐渐挛缩，关节活动减少并逐渐受限，导致纤维性僵直畸形。

2.1.2 膝骨关节炎流行病学特点

据统计，全球膝骨关节炎已影响超过3.6亿人口，波及全球约10%的男性和18%的女性[1]。在我国，症状性膝骨关节炎的患病率为8.1%，呈现出明显的地域差异，即西南地区（13.7%）和西北地区（10.8%）最高，华北地区（5.4%）和东部沿海地区（5.5%）相对较低；从区域特征来看，农村地区症状性膝骨关节炎患病率高于城市地区[2]。膝骨关节炎不仅给患者带来生理上的疼痛、功能障碍，还导致社会心理层面的焦虑、无助、抑郁、社交障碍等，严重影响了患者的日常生活、社会功能及生活质量，同时给家庭和社会医疗带来了巨大的经济负担和压力。

膝骨关节炎患病率随年龄增长而升高，一项针对社区中老年人膝骨关节炎的流行病学调查中显示，年龄在60岁以上的老年人发病率为60.1%，明显高于60岁及以下人群的发病率，而且女性患病率要高于男性[3]。

2.1.3 膝骨关节炎发病原因与机制

膝骨关节炎发病的危险因素较多且互相影响[4]，年龄、性别、遗传、骨密度、激素、种族以及营养状况等全身性因素决定了人群的易感性，职业、环境、生活习惯、关节外伤史等外在因素会进一步促进骨关节炎的发生发展。以下重点介绍几种公认的危险因素：

（1）肥胖。

肥胖与膝骨关节炎的发生有相关性。肥胖者膝骨关节炎的发病率是正常体重者的4倍。过重的负荷可引起的机械性磨损增加，还可引起全身代谢紊乱。此外，脂肪的分布与骨关节炎的发生有相关性，如腰部脂肪过多易患髋、膝骨关节炎，而髋部、大腿的脂肪却很少引起骨关节炎。

（2）遗传因素。

遗传因素也影响膝骨关节炎的发生发展。膝骨关节炎患者的基因检测显示，Asporin基因的突变体有过量的表达，Asporin表达产物是细胞外基质的组分，其突变的频率与骨关节炎的严重程度正相关。

（3）性激素。

性激素与膝骨关节炎发病密切相关。性激素受体存在于关节软骨细胞、关节滑膜组织，以及骨细胞中，而膝骨关节炎的病理变化主要发生在这些部位，性激素作用减退或许是膝骨关节炎好发于绝经后妇女的重要原因之一。

（4）关节劳损或外伤。

外伤及过度负重也是引起膝骨关节炎的重要因素。一些特殊职业人员如清洁工、矿工、采棉花者、职业运动员或舞蹈演员等，其膝关节软骨长期受高强度的应力磨损，造成关节周围的韧带损伤，引起膝关节不稳、半月板损伤或关节内骨折，当损伤超过了机体自身修复的能力，最终就会发展为膝骨关节炎。此外，关节的生物力学环境改变也可引发膝骨关节炎。如长期穿高跟鞋走路时增加了膝关节平时所承受的应力，并且改变了膝关节的受力点，也容易引起膝骨关节炎。

2.1.4 膝骨关节炎的临床表现

膝骨关节炎致残率高，严重损害患者的生活自理能力和劳动能力[5]，可分为初期、早期、中期、晚期，不同的分期呈现出不同的临床表现[6]：

初期：偶发膝关节疼痛，但可正常进行日常活动，无明显膝关节肿胀和畸形；

早期：开始经常出现膝关节疼痛，但日常活动基本不影响，少数患者平路行走偶有影响，常于起立、下蹲或者上下楼梯时疼痛，活动轻微受限，偶尔出现肿胀，无明显畸形；

中期：经常出现膝关节严重疼痛，日常活动因为疼痛而受限，反复出现膝关节肿胀，此时可能出现明显膝关节轻度内翻或者外翻畸形；

晚期：膝关节疼痛非常严重，日常活动已严重受限，可能经常会出现膝关节肿胀，同时可能出现严重的内翻、外翻畸形或屈曲挛缩畸形。

2.1.5 膝骨关节炎的诊断

(1) 临床症状。

膝骨关节炎的症状主要包括疼痛、肿胀、僵硬、畸形及功能受限。一般发病缓慢，多见于中老年肥胖女性，往往有劳累史。

膝关节痛是本病患者就医常见的主诉。早期的膝骨关节炎常呈间断性疼痛，膝关节活动时疼痛加重，其特点是初起疼痛为阵发性，后为持续性，劳累及夜间更甚，上下楼梯疼痛明显。一般疼痛位置局限于受累的关节间隙，只有伴有滑膜炎时才表现为全膝关节疼痛。髌骨关节的骨关节炎多呈髌骨下疼痛，主动伸屈膝关节时引起髌下摩擦感及疼痛为早期表现。在上下楼梯或从座位站起等动作中，股四头肌收缩即引起髌骨下疼痛及摩擦音。被动伸屈时则无症状，偶有交锁现象及髌骨下压痛等。膝骨关节炎患者也有晨僵现象，但其持续时间多在 30 分钟以内。

(2) 体格检查。

步态异常表现为患肢着地时间缩短。站立时常呈膝关节内翻畸形，从座位站起或上下楼时动作困难。部分患者可见股四头肌萎缩，而膝关节粗大。少数患者可触及滑膜肿胀及浮髌试验阳性。髌骨深面及膝关节周围压痛，并可触及摩擦感。关节活动轻度或中度受限，常表现为过伸过屈困难，而完全强直者少见。严重病例可见明显膝关节内翻或外翻畸形，侧方活动检查可见关节韧带松弛表现。

(3) 影像学检查。

X 线片检查被世界卫生组织推荐为检查骨关节炎形态学改变的主要手段。膝骨关节炎在发病早期无明显改变，只有在关节软骨变薄到一定程度时才表现出关节间隙变窄。胫骨髁间嵴和关节边缘骨赘形成是膝骨关节炎早期特征性改变。随着病程加重，关节软骨进一步退化，X 线片表现为非对称性关节间隙变窄，软骨下骨硬化和囊性病变，胫骨髁间嵴及关节边缘大量骨赘，关节内出现游离体，特别见于髌上囊位置。膝骨关节炎后期，出现关节间隙消失，膝关节内翻和外翻畸形。

膝骨关节炎的 X 线分级以 Kellgren - Lawrence 分级法应用最为广泛。具体分为五级：

0 级：X 线表现正常。

1 级：出现骨刺样骨赘，关节间隙正常。

2 级：出现明显骨赘，关节间隙轻度变窄。

3 级：出现多发性骨赘，关节间隙明显变窄，出现软骨下骨硬化，象牙化。

4 级：出现多发性骨赘及关节内游离体，关节间隙严重狭窄或消失，出现软骨下骨硬化象牙化，骨囊肿形成。患者可出现 X 型腿或 O 型腿。

（4）膝骨关节炎的诊断标准。

①近 1 个月内反复的膝关节疼痛。

②X 线片（站立位或负重位）示关节间隙变窄、软骨下骨硬化和（或）囊性病变、关节边缘骨赘形成。

③年龄≥50 岁。

④晨僵时间≤30 分钟。

⑤活动时有骨摩擦音（感）。

满足诊断标准第 1 +（2、3、4、5 条中的任意 2 条）即可诊断膝骨关节炎。

（5）鉴别诊断：

①髌骨软化症：膝关节活动量越大，疼痛越明显，且有过伸痛，行走无力。膝前侧、内侧、外侧、下端及胴窝均有压痛，按压髌骨时伸膝，可触及骨擦感及疼痛。髌骨研磨试验阳性。

②膝关节侧副韧带损伤：损伤韧带常有固定压痛，常在韧带的上下附着点或中部。膝关节常呈半屈曲位，关节活动受限。侧方挤压试验阳性。

③膝关节半月板损伤：有外伤史，伤后关节疼痛、肿胀，有弹响和交锁现象，膝内外间隙压痛。慢性期股四头肌萎缩，以股四头肌内侧尤为明显。麦氏征和研磨试验阳性。

④髌下脂肪垫损伤：有外伤、劳损或膝部受凉病史。膝关节疼痛，下楼梯为甚，膝过伸位疼痛加重，髌下脂肪垫压痛明显，膝过伸试验阳性，髌腱松弛压痛试验阳性。X 线膝侧位片，可见脂肪垫支架的纹理增粗，少数可见脂肪垫钙化阴影。

（编写人员：梁爱迪）

2.2 基于“肾主骨”理论认识膝骨关节炎

2.2.1 “肾”与“膝”的关系

前人有“腰为肾之府，膝为肾之路”之说，可见膝关节与“肾”关系密切。足少阴肾经循行于膝关节内侧，是膝关节与“肾”表里沟通的纽带。《黄帝内经·灵枢·经脉》记载：“肾足少阴之脉，起于小趾之下，……以上腨内，出腘内廉，上股内后廉，贯脊属肾，络膀胱。”通过足少阴肾经“内属脏腑、外络肢节”的联络体系，将膝关节与“肾”紧密联系起来，从而在功能上相互配合、相互协调，维持人体正常运转。并且，肾精是人体生命活动的物质基础，通过经络输布才能到达膝关节局部，起到温养濡润的作用，膝关节的功能才得以正常发挥。

“肝主筋”“肾主骨”，肝、肾对于维持膝关节的正常功能意义重大，肾与骨关节之间存在紧密的生理关联。《黄帝内经·素问·脉要精微论》曰：“膝者，筋之府”，指膝是全身之筋结聚之处，《黄帝内经·素问·六节藏象论》言：“夫人之运动者，皆筋力之所为也”，《黄帝内经·灵枢·经脉》言：“骨为干……筋为刚”，由此可见，筋不仅能束骨使其强健，而且依靠骨的承载和支撑辅助完成机体的各项运动，骨依靠筋的收缩和舒展实现位移。筋与骨构成了膝关节，二者又分别为肝、肾所主，然肝、肾又同出于一源，这在一定意义上说明了“肾”对于膝关节的重要意义。

膝关节软骨对于保护骨质、避免磨损、保障关节功能至关重要，有赖于肾精的滋养。“肾者，主蛰，封藏之本，精之处也”，肾对全身精、血、津、液有着调控作用[7]。关节软骨周边仅有少量血管，主要依靠关节腔内的滑液提供养分，《黄帝内经·灵枢·决气》曰：“谷入，气满淖泽，注于骨，骨属屈伸……是谓液”，只有肾气充盛，精血充盈，软骨才得以濡养，关节才得以正常屈伸。软骨与人体其他组织不同，除了最深层和内缘有少量邻近血管滋养外，大部分软骨组织内并无血管和神经分布，这意味着软骨损伤之后自行修复能力有限。因此，软骨组织的先天储备就显得尤为重要了。关节软骨与人体其他组织结构一样，都禀赋于父母所授的先天之精，为先天之精所化生。《黄帝内经·素问·生气通天论》提到“阴者藏精而起亟也”，明确指出了肾有贮藏精气和调控精气的功能，一方面，肾中所藏之精是软骨生成的关键性物质基础，另一方面在软骨损伤的情况下，肾又起到应变和调节的作用。

肾蕴藏先天之精用以生髓，髓又可滋养骨骼，彼此互为生化，紧密联系，肾精盈亏决定着人体的生长发育及骨骼强弱。《黄帝内经·素问·上古天真论》描述了随着肾气积蓄到达极盛然后又逐渐衰减直至完全衰惫的过程中，机体由生长、发育到发生退化、衰老的历程，肾对于生、长、壮、老、已有着决定性的作用。补肾具有抗衰老、延缓软骨退化的作用，肾气充盛、肾精充沛，则关节得养、骨髓得充，因而骨骼强健、软骨完整，机体运动自如。

（编写人员：叶倩云）

2.2.2 “肾虚”与膝骨关节炎的关系

2.2.2.1 中医学对膝骨关节炎的定义

膝骨关节炎属中医“痹证”“骨痹”范畴，早在《黄帝内经》就已经提出“痹”这一病名，并辟“痹论”的相关篇章，1997 年国家中医药管理局颁布的

《中医临床诊疗术语》疾病部分将其统称为“膝痹”。该病病因大致可分为内、外两端[8]。外因可归于触冒风寒，或水湿浸渍，或湿热毒邪内侵，或痰瘀浊邪留滞于骨等，阻滞经络气机，气血运行不畅，痹阻不通。内因主要责之于先天不足、肾气亏虚，或后天失养、房事不节、肾精耗损等，引发肾虚髓枯，肾不生髓，髓失生化，骨失髓充。骨痹初期以邪实为主；日久则各种因素致肾虚髓枯，其病理性质常虚实相兼。

筋骨失养是膝骨关节炎的病理基础。《儒门事亲》曰：“皮痹不已，而成肉痹。肉痹不已，而成脉痹。脉痹不已，而成筋痹。筋痹不已，而成骨痹。”膝骨关节炎是从“筋痹”到“骨痹”的过程，提示痹证是从表向里、由浅及深传至骨[9]。膝为筋之府，《黄帝内经·素问·脉要精微论》曰：“屈伸不能，行则偻附，筋将惫矣。”经筋结聚环周于膝，骨的营养代谢由通过行于经筋的经脉供应，可见筋与膝关节的生理、病理密切相关。在十二经筋中足三阳和足三阴经筋起始于四肢末端，以弹性网络的形式向上延伸，包绕膝关节，并且在此关节处转折后继续延伸，因此经筋病变与膝骨关节炎的发病密切。筋连接于肉，附着于骨，膝关节在活动时，力通过筋作用于骨，进一步又作用于关节，这不仅能够加强膝关节的稳定性，还能保护膝关节的正常运动，提示膝骨关节炎是膝关节周围筋功能失衡，由经筋传导紊乱导致的结果[10]。《诸病源候论》曰：“肝主筋而藏血，肾主骨而生髓，虚劳损血耗髓，故伤筋骨。”提示肝肾亏虚会累及膝部筋骨，久行久站易损伤筋骨，表现为膝部的筋骨痿痹、肢节挛缩等病理变化以及相应的临床症状[11]。故肾气足，肝血旺盛，能强筋健骨；肾气不足，肝血亏损，则骨髓充养不足，筋脉濡养缺少，骨骼发生退行性改变，集中表现为筋骨失养。

软骨退变是筋骨失养的病理表现。软骨退变是筋骨失养的必经阶段，主要由软骨基质稳态失衡引起。当软骨受到磨损或软骨细胞发生异常代谢时，软骨细胞释放多种 MMP－13，降解蛋白聚糖，破坏胶原蛋白，导致软骨出现化学、物理性质的改变。关节软骨属中医学“筋”范畴，《说文解字》曰：“筋，肉之力也。”“骨，肉之覈也。”筋与骨相连，组成人体的支架结构，两者相互作用，共同承担负重和维持关节运动。力学研究发现，软骨、韧带、周围肌群及软组织等组成筋骨动静力平衡，关节软骨能够减轻关节面的摩擦力，降低负荷承受力，维持膝关节内部的力学平衡。骨痹是筋痹发展过程的延伸，是膝骨关节炎最终的表现形式[12]。

参照现有指南文件可将膝骨关节炎分为五种类型[13-15]：

（1）湿热痹阻证：①主症：关节红肿热痛，屈伸不利，甚则痛不可触，得冷则舒；②次症：口干、小便赤、大便黏腻不爽；③舌、脉象：舌质红、苔黄腻、脉濡数或滑数。（多见于发作期、缓解期）

（2）寒湿痹阻证：①主症：关节疼痛重着，屈伸不利，遇冷加剧，得温则减；②次症：腰身重痛；③ 舌、脉象：舌质淡、苔白腻、脉濡缓。（多见于发作

期、缓解期）

（3）气滞血瘀证：①主症：关节疼痛如刺，屈伸不利，休息后疼痛不减；②次症：面色黧黑；③舌、脉象：舌质紫暗、或有瘀斑、脉沉涩。（多见于发作期、缓解期）

（4）肝肾亏虚证：①主症：关节隐隐作痛；②次症：腰膝酸软无力，酸困疼痛，遇劳更甚；③舌、脉象：舌质红、少苔、脉细数或舌质淡胖、苔白、脉沉迟无力。（多见于缓解期、康复期）

（5）气血虚弱证：①主症：关节酸痛不适；②次症：少寐多梦，自汗盗汗，头晕目眩，心悸气短，面色少华；③舌象与脉象：舌淡、苔薄白、脉细弱。（多见于缓解期、康复期）

2. 2. 2.2 肝肾亏虚是膝骨关节炎的核心病机

《素问·刺要论》曰："筋伤则内动肝"，"骨伤则内动肾"。论述了筋骨与肝肾的病理联系。正常状态下筋与骨处于动态平衡，当被某种刺激因素或诱导因素刺激时会打破这种平衡，发生"筋骨失衡"。若骨病日久，气血亏虚，皆可致肝肾不足，造成筋骨病变。人到中年以后，肝肾功能渐衰，肾虚不能主骨，骨髓失去充养，则软骨产生炎症或异常退变；肝虚无以养筋，筋不能维持骨节之张弛，则产生筋纵弛缓或筋挛拘急；肝肾不足，气弱血虚，血不荣筋，使其无力保护骨骼、充养骨髓以及约束主骨，一旦膝关节活动过度频繁，磨损加重，造成软骨过早或过快出现退变，最终导致筋骨失养。现代医学认为，肝脏、肾脏可通过调控蛋白质代谢、钙磷代谢、骨髓造血等方面来调控筋骨的生长发育。肝脏、肾脏也可通过合成或分泌的某些激素（如甲状旁腺分泌的甲状旁腺激素、雌激素等）直接干预骨的生长发育[16]。若肝肾亏虚，骨失去滋养，日久伤筋，致使筋骨、关节易发生病变，终将形成膝骨关节炎筋骨失养的病理表现。

《黄帝内经·素问·痿论》曰："肾主身之骨髓肾气热，则腰脊不举，骨枯而髓减，发为骨痿。"肾主先天、主骨生髓，肾虚骨枯、筋骨失养，发为骨痹，提示肾虚髓减是骨痹发生的关键因素。《黄帝内经·素问·痹论》提出"五脏皆有合，病久而不去者……故骨痹不已，复感于邪，内舍于肾。筋痹不已，复感于邪，内舍于肝"。《黄帝内经·灵枢·刺节真邪篇》曰："虚邪之中人，洒淅动形，起毫毛而发腠理。其入深，内搏于骨，则为骨痹"；《类证治裁·痹证论治》提出"诸痹……良由营卫先虚，腠理不密，风寒湿乘虚内袭。正气为邪所阻，不能宣行，因而留滞，气血凝涩，久而成痹"，认为痹证为本虚标实之症，正气虚弱是发病的内在因素，《张氏医通》提道："膝痛无有不因肝肾虚者，虚则风寒湿气袭之，均进一步表明脏腑亏虚在膝骨关节炎发病中的地位，其中尤其以肝肾两脏最为重要。《中藏经·论五痹》中记载："骨痹者，乃嗜欲不节，伤于肾也则邪气妄入。"强调肾虚是骨痹病机的关键所在。

现代许多医家通过研究也认为肝肾亏虚与膝骨关节炎的发病密切相关，如员亚洲[17]通过数据挖掘技术对膝骨关节炎的病因病机做出分析研究显示，病性为本虚标实、虚实夹杂，以肝肾亏虚为本病的主要发病根源；殷海波等人[18]认为肾虚骨衰是膝骨关节炎的病机关键，肾虚是衰老的根本原因，衰老可能是膝骨关节炎发生的核心机制，补肾法是治疗的关键所在，而肾精亏虚日久也可累及肝脏致肝血不足，治疗当肝肾并重；陈彦飞等人[19]认为在膝骨关节炎的发病过程中要重视“肝肾同源，筋骨一体”的理念，肝肾亏虚，筋骨失于濡养，同时应注重筋骨的协同关系，筋络骨，骨连筋，无筋则骨不得以动，骨疾则筋痹，故所以治疗当肝肾同补，筋骨同治；施杞教授[20]认为肝肾不足是膝骨关节炎发生发展的内在因素，膝关节有赖于肝血的濡养，若肝血不足，主筋功能失常，则会产生一系列病理改变而致关节退变，另外肾阴的滋养及肾阳的温照作用也对膝关节正常运动功能的发挥起重要作用，所以膝骨关节炎的治疗应以补益肝肾为主；苗力图[21]认为更年期女性膝骨关节炎的发生责之于肝肾机能的衰退，表现在肾精虚衰，冲任功能失调，同时因肝肾同源，精亏则血少，致肝血不足，从而导致出现一系列脏腑功能失调的表现，治疗采用补益肝肾、养血柔肝方以补血荣筋，肝肾并治。

2.2.2.3 肝肾亏虚证是膝骨关节炎的重要证型

中医学对膝骨关节炎的辨证分型有着不同的观点，缺乏统一标准。目前出现在文献和著作中的膝骨关节炎证型有：寒湿阻络证、气滞血瘀证、肝肾亏虚证、湿热痹阻证、风寒湿阻证、肾虚寒湿证、热邪痹阻证、寒胜痛痹证、寒湿瘀滞证、肾虚寒凝证、寒凝血瘀证、肝肾阴虚证、湿胜阻滞证、痰湿阻滞证、寒湿化热证、脾肾亏虚证、肾虚血瘀证、痰瘀化热证、湿热瘀阻证、气血两虚证、肝阳上亢证、阳虚寒凝证、肾阳虚证、肾虚夹瘀证、风盛行痹证、痰瘀互结证、经络不利证等。

高玉花[22]检索中医或中西医结合治疗膝骨关节炎的临床研究文献，将证型规范为17种，对膝骨关节炎证型的分布规律进行了挖掘：所有证型中，出现频率最高的前9位证型依次为：肝肾亏虚证（24.31%）、风寒湿阻证（16.90%）、肾阳亏虚证（12.57%）、气血亏虚证（9.13%）、瘀血阻滞证（8.12%）、肝肾亏兼血瘀证（6.08%）、痰瘀互阻证（4.72%）、湿热痹阻证（4.57%）、脾肾阳虚证（4.20%）。出现率在4%以下的证型有肾阴虚证（3.93%）、肾虚夹瘀证（0.61%）、寒湿夹瘀证（0.39%）、肝肾阴虚兼夹证（2.35%），经络不利证（0.24%）、湿热瘀阻证（0.10%）、肝阳上亢证（0.07%）等。膝骨关节炎所有证型中以肝肾不足证及肝肾不足兼它证所占比例最多，与痹证本虚标实相吻合，病属肝、肾、脾三脏，病性为虚实夹杂，实为风、寒、湿、热、疾、浊、瘀，虚为气虚、血虚、阳虚、阴虚。

其他研究中也得到了类似结论。叶恒力等人[23]通过现代文献研究探究膝骨关节炎中医证型、证素分布规律，证实膝骨关节炎常见证型共有7种，肝肾亏虚证、瘀血痹阻证、风寒湿痹证3种证型的占比最高。吴斌等人[24]应用ROST Content Mining分析工具，挖掘膝骨关节炎的中医证候特点，得出膝骨关节炎是以肝肾亏虚为核心，兼夹血瘀、脾虚、痰湿等虚实夹杂证，中药以补肝肾、活血化瘀、祛风除湿为核心，常用牛膝、当归、川芎、独活、红花等。杨永晖等人[25]借助中医传承辅助平台软件分析中医治疗膝骨关节炎的用药规律，结果发现，补肾、活血药物为其主要组成，肝、肾二经为其主要归经。

2.2.2.4 补益肝肾法是膝骨关节炎的主要治法之一

古代文献及现代文献、现代生物学的众多研究均说明肝肾亏虚与膝骨关节炎的发病密切相关，而临床医家采用补益肝肾法治疗膝骨关节炎也取得了较为满意的效果。将71例肝肾亏虚型膝骨关节炎患者分为对照组及治疗组，对照组36例给予硫酸氨基葡萄糖胶囊口服，治疗组给予独活寄生汤口服，药用独活、桑寄生、当归、茯苓、党参、熟地黄、防风、秦艽、白芍、川牛膝、川芎、制川乌、细辛、甘草，治疗4周后，治疗组在关节压痛的改善、血清及关节液中炎症因子含量的降低等方面均优于对照组[26]；杨健松等人[27]采用骨关节炎补肾方治疗肝肾亏虚型膝关节炎患者20例，药用杜仲、泽泻、威灵仙、干地黄、怀牛膝、补骨脂、锁阳、枸杞、伸筋草、鸡血藤、延胡索、桂枝、何首乌、茯苓，治疗疗程为3周，治疗后患者症状明显好转，认为骨关节炎补肾方可改善患者关节液中PGE2、NO的水平及骨关节炎SF－36评分。于阿春等人[28]认为肝肾亏虚是膝骨关节炎的重要病机，采用俞原配穴的针刺方法对肝肾亏虚型膝骨关节炎患者进行治疗，手法行补法，通过针刺肝俞与太冲穴养肝血以濡筋，针刺肾俞与太溪穴以补肾精壮骨，从而达到补益肝肾，实现强筋健骨、缓解疼痛、改善关节运动功能的效果。周凯等人[29]通过对2011—2014年关于骨关节炎的文献检索发现，肝肾亏虚证在其中的相关论述占比可达24.25%，而独活寄生汤对于肝肾不足、风湿痹阻的痹证具有独特的治疗优势，在痹证或骨关节炎的相关论述中所占比例也高达28.32%，认为独活寄生汤中的有效成分能够改善或消除膝关节局部组织的缺血、粘连、水肿等病理变化，同时可促进炎性物质的吸收，减轻疼痛，改善膝关节功能，从而在临床应用中取得了较为满意的治疗效果。

补益肝肾法在治疗膝骨关节炎中起到的重要作用也在大量实验研究中得到佐证。用补肾活血汤含药血清培养大鼠BMSCs后，与空白组比较，含药血清组Ⅰ型胶原和聚集蛋白表达明显增多；将膝骨关节炎大鼠的关节腔内注射补肾活血汤含药血清和BMSCs，与模型组比较，联合组大鼠关节软骨表面光滑，无软骨表面纤维化[30]。补肾活血方可以有效减缓膝骨关节炎的软骨损伤，与模型组比较，补肾活血方组小鼠膝骨关节组织形态学均明显改善（$p<0.05$），膝骨关节组织INOS、COX－2、IL－6、TNF－α、MMP13 mRNA表达均降低（$p<0.05$），CollagenⅠ表达升高（$p<0.05$），且疗效与剂量呈正相关[31]。补肾强筋胶囊可以显著提高去卵巢膝骨关节炎大鼠血清中E2水平，降低CTX－Ⅱ水平，提高去卵巢膝

骨关节炎大鼠软骨组织 miR－140－5p、ERα、Aggrecan、COL2A1 基因或蛋白表达，下调 ADAMTS－5、MMP－13 基因或蛋白表达。其可能通过激活 ERα/miR－140 通路，调节软骨代谢，从而发挥保护软骨的作用[32]。补肾强筋胶囊可以显著降低膝骨关节炎大鼠血清 IL－1β、IL－6、TNF－α、PGE2 水平，降低膝骨关节炎大鼠软骨组织 iNOS、COX2、MMP1、MMP13、p38MAPK、JNK、NLRP3 基因或蛋白表达，提升 TIMP1、TIMP1、ULK1、Beclin1、LC3B、AMPK 基因或蛋白表达。其可能通过激活自噬 AMPK/ULK1 信号通路，抑制 mTOR 的表达；抑制 p38MAPK、JNK 信号通路的表达及 NLRP3 的活化，从而发挥保护软骨的功效[33]。补肾通络方通过抑制 Wnt/β－catenin 信号通路，刺激 BMP/TGF－β1 的生成，降低 Wnt7a、β－catenin 的含量，增加 GSK－3β、Axin、TGF－β1、BMP－4、BMP－7 的含量，可以有效增加膝关节活动范围，减轻疼痛、肿胀症状，减轻滑膜炎性增厚程度，能在一定程度上改善关节软骨损伤情况，降低膝骨关节炎的疾病严重程度[34]。

（编写人员：叶倩云）

2.2.3　以“肾主骨”为指导的中医药疗法在膝骨关节炎中的应用

2.2.3.1　治疗原则

早期发现并治疗可以极大地延缓膝骨关节炎进展，且中医药尤其是补肾法治疗膝骨关节炎具有独特优势[35]。基于“肝主筋，肾主骨”理论，有学者提出以下膝骨关节炎的中医治疗原则[12]：

（1）补肾养精，化髓壮骨。

肾为先天之本，在膝骨关节炎发展进程中，常出现肾虚－髓减－骨枯的因果循环病理改变，临床上可通过补肾养精后能化髓壮骨，使骨干坚强，减少邪气侵袭，从而维持关节内环境稳态，延缓膝骨关节炎的发生、发展。临床试验表明，利用具有补肾养精作用的方剂从肾论治膝骨关节炎，可明显减轻患者的临床症状并改善关节功能，提高生活质量。

（2）疏肝养血，化源强筋。

肝者，藏血之脏，另主疏泄，在膝关节发生病理改变，逐步演变为膝骨关节炎的病程中，常以筋出现弛缓衰弱、束骨功能减退为首发表现。筋由肝所主，因此，筋发生病理改变多为肝血亏虚、肝脉凝滞之具象表现，故在临床工作中多以疏肝养血为要务。肝脉得疏则肝气通达，而后能疏通气血，使肝血得养，故能充养筋脉使其强健，减少筋损及其后过程中可能因筋损导致的骨损，降低膝骨关节炎的发生率。

（3）肝肾并调，强筋壮骨。

中医学强调“治病求本”，膝骨关节炎的病程中多出现筋骨并损表现，基于“肝主筋，肾主骨”理论，确定根本病因多为肝肾俱虚，应当确立以肝肾并调，强筋壮骨为主的基本治则。具体治法主要有中药内治、中药外治与内外结合的综合治疗，内治外调相互协同，以达到肝肾并调、筋骨并重，有利于保持关节稳定，延缓关节退变，从而更好地治疗膝骨关节炎。

2.2.3.2 中医药内治法的应用

(1) 经典名方。

①从肝肾论治。

补益肝肾是治疗膝骨关节炎的基本治法。肝主筋为藏血之脏，肝血充足则筋脉强劲，静可滋养骨髓，润泽关节滑囊；动可约束诸骨，避免运动损伤。故治疗应筋骨并重，肝肾同治。肾藏精，其性主水、主纳气与生殖，主骨生髓，其藏先天之精，为元阴元阳之本，人体生机之源，生命活动之本。肾中精气充盈是筋骨关节功能正常的原动力。肾精充盈、肾气旺盛，则人体骨骼强健。正如《中西汇通医经精义》所言："肾藏精，精生髓，髓生骨，故骨者肾之所主也，髓者，肾精所生，精足则髓足，髓在骨内，髓足者则骨强。"实验研究与临床观察均证实了补益肝肾法治疗膝痹证的有效性[36-38]，以下重点介绍几种常用方剂。

独活寄生汤：

独活寄生汤出自唐代孙思邈所著《备急千金要方》。意在补益肝肾、祛除寒湿。为治疗久痹而致肝肾两虚，气血不足证之常用方。临床应用以腰膝冷痛，肢节屈伸不利，心悸气短，脉细弱为辨证要点。

全方由独活 9 克，桑寄生、杜仲、牛膝、细辛、秦艽、茯苓、肉桂心、防风、川芎、人参、甘草、当归、白芍、干地黄各 6 克组成，方中重用独活为君，辛苦微温，善治伏风，除久痹，且性善下行，以祛下焦与筋骨间的风寒湿邪。臣以细辛、防风、秦艽、桂心，细辛入少阴肾经，长于搜剔阴经之风寒湿邪，又除经络留湿；秦艽祛风湿，舒筋络而利关节；肉桂心温经散寒，通利血脉；防风祛一身之风而胜湿，君臣相伍，共祛风寒湿邪。本证因痹证日久而见肝肾两虚，气血不足，遂佐入桑寄生、杜仲、牛膝以补益肝肾而强壮筋骨，且桑寄生兼可祛风湿，牛膝尚能活血以通利肢节筋脉；当归、川芎、干地黄、白芍养血和血，人参、茯苓、甘草健脾益气，以上诸药合用，具有补肝肾、益气血之功。且白芍与甘草相合，尚能柔肝缓急，以助舒筋。当归、川芎、牛膝、肉桂心活血，寓"治风先治血，血行风自灭"之意。甘草调和诸药，兼使药之用。

彭翠宁[39]采用加减独活寄生汤治疗 120 例膝骨关节炎患者，结果显示膝关节功能较治疗前明显好转。赵伟[40]观察补益肝肾法治疗骨关节炎的疗效，治疗组采用独活寄生汤加减（独活、秦艽、当归、川续断、杜仲、白芍、延胡索、怀牛膝、威灵仙、地鳖虫、甘草）治疗肝肾亏虚膝骨关节炎患者 56 例，总有效率高于美洛昔康口服对照组。李爱萍等人[41]研究建立兔膝骨关节炎模型，并采用独活寄生汤治疗，发现其能使关节液及血液中 NO、SOD 水平降低，具有延缓关节软骨退化之功效。杨政博等人[42]通过独活寄生汤内服联合硫酸氨基葡萄糖胶囊，发现其能显著改善膝骨关节炎患者的临床症状，减轻炎性反应，提高治疗效果。

金匮肾气丸：

金匮肾气丸出自东汉张仲景的《金匮要略》，由熟地黄、山茱萸、山药、茯苓、泽泻、牡丹皮、附子、桂枝八味药组成，所以金匮肾气丸又称“八味肾气丸”。熟地黄滋肾填精，山茱萸养肝肾而涩精，山药益脾而固精，泽泻、茯苓、牡丹皮则清泻，三补三泻，温补肾阴，增加桂枝、附子升阳，补阳药加入补肾阴药物中，达到肾气生而有源，成了温补肾阳的药物。又加入补肝肾而利水的牛膝、车前子，成为现今市面上的“金匮肾气丸”。魏志林[43]将加味金匮肾气丸与竹圈姜灸相结合，明显改善了肝肾亏虚型膝痹患者的临床症状。

壮骨关节丸：

壮骨关节丸的药物成分为狗脊、淫羊藿、独活、骨碎补、续断、补骨脂、桑寄生、鸡血藤、熟地黄、木香、乳香、没药。有补益肝肾，养血活血，舒筋活络，理气止痛之效。用于肝肾不足、血瘀气滞、脉络痹阻所致的骨关节炎，症状见关节肿胀、疼痛、麻木、活动受限。刘斌等人[44]通过观察六味地黄丸和金匮肾气丸联合壮骨关节丸治疗膝骨关节炎，发现六味地黄丸和金匮肾气丸联合壮骨关节丸治疗膝骨关节炎疗效确切。

右归饮：

右归饮出自明代张景岳的《景岳全书》，药物组成为熟地 6 ~ 9 克或加至30 ~ 60 克，山药 6 克（炒），山茱萸 3 克，枸杞 6 克，甘草 3 ~ 6 克（炙），杜仲 6 克（姜制），肉桂 3 ~ 6 克，制附子 3 ~ 9 克。本方用制附子、肉桂温补肾阳以煦暖全身，但纯用热药势必伤阴，故取六味丸中之山药、萸肉、熟地以滋阴，使阳有所附，枸杞补肝肾，杜仲益肾强腰脊，炙甘草补中和肾，合成甘温壮阳之剂。主治肾阳不足引起的气怯神疲，腹痛腰酸，恶寒肢冷，舌质淡，苔白，脉沉细迟。王刚等人[45]发现右归饮及其拆方可减轻大鼠关节软骨损伤，促进软骨组织修复。

补肾壮骨舒筋汤：

补肾壮骨舒筋汤来源于《林如高骨伤验方》，药物组成有：杜仲、枸杞、骨碎补、芡实、川续断、破故纸各 9 克，煅狗骨 15 克，狗脊 9 克。方中以杜仲、川续断、狗骨、骨碎补、狗脊壮阳补肾，强筋壮骨；枸杞滋阴补肾，壮腰固精；芡实收敛缩溺，固肾涩精。诸药合用，共奏补肾壮骨，舒筋止痛之功。黄丹奇[46]在中医“肾主骨，治肾亦治骨”的理论指导下，运用补肾壮骨舒筋汤治疗 90 例肝肾亏虚型膝骨关节炎患者，6 周后有效率达到 86.7%。

蠲痹汤：

蠲痹汤来源于《医学心悟》，药物组成为：羌活 1 钱，独活 1 钱，桂心 5 分，秦艽 1 钱，当归 3 钱，川芎 7 分，炙甘草 5 分，海风藤 2 钱，桑枝 3 钱，乳香 8 分，木香 8 分。羌活、独活、海风藤、秦艽、桑枝祛风除湿，通痹止痛；桂心散寒止痛；木香、川芎、乳香、当归行气活血，消肿定痛；甘草缓急止痛，调和诸药。康武林等人[47]在盐酸氨基葡萄糖胶囊基础上加用蠲痹汤以治疗膝骨关节炎，与单纯口服盐酸氨基葡萄糖胶囊比较，效果更佳，患者 VAS 评分和膝关节功能评分都得以更加显著改善。

补肾壮筋汤：

补肾壮筋汤选自《伤科补要》卷三，药物组成为：熟地、山茱萸各 15 克，青皮 6 克，白芍、川断、杜仲、当归、茯苓、五加皮、牛膝各 10 克。具有补益肝肾，强壮筋骨的功效。方中熟地、当归、白芍、山茱萸补益肝肾之精血，精血充旺，则筋骨强壮；配以杜仲、牛膝、五加皮补益肝肾，强壮筋骨；茯苓、青皮理气益脾，以助运化。诸药合用，共奏补肝肾、强筋骨之效。若加龟胶、枸杞则更增筋骨之力；气虚可加党参、黄芪、白术。林木南等人[48]将 220 例肝肾亏虚型膝关节炎患者分为两组，治疗组给予补肾壮筋汤加减，对照组给予口服硫酸氨基葡萄糖胶囊，结果显示治疗组的疗效明显优于对照组。

②从瘀浊论治。

另有医家认为，肾虚血瘀是本病发病的关键环节，肾虚为本，瘀浊为标，标本宜同治，故补肾活血通络法也是本病的基本治法。以下重点介绍几种补肾活血通络法常用方剂。

补肾活血方：

补肾活血方出自《伤科大成》。药物组成为：熟地、补骨脂、菟丝子各 10 克，杜仲、枸杞、归尾、山萸肉、苁蓉、没药、独活各 3 克，红花 2 克。方中熟地、杜仲、菟丝子、补骨脂、枸杞、山茱萸、肉苁蓉填补精血，强壮筋骨；配以归尾、红花、独活、没药活血祛瘀，通络止痛。马永等人[49]采用补肾活血方加减，治疗膝骨关节炎患者 59 例，治疗 12 周后疼痛及中医证候等方面改善的效果均明显优于口服西乐葆对照组。吕建国等人[50]使用补肾活血方加减，治疗膝骨关节炎患者 165 例，有效率高达 93%，可充分缓解关节疼痛并且降低复发率。

祛瘀通痹汤：

祛瘀通痹汤的药物组成为：熟地黄 20 克，当归尾 15 克，川芎 9 克，怀牛膝 18 克，白芍药 30 克，木瓜 9 克，羌活 10 克，制川乌头 6 克，制草乌头 6 克，桂枝 10 克，红花 10 克，鸡血藤 20 克，黄芪 20 克，甘草 6 克。方中熟地黄、黄芪、鸡血藤补益肝肾，益气养血；制川草乌、羌活、独活、威灵仙祛风散寒除湿；红花、乳香、没药活血止痛；全蝎搜风通络；牛膝、桂枝温经通阳，发汗解肌，引诸药下行；白芍药酸敛，桂枝、甘草辛甘化阳，白芍药、甘草酸甘化阴，三药共用调和营卫。诸药合用，共奏扶正祛邪、活血止痛之功。国延军等人[51]研究发现，以补肾活血药物为主的祛瘀通痹汤能降低兔膝骨关节炎模型关节滑液中 IL－β 及 PGE2 含量，有效地缓解关节疼痛，保护软骨。

骨痹方：

骨痹方组方为：续断15克，骨碎补30克，牛膝15克，鸡血藤30克，千年健15克，桑寄生15克，油松节30克，土鳖虫10克。具有补益肝肾，强筋健骨之效。方中桑寄生味苦、甘，性平，具有益肝肾、祛风湿、强筋骨的功效。鸡血藤养肝血、柔筋脉、和血络，治风先治血，血行风自灭。牛膝有补肝肾、强筋骨、散瘀血、消痈肿之效。续断有补肝肾、强筋骨之功。骨碎补功用益肾、强筋骨、活血止痛。千年健有祛风湿、壮筋骨、止痛消肿之效。油松节具有祛风湿、通络止痛作用。土鳖虫搜风通络、蠲痹祛瘀，走窜之力峻。袁芳等人[52]发现骨痹方可有效延缓膝骨关节炎进展，在改善患者预后及提高生活质量方面有明显优势，且无明显不良反应，值得在临床推广应用。

桂枝芍药知母汤：

桂枝芍药知母汤出自《金匮要略·中风历节病脉证并治第五》：“诸肢节疼痛，身体尪羸，脚肿如脱，头眩短气，温温欲吐，桂枝芍药知母汤主之。”其组成为：桂枝15克，白芍9克，赤芍6克，生麻黄6克，生白术15克，知母12克，防风12克，炮附子9克，生姜15克，甘草6克。若血瘀者加乳香9克、没药9克；若肝肾亏虚者加杜仲15克、续断15克、熟地黄30克；若气虚者加黄芪30克。方中桂枝，性味辛温，能散风寒之邪，温通经络而开痹。芍药养阴活血，柔肝止痛。桂枝、芍药、生姜、甘草合用，调和营卫，顾护胃气。知母清热以治下焦之火。麻黄开毛孔而发寒湿之邪，使寒散血活，积聚自破。防风主大风，可祛一身之风邪，燥脾而除湿，清利关节之风湿而疗骨节痹痛。麻黄、防风助桂枝发散风寒之邪。白术培固中土以散湿除痹、益气生肌。附子辛温大热，散寒除湿，通行十二经。诸药合用，共奏温阳行痹、散寒祛湿、养阴清热之功效。马威等人[53]发现桂枝芍药知母汤加减治疗风寒湿痹型膝关节炎患者疗效显著，可有效缓解膝关节疼痛，改善患者膝关节功能，且可能与其降低患者血清炎性细胞因子有关。

（2）中成药。

膝骨关节炎患者病程通常较长，且易反复发作，因而需要长期服用药物以控制症状。近年来随着中成药制剂技术的发展，越来越多的中药制剂因其疗效确切而被广泛使用。以下介绍几种在临床上广泛应用于膝骨关节炎治疗的中成药。

①尪痹片。

尪痹片由地黄、熟地黄、续断、附子、独活、骨碎补、桂枝、淫羊藿、防风、威灵仙、皂刺、羊骨、白芍、狗脊、知母、伸筋草、红花等药物组成。可补肝肾，强筋骨，祛风湿，通经络。用于肝肾不足，风湿阻络所致的尪痹，症见肌肉、关节疼痛，局部肿大、僵硬畸形，屈伸不利，腰膝酸软，畏寒乏力。黄云台等人[54]用尪痹片治疗肝肾两虚、瘀血痹阻型膝骨关节炎患者20例，各项指标明显优于口服双氯芬酸钠缓释片对照组。

②益肾蠲痹丸。

益肾蠲痹丸的药物组成为：熟地黄 750 克，鹿衔草 500 克，骨碎补（炒）500 克，肉苁蓉 500 克，淫羊藿 500 克，鸡血藤 500 克，莱菔子 250 克。其中，熟地黄补血滋润，益精填髓；鹿衔草补虚、益肾、祛风除湿、活血调经；骨碎补能补肾强骨；肉苁蓉补肾阳，益精血，润肠通便；淫羊藿补肝肾，强筋骨，助阳益精，祛风湿；鸡血藤补血，活血，通络；莱菔子消食除胀，降气化痰。本药用于麻木瘫痪，风湿痹痛。有研究证明[55]益肾蠲痹丸能有效控制膝骨关节炎急性发作期症状，且安全性高。

③仙灵骨葆胶囊。

仙灵骨葆胶囊组成为淫羊藿、续断、丹参、知母、补骨脂、地黄。其中，淫羊藿辛甘、温，归肝、肾经，具有补肾壮阳、祛风除湿之功；续断补肝肾、行血脉、续筋骨；补骨脂补肾壮阳、固精缩尿、温脾止泻；知母清热泻火、生津润燥；丹参活血通经、祛瘀止痛、清心除烦；地黄滋阴补血、益精填髓。全方共奏滋补肝肾，接骨续筋，强身健骨之功效。用于肝肾不足，瘀血阻络所致症状腰脊疼痛，足膝酸软乏力。

④淫羊藿总黄酮胶囊。

淫羊藿总黄酮胶囊由淫羊藿总黄酮提取物组成，具有温补肾阳、强筋健骨的功效。用于肾阳不足之痹证，症见腰脊疼痛、腰膝酸软、形寒肢冷、下肢无力，夜尿频多，舌淡，苔薄白。

⑤肾气丸。

肾气丸组成为干地黄 24 克，薯蓣、山茱萸各 12 克，泽泻、茯苓、牡丹皮各 9 克，桂枝、炮附子各 3 克。为补益剂，具有补肾助阳之功效。主治肾阳不足证。腰痛脚软。

⑥金乌骨通胶囊。

金乌骨通胶囊组成为金毛狗脊、淫羊藿、威灵仙、乌梢蛇、土牛膝、木瓜、葛根、姜黄、补骨脂、土党参。具有滋补肝肾，祛风除湿，活血通络之功。用于肝肾不足，风寒湿痹引起的腰腿酸痛、肢体麻木等症。

⑦金天格胶囊。

金天格胶囊成分为人工虎骨粉。具有补肾壮骨的功效。用于腰背疼痛，腰膝酸软，下肢痿弱，步履艰难等症。

⑧骨疏康胶囊。

骨疏康胶囊由淫羊藿、熟地黄、骨碎补、黄芪、丹参、木耳、黄瓜籽共七种成分组成，以淫羊藿为君药，配合熟地黄、骨碎补、黄瓜籽，可达到阴阳双补，强壮骨骼的作用；黄芪、木耳健脾益气，丹参活血通络，全方共奏补肾益气，活血壮骨之功效。

⑨虎潜丸。

虎潜丸源自《丹溪心法》，又名“健步虎潜丸”。组成为酒炒黄柏半斤，酒炙龟板四两，陈皮二两，酒炒知母二两，熟地黄二两，白芍药二两，锁阳一两半，炙虎骨一两，干姜半两。可以滋阴降火，强健筋骨。用于肝肾阴虚，腰膝酸楚，筋骨痿软，腿足无力，步履不便，舌红苔少，脉细弱。

2.2.3.3　中医药外治法的应用

“外治之理即内治之理，外治之药即内治之药，所异者，法耳”，与内治法的治则相同，中医外治法的遣方用药与选穴配穴也大都以补益肝肾为主。而且，中医外治疗法可通过中药外敷、中药熏洗、针灸推拿等方式直接作用于膝关节局部，起到舒筋活络、祛寒止痛等作用，安全且有效。

（1）中药外敷。

中药外敷治疗膝骨关节炎可选用补益肝肾类药物，配合内服则疗效更佳。通过外敷或熏洗的温热作用使患处局部皮肤温度升高，使药物直接作用于患处局部扩张膝关节周围微小血管，皮肤黏膜通过吸收药物使其得以进入血液循环，发挥活血化瘀、消肿止痛及祛风除湿散寒的功效[56]，同时能通过温补肝肾，改善肝肾气血循环，使筋骨得以濡养。

（2）中药熏洗。

中药熏洗与中药外敷的原理类似，多选用补益肝肾类药物配伍，利用其药液的温热刺激作用直接改善膝关节周围的局部环境，缓解膝骨关节炎临床症状，同时利用皮肤的渗透作用将有效成分吸收入血，发挥补益肝肾精血的作用，肝肾精血得充，则筋骨濡养有源，强劲有力。

（3）中草药离子导入法。

该法结合中草药、穴位、经络及电流物理作用，可增强补肾类中草药局部透皮吸收，再配合肝肾两脏辨证取穴，通过刺激穴位达到补益肝肾、通络镇痛的功效。此外，直流电本身就具有镇痛、缓解痉挛、增强血液循环、消炎、脱水作用。

（4）针灸疗法。

针刺包括毫针疗法、温针疗法、电针疗法等，对缓解疼痛和改善关节功能具有积极作用。在局部取穴的同时配合循肝肾两经辨证取穴，调理局部气血并纠正筋骨内部微环境紊乱，充分发挥补益肝肾、强筋壮骨的功用，内外兼顾的同时局部与整体统筹，可取得良好疗效。局部常取膝眼、委中、足三里、阳陵泉、阴陵泉等，配穴选用所属经脉的络穴及阿是穴。经临床研究证实，对膝骨关节炎患者在西医常规治疗期间辅以针灸，可有效控制病情发展并缓解患者疼痛[57]。

（5）小针刀疗法。

小针刀疗法常与补肾中药或者补肾类推拿手法配合应用，以达到筋骨同治的目的。常应用小针刀在局部软组织如内收肌结节、髂胫束、鹅足、髌下脂肪垫、胫侧副韧带等部位进行松解，亦可在局部压痛处行小针刀疗法，适用于膝关节疼痛、晨僵、肌肉粘连、功能受限、挛缩屈曲畸形明显的发作期、缓解期膝骨关节炎患者，可缓解膝关节疼痛、改善关节功能。

（6）推拿疗法。

对于缓解期、康复期膝骨关节炎患者，推荐选择手法治疗。通过点按、揉按、拿捏、屈伸、弹拨、拔伸等多种理筋、整骨手法，起到舒筋通络、活血化瘀、松解粘连、滑利关节的作用，同时根据肝肾两条经脉的循行走向进行推拿刺激，在疏经通络止痛的基础上，促进肝肾精气的生发，在膝关节功能恢复过程中具有重要作用[58]，可改善关节僵硬、减轻关节疼痛、改善关节功能。

（7）穴位注射。

穴位注射是将中药针剂直接注射到病位组织，发挥治疗作用。操作时，关节积液明显者，先抽取关节积液再配合中药穴位注射治疗。穴位注射法取自针灸疗法，使用的中药注射液以中药为主要成分，可对患者微血管循环、血液黏度等进行有效的调节，进而发挥积极的止痛、抗炎效果。穴位注射可选择肝肾二经所在腧穴，以达到激发经气、补益肝肾的作用，同时也方便了穴位对药液的吸收，可使药效得到充分发挥。补肾类药物鹿瓜多肽注射液为治疗骨关节炎常用的穴位注射制剂。

（8）艾灸疗法。

“药之不及，针之不到，必须灸之”。对于缓解期、康复期膝骨关节炎患者，可选择艾灸疗法辨证施治。灸法集热疗、光疗、药物刺激与特定腧穴刺激于一体，能有效降低炎症灶血管通透性，改善血液流变学和血液动力学指标。艾叶有纯阳的性质，再加上火本属阳，两阳相得，往往可起到最好的补益作用。艾火的温热及药物的药理作用集中在膝关节局部及肝、肾等经的穴位上，可刺激穴位激发经气，以缓解膝关节疼痛、改善关节功能、提升患者生活质量，尤其适用于缓解肝肾亏虚证、气血虚弱证患者关节隐痛、酸痛不适等症状。

（9）拔罐和刺络拔罐疗法。

拔罐和刺络拔罐疗法常与补肾针法或者手法配合使用，以起到补肾活血的作用。对于缓解期、康复期膝骨关节炎患者，建议选择拔罐疗法；对于发作期、缓解期的患者，建议选择刺络拔罐疗法。拔罐的作用机制可能与改变局部的能量代谢和局部神经－免疫调节机制有关[59]，可提升痛阈，增加皮肤血流量及增强机体免疫力，缓解膝关节疼痛和改善关节功能。刺络拔罐选穴符合针灸治疗原则，可选用温针、火针、三棱针、梅花针、粗毫针，多用于气滞血瘀证者。刺络拔罐的作用机制可能与神经－内分泌－免疫调节、氧化应激等有关，可改善局部微循环，缓解膝关节肿胀、疼痛、麻木状态，改善关节活动度和关节功能。

（10）“筋骨同治”的中医药综合服务技术。

本研究团队在中医药防治退行性骨病及其作用机制研究方面有数十年的工作积累，针对膝骨关节炎提出了“筋骨同治”的防治理念，并在国家重点研发计划主动健康和老龄化科技应对重点专项的支持下，建立了一套中医药综合服务技术。

《黄帝内经·素问·四气调神大论》云：“圣人不治已病治未病，不治已乱治未乱，此之谓也。夫病已成而后药之，乱已成而后治之，譬犹渴而穿井，斗而铸锥，不亦晚乎”，“未病先防、既病防变、瘥后防复”是老年病防治的三个关键性节点。在此思想的影响下，本研究团队通过开展回顾性病例研究，运用机器学习的方法对海量数据进行挖掘，发现肝肾亏虚为膝骨关节炎患者的重要特征；通过真实世界观察，发现“筋骨同治”的中医药综合服务技术可以显著改善患者症状，提高生活质量，且较一般的疗法更具有卫生经济学价值。

膝骨关节炎的核心病机是“筋伤骨损”，其中，筋伤为启动环节，失衡为关键因素，骨损为最终结果，是一个由“筋伤”到“骨痹”的疾病动态进程。而在中医学理论中，筋病归于肝，骨病内合于肾，而“食气入胃，散精于肝，淫气于筋”，故口服汤剂可以有效地起到“筋骨同治”的作用。其方剂常选独活寄生汤或者张荣华教授自拟补肾活血复方，此类方剂旨在益肝肾、强筋骨、祛风除湿，扶正祛邪。此外，膝关节部位浅表、解剖层次少，外用药易于渗透关节发挥治疗作用，故常辅以中药外敷、中药熏洗疗法，可起到散寒止痛、利水消肿、养血散瘀、强筋壮骨的作用，内外用药，同时配合，疗效倍增。

“筋骨同治”的中医药综合服务技术基于“肝主筋，肾主骨”理论，并结合经筋学说，以内治法和外治法中的2种或3种方法相结合为主要方式，充分发挥局部与整体相互统一、内部与外部相互协调的治疗优势，临床治疗特色突出、效果显著，应用前景广阔。

2.2.3.4 膝骨关节炎的饮食调摄

膝骨关节炎还可以通过饮食的方法进行调理，以下介绍几种便捷的膳食：

（1）补肾鹿肉粥。

【食材】鹿肉40克，粳米80克。

【做法】鹿肉洗净，切片；粳米淘净。砂锅置火上，入水适量，下入粳米和鹿肉，大火烧开，小火慢煮至粥熟，加盐调味即可。

【功效】补肾填精、强筋壮骨。适用于遗精、阳痿、肾虚腰痛等症。

【食法】每日一次，温热食用。

（2）强肾壮骨粥。

【食材】黄豆2两，毛豆4两，黑豆2两，虾米4两，何首乌3钱，熟地2钱，淡色酱油1/2汤匙，麻油1/2汤匙，醋10汤匙。

【做法】提前一晚将黄豆、黑豆清洗干净，放入碗中并加入水和1.5勺食盐，浸泡一晚至膨胀。锅内准备煮开的水，并将毛豆倒入烧滚直至汤水颜色变绿即可捞出，再用冷水浸泡一下捞出。黄豆、黑豆也在沸水中烫2～3分钟，捞出晾干。虾米清洗干净并滤干，并置于油锅中稍微炝一下，待虾米颜色变红即可捞出。将何首乌、熟地、半碗水倒入锅中，开中火煮10分钟即关火。将所有食材混合在一起，加入酱油、麻油、醋调味，拌匀即成。

【功效】具有补肾强肾、补钙壮骨等功效。

【食法】每日一次，温热食用。

（3）羊骨粥。

【食材】新鲜羊骨 l000 克左右，粳米或糯米 60 克，葱白 2 根，生姜 5 片。

【做法】将羊骨洗净捶碎后，加入水煎制成汤；取汤代水，与米一起熬粥，待粥快熟的时候，加入盐、生姜、葱白，再稍煮一会即可食用。

【功效】具有补骨气、强筋骨、健脾胃的功效，对于虚劳羸弱、肾脏虚冷、腰脊转动不利、腿膝无力、筋骨挛痛等疾病都具有一定的抑制作用。

【食法】食用羊骨粥不能过于频繁，否则会过犹不及。除此之外，羊骨粥应该在秋冬两季的早晚餐食用，最好在温热之时空腹吃。如果患了感冒、发热等症状，尽量不要食用。

（4）桑葚枸杞饭。

【食材】桑葚干 20 克，枸杞子 20 克，粳米 150 克。

【做法】将桑葚、枸杞和粳米分别淘洗干净后，一同放入电饭锅中，加入适量水，按照正常煮饭的方式煮饭即可。

【功效】桑葚，具有补肾填精、滋阴补肾的作用；枸杞子，具有滋补肝肾精血的作用。桑葚与枸杞子一起使用，与大米一起蒸饭食用，可达到滋阴补肾、益肾填精，从而强筋健骨的作用。

【食法】桑葚枸杞饭可以每天食用 1 次，或者每周食用 3 ~ 5 次，连续食用 4 ~ 6 周。月经期暂停食用。

（5）山药羊肉粥。

【食材】山药 150 克，羊腿肉 100 克，粳米 80 克，姜片 5 片，食盐适量。

【做法】将山药去皮，切片；羊腿肉切成小丁。现将羊腿肉和姜片 2 片一起放入开水中氽水去血沫后捞出，然后与山药、粳米一起放入砂锅中，加入适量的水；姜片 3 片，大火煮开后，转为中小火，煮 1 小时左右至粥汤黏稠，稍加入适量盐调味即可。

【功效】山药，具有健脾、补肺、养肾的作用，能够滋补肾精。羊肉，可温阳补肾，健脾益气，山药与羊肉一起，可达到温阳补肾的效果。肾主骨生髓，肾精充足，就能充养骨髓、强筋健骨。

【食法】可以每周食用 3 ~ 5 次，连续食用 4 ~ 6 周。月经期暂停食用。

（6）二籽粥。

【食材】韭菜籽 20 克，黄瓜籽 20 克，粳米 80 克。

【做法】将韭菜籽和黄瓜籽先放入锅中稍微翻炒，至有香气溢出，然后取出，与粳米一起放入砂锅中，加入适量水，大火煮开后，转为中小火，熬煮 40 分钟左右至粥汤黏稠即可食用。可加入适量食盐调味。

【功效】滋补肝肾，强筋壮骨。

【食法】每周食用3次，连续食用6~8周，以达到较好的补肾壮骨的效果。

(7) 核桃补肾粥。

【食材】核桃3枚，莲子30枚，山药80克，黑眉豆30克，粳米80克。

【做法】将核桃去壳取仁，山药削皮切小块，与莲子、黑眉豆、粳米等一起放入砂锅中，加入适量的水，大火煮开后，转为小火，熬煮1小时左右，至粥汤黏稠即可食用。

【功效】核桃具有补肾、润肠通便的作用。莲子具有健脾、补肾、养心、安神的作用。山药具有健脾、补肾、养肺的作用。黑眉豆具有健脾养胃的作用。粳米可以养胃生津。各种食材配合食用，达到健脾养胃、补肾填精、脾肾双补的效果。脾被称为后天之本，肾被称为先天之本，肾中的精气，需要依赖后天脾胃化生的气血供应才能保持充足。补肾健脾，可滋补先后天而达到补肾填精、强筋健骨的作用。

【食法】可以每周食用3~5次，最好连续食用4周以上。

(8) 猪肾粥。

【食材】猪肾1对，人参6克，核桃肉10克，粳米200克。

【做法】取猪肾1对洗净切片，人参6克，核桃肉10克及粳米200克加适量水共煮成粥即可。

【功效】祛风除湿，补益肾气。主治膝关节炎，证属肾气不足者。

【食法】随意服用，每日1剂。

(9) 三七炖鸡。

【食材】雄乌鸡1只，三七6克，黄芪10克（切断）。

【做法】将三七、黄芪共纳入鸡腹内，加入黄酒10毫升，隔水小火炖至鸡肉熟。

【功效】鸡性温味甘，能温中补脾、补肾益精；三七性温味甘，能止血化瘀、消肿定痛，是一种优良的止血药。三七有缩短血液凝固时间及使血管收缩的作用。本方具有补脾肾、益气血、止血消瘀等作用。

【食法】用酱油随意蘸食，隔日1次。

(10) 松节黄酒煮黑豆。

【食材】松节300克，黄酒200克，黑豆400克。

【做法】松节洗净．砍碎成薄片或细条状，备用；黑豆先浸泡半小时，洗净、备用。松节、黑豆一起倒入大砂锅内，加凉水浸没，中火煮半小时，至黑豆刚熟，而不酥时，加黄酒250克，改用小火慢煮1小时，至黑豆酥烂，汁水快干时离火。弃松节，将黑豆烘干或晒干，装瓶，盖紧。

【功效】此方具有补脾肾，强筋骨，通血脉，祛风湿，除骨寒等功能，治湿胜寒痹有效。对风湿性关节炎、类风湿性关节炎，有关节冷感、重疼痛感，或受寒即痛者，久食有显著疗效。肾亏、腰脚痛之老年患者也相宜。

【食法】每日 3 次，每次 50 粒。细嚼慢咽。使用注意：马尾松、油松的松节，均可用。作此方汁水快干时，宜用小火，防止焦底。

(11) 杜仲猪脊骨汤。

【食材】杜仲 10 ~ 15 克，黑眉豆 10 ~ 15 克，猪脊骨 250 克。

【做法】猪脊骨洗净和杜仲、黑眉豆一起置于砂锅中，加水煮至黑眉豆烂熟。

【功效】补肝肾，壮筋骨。主治老年性关节炎，肾虚腰痛。

【食法】调味后喝汤食豆。

(12) 苁蓉羊肉粥。

【食材】肉苁蓉 30 克，羊肉 150 ~ 200 克，大米适量，食盐、味精各少许。

【做法】羊肉洗净切片，放锅中加水煮熟，加大米、肉苁蓉共同煮粥，以食盐、味精调味服食。

【功效】温里壮阳，补肾益精。适用于腰膝冷痛、阳痿遗精、肾虚面色灰暗等。

（编写人员：叶倩云　胡雪灵　吴霭玲）

参考文献

[1] GLYN - JONES S, PALMER A, AGRICOLA R, et al. Osteoarthritis [J]. Lancet, 2015, 386 (9991): 376 - 387.

[2] 中华医学会骨科学分会关节外科学组. 骨关节炎诊疗指南 (2018 年版) [J]. 中华骨科杂志, 2018, 38 (12): 705 - 715.

[3] 吕苏梅, 张瑞丽. 中老年膝骨关节炎的流行病学研究进展 [J]. 中国老年学杂志, 2016, 36 (16): 4133 - 4135.

[4] 王欢, 魏飞龙, 马琼, 等. 膝骨关节炎危险因素的 Meta 分析 [J]. 医学信息, 2021, 34 (6): 106 - 110.

[5] 靳天, 程志祥. 膝骨关节炎非手术治疗的现状与思考 [J]. 中华医学杂志, 2021, 101 (43): 3525 - 3527.

[6] 孟纬. 膝骨关节炎的个体化治疗 [J]. 中国组织工程研究, 2019, 23 (32): 5216 - 5220.

[7] 吴鸿洲, 傅维康. 黄帝内经导读 [M]. 北京: 中国国际广播出版社, 2007: 239 - 239.

[8] 衣兰杰, 王旭东. 明清文献中骨痹病因病机及论治特点研究 [J]. 江西中医药大学学报, 2019, 31 (6): 3 - 5, 17.

[9] 陈宇. 膝关节骨关节炎经筋辨证规律的临床研究 [D]. 广州: 广州中医药大学, 2013.

[10] 管傲然，管薇薇，丁丽玲，等．十二经筋理论的临床运用［J］．云南中医中药杂志，2014，35（8）：53－55.
[11] 黄木全，程传浩．从“肝肾－经筋”理论探讨骨性关节炎的综合治疗［J］．中医学报，2011，26（4）：430－431.
[12] 李慧，何晓娟，贾良良，等．肾主骨生髓与膝骨关节炎筋骨失养的关系［J］．风湿病与关节炎，2019，8（2）：48－51.
[13] 中华中医药学会骨伤科分会膝痹病（膝骨关节炎）临床诊疗指南制定工作组．中医骨伤科临床诊疗指南·膝痹病（膝骨关节炎）［J］．康复学报，2019，29（3）：1－7.
[14] 王波，余楠生．膝骨关节炎阶梯治疗专家共识（2018年版）［J］．中华关节外科杂志（电子版），2019，13（1）：124－130.
[15] 王尚全，朱立国，展嘉文，等．中医康复临床实践指南膝骨关节炎［J］．康复学报，2020（303）：177－182.
[16] 王小春．骨代谢、肝肾功能指标在中医骨代谢疾病中的应用［D］．杭州：浙江中医药大学，2017.
[17] 员亚洲．采用数据挖掘技术对膝关节骨性关节炎临床证型的分析研究［D］．太原：山西中医学院，2016.
[18] 殷海波，王海南，刘宏潇，等．从肾藏象论衰老与骨关节炎［J］．中医杂志，2012，53（14）：1192－1194.
[19] 陈彦飞，赵勇，李元浩，等．基于“筋骨关系”探讨铍针治疗膝骨关节炎［J］．中国中医药信息杂志，2018，25（8）：118－120.
[20] 李宁，王拥军，施杞．施杞从肝肾论治膝骨性关节炎［J］．中医杂志，2013，54（3）：197－200.
[21] 苗力因．补益肝肾、养血柔肝方治疗肝肾亏虚型更年期骨关节炎的临床研究［D］．沈阳：辽宁中医药大学，2011.
[22] 高玉花．女性膝骨关节炎的中医证候研究［D］．北京：北京中医药大学，2015.
[23] 叶恒力，高欢欢，傅繁誉，等．基于现代文献的膝骨关节炎中医证型与证素分布规律研究［J］．海南医学院学报，2020，26（1）：47－52.
[24] 吴斌，李延萍．基于ROST－CM文本分析骨关节炎的中医证候及用药规律［J］．时珍国医国药，2017，28（4）：1015－1017.
[25] 杨永晖，李艳，胡谦．基于关联规则和复杂系统滴聚类研究李济仁治疗类风湿关节炎用药规律［J］．中华中医药学刊，2015，33（12）：2973－2975.
[26] 韦讳，梁薇，刘胜，等．独活寄生汤治疗肝肾亏虚型膝骨关节炎患者疗效及对血清、关节液中SDF－1/CXCR4信号通路的影响［J］．中药药理与临床，2019，35（3）：171－174.

[27] 杨健松，胡栖均，伍中庆．骨关节炎补肾方对肝肾亏虚型膝骨关节炎关节液中 PGE2、NO 的影响 [J]．中国中医骨伤科杂志，2011，19 (4)：26－27.
[28] 于阿春，苏国宏．俞原配穴治疗肝肾亏虚型膝骨性关节炎临床疗效观察 [J]．中医药临床杂志，2019，31 (6)：1127－1130.
[29] 周凯，陈天宇，罗雪梅，等．独活寄生汤在膝骨关节炎治疗中的特色 [J]．风湿病与关节炎，2015，4 (4)：60－61.
[30] 吴刚，童培建．补肾活血汤含药血清干预体外培养大鼠骨髓间充质干细胞成软骨分化及补肾活血汤联合骨髓间充质干细胞治疗大鼠膝骨关节炎的实验研究 [J]．中医正骨，2018，30 (1)：6－11.
[31] 李兴，肖方骏，李震，等．补肾活血方干预小鼠膝骨关节炎软骨修复的机制 [J]．中成药，2022，44 (2)：582－586.
[32] 陈国材．补肾强筋胶囊治疗绝经后膝骨关节炎的临床疗效观察和实验研究 [D]．广州：广州：广州中医药大学，2020.
[33] 卢岩岩．补肾活血方对大鼠膝骨关节炎软骨自噬和炎症的影响及临床疗效观察 [D]．广州：广州中医药大学，2019.
[34] 施彦龙，李应福，谢兴文，等．基于"肝主筋，肾主骨"理论探讨膝骨关节炎的中医治疗 [J]．风湿病与关节炎，2021，10 (11)：56－59.
[35] 汪小健，李少广，王彭禾，等．基于"髓系骨病"理论论治膝骨关节炎 [J]．中华中医药杂志，2021，36 (11)：6500－6503.
[36] 李冉，白岚，李树祝．膝关节骨性关节炎中医治疗模式研究进展 [J]．现代中西医结合杂志，2014，23 (1)：104－107.
[37] 林雪爱，董黎明，许金樱，等．中西医结合治疗膝关节骨性关节炎 64 例临床观察 [J]．浙江中医杂志，2015，50 (10)：757.
[38] 李佳，邓洋洋，孙鑫，等．"肾－精－髓－骨－关节软骨"系统联系的理论探讨 [J]．时珍国医国药，2016，27 (3)：656－658.
[39] 彭翠宁．独活寄生汤联合塞来昔布治疗膝关节骨性关节炎疗效分析 [J]．辽宁中医药大学学报，2016 (8)：109－111.
[40] 赵伟．加味独活寄生汤治疗肝肾亏虚型膝骨关节炎 56 例临床观察 [J]．四川中医，2016 (8)：191－193.
[41] 李爱萍，何昌谋．独活寄生汤对兔膝骨关节炎体液中 NO、SOD 水平的影响 [J]．陕西中医，2010，31 (10)：1430－1431.
[42] 杨政博，柳椰．独活寄生汤内服联合非甾体抗炎药治疗膝关节骨性关节炎临床疗效及对关节软骨的影响 [J]．辽宁中医药大学学报，2019，21 (11)：218－221.
[43] 魏志林．加味金匮肾气丸联合竹圈姜灸对肝肾亏虚型膝痹的临床研究 [D]．南昌：江西中医药大学，2021.

[44] 刘斌. 六味地黄丸和金匮肾气丸联合壮骨关节丸治疗膝骨关节炎效果观察[J]. 基层医学论坛, 2019, 23 (11): 1572-1574.

[45] 王刚, 陆超锋, 单乐天, 等. 右归饮及其拆方防治大鼠膝骨性关节炎的实验研究[J]. 广西中医药大学学报, 2016, 19 (1): 1-4.

[46] 黄丹奇. 运用中医肾主骨的理论治疗膝骨性关节炎临床研究[J]. 中国临床医生, 2011, 39 (5): 63-64.

[47] 康武林, 袁普卫, 李小群, 等. 口服蠲痹汤和盐酸氨基葡萄糖胶囊治疗膝骨关节炎的疗效观察及作用机制研究[J]. 中医正骨, 2016, 28 (9): 19-22.

[48] 林木南, 张亮, 武文, 等. 补肾壮筋汤治疗肝肾亏虚型膝骨关节炎的临床研究[J]. 风病与关节炎, 2017, 6 (2): 15-17, 52.

[49] 马永, 许凤全, 冯兴华. 滋补肝肾、活血通络法治疗膝关节骨性关节炎118例临床观察[J]. 中医药临床杂志, 2009, 21 (5): 439-440.

[50] 吕建国, 郑清莲. 补肾活血方剂治疗膝关节退行性骨关节炎165例[J]. 陕西中医, 2006, 27 (8): 949-950.

[51] 国延军, 牟成林. 祛瘀通痹汤对原发性膝骨关节炎白细胞介素-1β亚型及前列腺素E2含量的影响[J]. 河北中医, 2010, 32 (2): 257-258, 263.

[52] 袁芳, 何晓瑾, 石俊, 等. 骨痹方治疗膝骨关节炎肾虚络痹证临床观察[J]. 中国实验方剂学杂志, 2018, 24 (7): 207-211.

[53] 马威, 孙海超, 毕荣修. 桂枝芍药知母汤加减对风寒湿痹型膝骨关节炎患者疗效及炎性细胞因子的影响[J]. 广州中医药大学学报, 2021, 38 (2): 284-288.

[54] 黄云台, 冯福海, 李松伟. 尪痹片治疗膝关节骨性关节炎临床观察[J]. 中国中西医结合杂志, 2010, 30 (7): 771-772.

[55] 王露, 黄云台, 孟庆良. 益肾蠲痹丸治疗骨性关节炎的临床疗效及安全性分析[J]. 中国中医药现代远程教育, 2010, 8 (13): 192-193.

[56] 曹端广, 杨凤云, 夏汉庭, 等. 中药热罨包治疗早中期膝骨性关节炎的临床疗效观察及对患者血清TNF-α、IL-1β的影响[J]. 江西中医药, 2020, 51 (8): 39-41.

[57] 程少丹, 徐菁, 王慧芳, 等. 膝骨关节炎针灸治疗研究进展[J]. 中国中医骨伤科杂志, 2013, 21 (1): 72-74.

[58] “中医推拿治疗膝骨关节炎技术规范研究”课题组, 张政, 谢利民, 等. 膝骨关节炎中医推拿治疗技术规范专家共识[J]. 中医杂志, 2020, 61 (16): 1469-1472.

[59] 陈勇, 陈波, 陈泽林, 等. 拔罐疗法的临床及其生物学机制研究[J]. 世界中医药, 2020, 15 (11): 1643-1650.

3 "肾主骨" 理论与椎体退行性疾病

椎体退行性疾病以中老年人发病率高、病程长、退变程度严重。该病主要以肾虚为本，随着年龄的增长、病程的延长，其肾虚表现也越发明显。肾虚既是因也是果，椎体退行性疾病，可致肾虚；肾虚又加重了退变程度，且该病存在不同程度的骨代谢紊乱。

3.1 现代医学对椎体退行性疾病的认识

3.1.1 椎体退行性疾病的定义

椎体退行性疾病（Degeneration of joint disease，DJD）是骨科常见病与多发病之一，好发于中老年人群，体力劳动者居多，一般指由骨代谢异常引起的骨刺增生、椎间盘变薄，导致神经血管受压、脊周肌肉劳损而出现的脊椎相关性疾病。以颈椎、胸椎、腰椎等全身负重关节为主，主要源于椎间盘组织退行性改变及其继发病理改变累及周围组织结构，主要包括颈椎病、腰椎间盘突出症、椎管狭窄症等。其中腰椎退行性病变是指腰椎自然老化、退化的生理病理过程，包括关节和黄韧带肥大、椎间盘突出、椎间隙塌陷和骨赘形成。在中医中并无关于脊柱退行性病变名称的记载，根据其发病特点和发病部位，可归属于"痹症"范畴，根据发病部位特点分为"项痹病""腰痹病"，属于中医中慢性筋骨病范畴，常因长期生活工作方式不当及外伤、感受外邪等引起，经常会导致疼痛、麻木、关节错位、肌肉萎缩、功能障碍等[1-2]。

疼痛是椎体退行性疾病的常见症状。对于椎体退行性疾病，颈部和腰部疼痛是最常见的临床症状。根据世界卫生组织（WHO）2013 年全球疾病负担研究的最新数据，在 188 个国家 301 种疾病中，腰痛在 1990—2013 年一直位居疾病负担指标——伤残调整寿命年的首位；颈痛在发达国家位居第 3，在欠发达国家位居第 4。在中国，腰痛和颈痛导致的疾病负担则分别位居第 1 和第 2[4]。颈椎是人体重要的解剖部位，全身所有的神经几乎均经过颈椎，进而支配全身各项生理机能。当颈椎病发展到严重程度，可导致高位截瘫。颈椎与大脑相邻，颈椎功能是否正常也影响脑部。颈椎病变是脑梗死事件的最危险因素，在脑梗死的发展与发生中起着重要作用。颈椎病也可引起椎 - 基底动脉供血不足，造成基底动脉血栓形成，导致脑卒中。综上所述，椎体退行性疾病与骨关节炎不但影响生活质量、降低社会劳动力，甚至会威胁生命。

3.1.2 椎体退行性疾病流行病学

脊椎椎间盘退变在儿童中就开始，据统计报告，在 7 岁以下儿童中腰背痛的年流行病发生率为1%，在10岁以下儿童中为6%，而在14～16岁青少年中则增加到18%。有研究对11岁儿童作了4年以上的随访，年流行率结果由12岁时的11.8%增加到了15岁时的21.5%，一生流行率由11岁时的11.6%增加到15岁时的50.4%。椎间盘退变与很多环境因素相关，有相关推断称椎间盘退变在经济和社会快速发展的地区发病率更高。随着经济和社会的发展，全球化的加速，这些导致我国人民生活习惯已发生了变化。办公室久坐工作者越来越多。目前我国有23%的人体重超重，7%为肥胖患者，椎体退行性疾病与之有密切的联系[3]。

我国不同地区、不同年龄人群椎体退行性疾病患病率差别较大。我国于2006年开展了基于40岁以上社区人群的椎体退行性疾病的患病率流行病学调查。本次流行病学调查的结果显示，在中国6个城市40岁以上人群中：颈椎病患病率哈尔滨最高，为34.9%，上海、石家庄、广州和成都在20.0%左右，西安较低，为11.6%；腰椎退行性疾病的患病率更高，上海高达72.1%，广州其次，为62.9%，哈尔滨和成都的患病率也在40.0%～50.0%[4]。2010年在北京地区开展的基于社区18岁以上人群的流行病学调查结果显示，北京地区颈椎和腰椎退行性疾病患病率分别为13.8%和9.0%[5]。其他地区颈椎病患病率为8.1%～19.1%[6-7]。40岁以上人群中，膝关节炎的患病率为28.7%，其中男性患病率为23.5%，女性为32.8%[8]。无论是患病率较高的地区还是患病率相对较低的地区，椎体退行性疾病患病率绝对值均较高。不同年龄段的人群，其椎体退行性疾病患病率呈现倒“U”形分布，如颈椎退行性疾病在45～59岁组人群患病率最高，为20.4%[5]。在某些职业人群中，椎体退行性疾病患病率更高，如颈椎病的患病率，大学教职工为10.8%，机关人员为27.3%，白领人群为33.9%，公务员为54.8%[9-11]。除具有较高的患病率，椎体退行性疾病还存在患病率逐年上升趋势。

3.1.3　椎体退行性病变病因及发病机制

3.1.3.1　年龄

椎体退行性病变的发病率是随着年龄的增长而升高的，20岁组的发病率为20%，而70岁组的则高达85%。伴随着年龄的增长，骨关节的软骨细胞随之衰老，细胞的功能、增殖能力和合成能力都会进行性减弱，功能性连接蛋白含量减少，使得其对生长因子的反应性和对促进合成的力学刺激的反应性降低，故发病率上升。另外，关节软骨的含水量和亲水性黏多糖也随年龄的增长而减少，而软骨素减少会导致关节的润滑能力下降，上下端关节直接接触，从而产生疼痛[14]。

3.1.3.2　性别

研究发现，绝经期前女性的发病率较同年龄段男性低，但绝经期后女性的椎体退行性病变发病率较同年龄段男性高，这与不同性别间激素种类的差异以及不同年龄段人类性激素水平的差异有关[15]。软骨修复时起重要作用的软骨形成祖细胞对雌激素及睾酮作用的反应不同：绝经前的雌激素水平刺激软骨形成，而睾酮刺激软骨形成祖细胞的分化，从而抑制了软骨的形成。但是，关于雌激素、睾酮究竟是通过何种机制来调控软骨形成祖细胞的，目前尚没有明确的定论。

3.1.3.3 肥胖

已有大量研究证明体重大者较之体重轻者的发病率要高。肥胖可通过两种方式来增加椎体退行性病变的发病率，首先体重的增加加重了关节的承重负荷，其次肥胖者体内的激素水平异常，可使软骨代谢功能失调，从而增加发病率。除上诉两种机制外，脂肪组织分泌的肥胖因子（瘦素、脂联素、抵抗素）也是重要原因[16]。

3.1.3.4 细胞因子

细胞因子是一种小分子多肽或糖蛋白，它可以调节细胞的生理功能、介导炎症反应和参与免疫应答等活动。其受累的关节中存在多种炎性因子的过表达，并且这些炎症因子在 OA 发生及发展的过程中发挥着至关重要的作用。我们根据这些细胞因子在软骨细胞代谢中的作用可将其分为：分解性和合成性的两种因子，这两种因子间维持着一种平衡，当这种平衡被打破就会导致骨关节软骨基质的降解和破坏，从而促进椎体退行性疾病的发生。其中白细胞介素 -1（IL-1）、肿瘤坏死因子（TNF）及转化生长因子-β（TGF-β）都与椎体退行性病变有着密切关系。

3.1.3.5 自由基学说

自由基是含有一个或多个未配对电子，具有很强反应活性的基团，可改变多肽、氨基酸，蛋白质的空间结构，从而对它们的活性产生影响，使其对蛋白水解酶的敏感性增加，使细胞膜发生脂质过氧化，在此基础上诱发疾病。研究证实自由基可在损伤软骨细胞时形成自身抗原，破坏机体的耐受性，导致淋巴系统功能失常和自身免疫的发生。自由基不仅可作用于软骨细胞胶原的羟化、翻译和转录等多个环节，还可以对合成胶原所需的酶造成损伤。自由基所诱导的脂质过氧化过程可损伤胶原合成的场所内质网，导致骨胶原合成障碍，最终引起骨关节炎。另外，骨关节炎患者线粒体内主要抗氧化蛋白线粒体 SOD2 的表达下降，线粒体的 TRAP1 的表达增加，氧化还原失衡，也加速了软骨降解；这说明软骨细胞内的 SOD2 的表达下降是椎体退行性病变的发病机制中的重要一环。

3.1.3.6 一氧化氮（NO）学说

NO 是生物体内一种多功能生物分子，也属于一种高反应细胞毒性自由基，是人体内主要信息传导因子和细胞毒性因子，人类的正常功能以及许多疾病都与它有关，是当今研究的热点。NO 可抑制软骨细胞的增殖，已有研究证明：NO 能减少Ⅱ型胶原 a1 链 mRNA 的表达，使Ⅱ型胶原的合成受到抑制，并且可以激活 MMPs 增加胶原的裂解，抑制软骨细胞的增殖[17]，使软骨损伤后无法及时修复。目前认为，软骨细胞凋亡过多可能是关节软骨退化的重要原因之一，其凋亡细胞的位置主要同作用。TNF 可促进胶原酶和前列腺素 E（PGE）的产生，还可以引起软骨细胞产生过氧化反应和软骨基质的破坏、并且抑制基质的修复。

3.1.3.7 基质金属蛋白酶降解学说

基质金属蛋白酶（MMPs）是一类结构相似、主要存在于结缔组织中锌离子依赖的细胞外蛋白水解酶家族，现在已发现的有二十多种，按其被发现的顺序编号为 MMPs1 - MMPs20，它们在有机体生长发育过程中，和细胞外基质逆转与重塑导致的疾病的病理损害密切相关。MMPs 的表达和活性受到体内多方面严密的调控，比如基因转录、细胞因子和自身激活等，而组织源性基质金属蛋白酶抑制剂（TIMPs）是局部 MMPs 的重要调节因素，其按 1：1 的比例与 MMPs 发生不可逆的结合，使 MMPs 失活进而调节 MMPs 的生物活性。椎体退行性病变中的关节软骨细胞和滑膜分泌过量的 MMPs，直接降解软骨基质中的Ⅱ型胶原和 P 克，不可逆地破坏胶原纤维网络，造成关节软骨细胞外基质流失，从而加速软骨细胞的坏死与凋亡。

3.1.3.8 免疫因素作用学说

研究发现，当去除机械性因素后，椎体退行性病变的进展并没有停止，因此学者们纷纷推测免疫因素可能参与疾病的发展。椎体退行性病变患者病变部位的软骨上有免疫球蛋白和补体 C3 的沉着，推测抗原抗体对软骨的损伤作用需要补体的介导。另外，有学者提出"隐蔽抗原"的假说，认为在出生后软骨组织处于机体自身免疫系统隔离的状态下，当软骨发生损伤时抗体暴露，从而引起自身的免疫反应，所产生的抗胶原抗体可抑制软骨细胞蛋白多糖和胶原的合成，从而加重退变，使更多软骨成分暴露，形成恶性循环，导致椎体退行性病变在临床中表现为进行性加重。

3.1.3.9 关节局部异常机械应力

椎体退行性病变的发生与其局部力学因素关系密切，其中最重要的两点为：负重面积减小和负荷增加造成关节表面应力的病理性增加。正常关节在受到外来应力时，关节表面软骨和软骨下松质骨可以发生弹性变化，增加关节表面的接触面积，从而减少压强。关节的软骨较薄，吸收冲击能量的能力有限，过度的机械应力负荷可以损伤关节软骨和其下的骨小梁结构。在有 OB 参与的骨小梁重建过程中，局部软骨下骨质硬化，关节边缘骨赘形成等使关节的构型发生了改变，而力线不良又增加了局部的负荷，此时软骨下骨对冲击能量的缓冲能力下降。同时增加了软骨表面压强对软骨形成破坏，随着软骨破坏的加重和骨重建的进行，形成了关节损伤的恶性循环。这也是椎体退行性病变导致关节结构改变的原因之一[18]。

3.1.4 椎体退行性疾病的临床表现

3.1.4.1 退行性脊柱病变

成人退行性脊柱病变的临床表现主要为腰背部疼痛、神经根疼痛、间歇性跛行及马尾神经综合征。可累及脊柱及周围神经肌肉系统，不仅脊柱本身出现椎间盘突出，关节突关节脱位增生等改变，还会出现小神经卡压，肌肉痉挛疲劳等，这些可能单独或共同造成腰背部的疼痛。矢状面的失衡或背畸形更容易引起患者的腰背部疼痛。故腰弯患者比胸弯患者更容易发生腰背痛。这种疼痛可以局限在病变节段，也可以是整个腰背部的弥散性疼痛。下肢神经根性疼痛是椎管狭窄引起神经根受压缺血的表现，通常发生在侧凸的顶点部位，具有典型的神经定位表现[21]。

3.1.4.2 颈椎病

颈椎病患者的临床症状与体征较为复杂，其中有头晕、枕后或颈后胀痛、颈关节活动受限，部分患者伴随上肢麻木、酸痛、颈后压痛，且活动时症状明显[22]。颈椎间盘退变、颈部肌肉、韧带、关囊急性损伤，小关节错缝等，是基本病因。颈椎局部或放射地产生颈部酸痛、胀麻等不适感，大约有半数患者由此颈部活动受限或被迫体位。患者一般主诉为头、颈、肩、臂部疼痛等异常感觉，并伴有相应的压痛点。常有神经根型、脊髓型、交感神经型、食管压迫型、混合型。此外有部分患者具有典型的颈椎病症状，甚至伴随上肢疼痛、麻木，但是影像学检查除了颈椎生理曲度变化外无其他异常表现。

3.1.4.3 退变性腰椎主椎管狭窄症

正常腰椎椎管断面呈三角形，高位腰椎椎管可呈卵圆形，低位椎管则向三叶形椎管过渡，有的呈三叶形。该病患者多为60岁以上的老年人，发病隐渐，表现为腰痛腰腿痛及间歇性跛行。大多数患者都有腰痛的历史，67%~78%的患者伴有腰痛，且常伴有较广泛的下肢痛，疼痛常涉及骶部。劳累后重，卧床休息后轻，经常反复发作。步行后疼痛加重，或伴有下肢痛麻；弯腰痛轻而过伸时痛重。此外，间歇性跛行是腰椎管狭窄症的特有症状。即患者直立或行走50~200米距离后，下肢出现逐渐加重的沉重、乏力、胀麻、疼痛，以致被迫改变姿势或停止行走，稍弯腰休息或蹲坐数分钟后症状缓解，再走一段路时，又出现相似症状，行走距离越来越短，休息期越来越长。扶车弯腰行走出现较晚甚至不出现[23]。

3.1.4.4 腰椎退行性病变的CT表现

椎体骨质增生：表现为椎体边缘不规则的骨质增生、骨赘形成，其中椎体后缘的骨质增生引起的症状较重。椎间盘膨出：表现为椎体边缘均匀、对称的软组织密度影，硬膜囊和神经根一般无受压表现。椎间盘膨出伴钙化则表现为膨出的软组织密度中有弧形高密度影。椎间盘突出：CT诊断的准确率为91.3%~

100%。① 椎体后缘软组织块影：即由椎间盘后缘向椎管内局限性突出所致，其密度与相应椎间盘密度一致，可使相邻的硬膜囊或神经根受压移位，为典型的椎间盘突出的 CT 表现；② 椎间盘突出伴部分钙化：表现为突出的软组织块影，周围有不规则的斑块状或弧形的钙化影，由于 CT 分辨率高，对其检出率明显高于常规 X 线片；③ 硬膜囊受压：突出的椎间盘可以使硬膜囊受压，呈刀削状变形，椎间盘与硬膜囊间有清晰的界限；④ 许莫氏结节：是椎间盘组织经断裂的软骨板疝入椎体内形成的软骨结节，为椎间盘突出的一个类型。CT 表现为椎体上缘或下缘椎体的中心或后部、单发或多发类圆形或不规则低密度灶，周围有骨质硬化带。腰椎小关节紊乱：表现为小关节增生、肥大并骨赘形成，致小关节间隙变窄或消失，小关节腔内“真空现象”，小关节退变所致的脱位、半脱位。退变性脊椎滑脱：是指在椎弓完整的情况下发生的脊椎滑脱，本病多半有椎间盘和椎小关节的退变，故命名为退变性脊椎滑脱症。表现为 1 个或数个椎体连同椎弓向前或向后移位。“真空现象”髓核因脱水而变脆、碎裂，使椎间盘中出现气体，即所谓“真空现象”，CT 值为负值。“真空现象”的出现代表着椎间盘的变性、退变[24]。

3.1.5 椎体退行性疾病的诊断

该病的诊断首先通过询问病史，包括其职业、发病诱因、局部疼痛以及疼痛的性质等；其次通过检查腰痛的部位，下肢肌力及感觉改变，直腿抬高试验等体格检查；最后就是根据实验室检查，包括 X 线、CT、MRI、造影以及电生理检查等辅助检查来判定。

（编写人员：潘　琪　王纵岩　黄　薇　王昊宇）

3.2 基于“肾主骨”理论认识椎体退行性疾病

3.2.1 “肾”与“椎体退行性疾病”的关系

椎体退行性病变在中医学中属于“骨痹”“痿症”的范畴。《黄帝内经·素问·痹证》曰：“风寒湿三气杂至，合而为痹也。”提出痹证是由风寒湿三种邪气裹挟作用于机体，导致气血瘀滞，生为痹证。《中藏经·论痹》曰“痹者，风寒暑湿之气中于人，则使之然也。其于脉候，形证，治疗之法亦各不同焉”。将痹证的病因阐述为风、寒、暑、湿四种邪气共同作用于机体的过程。《症因脉治·卷三》说：“痹者闭也，经络闭塞，麻痹不仁，或攻注作痛，或凝结关节，或重著难移……故名曰痹。”将痰瘀阻滞经络概括为痹证的病因之一。《黄帝内经·素问·痿论》论述到“五脏因肺热叶焦，发为痿躄”，人体五脏外合五体，五脏中气热津伤，均会导致形体失于濡养，从而导致痿证的发生，而五脏之中，肺为诸脏之长，主气，朝百脉，肺热叶焦为痿病的主要病机之一。《黄帝内经·素问·痿论》又提到“肾气热，则腰脊不举，骨枯而髓减，发为骨痿”，指出由于肾中内热炽盛，或外感热邪伤肾，导致阴精耗损，骨枯髓虚从而发为本病。朱丹溪在《局方发挥》中也提到了痿证论述，他指出“考诸痿论，肺热叶焦，五脏因而受之，发为痿躄；心气热生脉痿，故胫纵不任地；肝气热生筋痿，故宗筋弛纵；脾气热生肉痿，故痹而不仁；肾气热生骨痿，故足不任身”，详细论述了“痿证”与五脏之间的密切关系。吴昆则称“痿与萎同”，指四肢痿弱、经久不用是痿证发生的病机之一[19]。

3.2.2 “肾虚”与“椎体退行性疾病”的关系

目前，大多数医家认为骨痹主要是由于肝肾不足，尤其是肾脏对其影响较大。后来逐渐形成一套以肾虚为主的理论体系。《黄帝内经·素问·逆调论》中提道：“是人者，素肾气胜，以水为事……生于骨，肾不生，则髓不能满，故寒甚至骨也……病名曰骨痹，是人当挛节也。”《黄帝内经·素问·脉要精微论》：“腰者肾之府，转摇不能，肾将惫矣。”华佗在《中藏经》中提道：“骨痹者，乃嗜欲不节，伤于肾也……”以上文献指出，肾为人先天之本，贮藏先天之精，主发育生殖，是人体生长发育之源。而其在体为骨，主骨生髓，人体的骨骼发育与衰老，随着肾气肾精充盈与衰减而改变。随着年龄增长，肾精衰弱，天癸竭绝，骨枯髓减，腰为肾之府，所以肾虚常引起腰背疼痛，屈伸不利，活动受限等。同时肝肾同源，也会互相影响。《黄帝内经》曰：“肝主筋、肾主骨”，又曰：“膝者筋之府，屈伸不能，行则偻附，筋将惫矣。”筋附着于骨上，能连接关节，络缀形体，主司关节运动。加之，肾藏精，肝藏血，精血同源，乙癸同源，肾虚则不能主骨充髓，肝虚则无以养筋以束骨利机关。肝肾亏虚，筋骨欠养，关节闭塞，经络痹阻，气血不行，渐至痉挛，关节变形，不得屈伸；甚至出现筋缩肉卷，肘膝不得伸，民以代踵，脊以代头的症状[20]。

3.2.3 以“肾主骨”为指导的中医药疗法在椎体退行性疾病中的应用

3.2.3.1 中医药治疗原则

本病的发生与肝、肾、筋、骨、风、寒、湿、瘀有密切的关系。肝肾亏虚、精血不足，不能充养、约束骨骼，是发生本病的内在原因。风、寒、湿、瘀、邪阻经脉致不通则痛，为本病发生的外在原因。故本病病因病机为“本虚标实，邪实正虚”。肝肾亏虚、精血不足为本，风、寒、湿、瘀为标[25]。中医学认为肾气盛、肾精足、髓化生有源、骨质得养，则机体发育健全，骨骼外形及内部结构强健；肾气衰则骨骼及关节发育不良，筋骨不坚不能充骨。肝为营血之府，能束骨而利关节，肝血虚则筋骨松动不稳，不能束骨。故肾充骨、肝脏束骨，椎体及关节才能正常运动。中年肝肾亏虚、日常过度劳作易耗精血，致气血逐渐亏虚，筋骨失其所养，兼风寒湿毒瘀侵入人体，流注关节，造成气血瘀阻局部，致使筋骨失其濡养而发病，其根本在于肾，故应从肾论治。

肾虚导致骨质疏松引起腰椎生物力学结构改变，骨量减少是 OP 的特征，骨的力学强度下降是 OP 的本质。腰椎椎体高度下降，且以楔形变为主，说明椎体前缘压缩程度较后缘为重。由于人体重力或受到屈曲应力，脊柱椎体前侧招致压应力，其前部受载荷随之增加，向前弯矩增加可导致骨质疏松的椎体前窄后宽的楔形改变。代谢性骨病（骨质疏松症和骨软化）是退变性腰椎侧弯、挺直的主要原因，因此腰椎前突的恢复比侧弯的矫正更重要。另外椎间盘的退化，使腰椎曲度、骶骨倾斜角和前突指数明显减少，为了脊柱自身的稳定，造成骨质增生的发生，椎体内骨小梁变得稀疏。

本病西医学研究进展很快，但仍无特效药物终止病情进展[26]。筋骨并重、辨证论治是椎体退行性疾病的治疗原则，治疗采用辨病与辨证、内治与外治、动与静、标本兼治的治疗理念，常收到较好疗效。辨病又称辨病位，首先要辨椎体退行性疾病发生在颈、胸、腰的具体部位，再辨证，辨病因，辨风寒湿瘀虚之分。内治以补肝肾、强筋骨、祛风散寒除湿、活血祛瘀为治则[27]。外治以纠正和改变脊椎、关节面的受力面积大小，以达到生物力学的平衡舒筋通络、纠正紊乱及偏歪的椎体与关节，可采用推拿手法、针刀、外敷中药、固定等动静结合的方法。

3.2.3.2 中医内治法治疗

椎体退行性疾病的临床诊疗，需要辨证施治，分清虚实，注重整体，在强调补益肝肾的同时，须兼顾缓解疼痛、麻木、痉挛等症状。内治法应遵循以下原则组方、用药：①根据病位选择用药：如颈椎用葛根、羌活、防风、姜黄等，胸椎用狗脊、桂枝等，腰椎用川续断、杜仲、寄生等[28]，膝关节用独活、木瓜、川牛膝等。②根据病邪性质选择用药：风寒湿用防风、细辛、羌活、苍术等，湿毒用薏苡仁、土茯苓、萆薢、连翘等，瘀阻经脉用乳香、没药、川芎、蜈蚣等，肝肾亏虚用熟地黄、枸杞子、山茱萸、杜仲、鹿角胶等。③针对骨刺，选择具有消除软化骨刺的中药，如威灵仙、骨碎补、补骨脂、地龙、陈醋等[29]。内治法按三期分治法进行辨证施治。初期以祛风散寒化湿、行气化瘀止痛为主，辅以益肾养血通络；中期以活血行气、祛邪通络、补益肝肾为主；后期多为肝肾亏虚之象，治以补肝肾、益精血，佐以疏经通络。

此类疾病病程迁延，病位较深且病势缠绵，非一般祛风寒湿痹之剂所能奏效，须用虫类药透骨搜风，通经络止痛[30]。

虫类药为血肉有情之品，具有透骨搜风和化瘀通络的作用，能有效透达病位，对椎体退行性疾病等重顽痼疾的针对性强。虫类药物在临床上用于治疗痹证有着良好的疗效。如名老中医朱良春对以疼痛、肿胀及僵直拘挛等症状为主的痹证，往往在辨证的基础上加入地龙、蕲蛇、蜈蚣等钻透剔邪之药物，有效减轻风湿、类风湿关节炎患者的症状；丁锷运用虫类药物治疗颈椎病、腰椎间盘突出症、强直性脊柱炎等常见的骨伤科疑难杂症，取得显著疗效[31]；熊继柏运用五藤五虫饮，针对风湿性关节炎、骨质增生等痹证，收效甚佳[32]。常用药物如以下：

（1）地龙。

地龙，味咸性寒，具有清热定惊、通络、平喘、利尿的功效。现代研究表明，地龙具有降压、抗血栓、抗心律失常、抗癌、增强免疫、解热镇痛、抗肝纤维化等作用。自身免疫反应导致软骨基质的破坏是退行性关节炎的可能机制之一；地龙中含有的活性成分对小鼠具有调节免疫的功能[31]。椎体退行性疾病为慢性病，病程较长，久病必致虚，肾阳虚弱，元气不足，便会产生四肢畏寒、腰膝酸软乏力等症状。机体表现的肾阳不足症状，与免疫力下降产生的一系列症状类似。因此，地龙适用于肝肾不足、肾阳虚症状突出患者。同时，地龙性善走擅祛病位较深之邪，因而其舒筋通络之功可深入肌腠、直达病灶，对于炎症导致的关节水肿，亦有一定的利尿消肿之用。腰椎间盘突出症患者，由于腰部肌肉丰厚，病位较深，腰腿痛、下肢痉挛等症状往往容易反复发作，运用地龙内走之药性，有治病除根之效力。临床上针对此类疾病时，需注重整体、标本兼治，补益肾阳、强筋壮骨。以地龙为佐药的补阳还五汤为基本方，温补肾阳提高整体的功能状态，辨证配伍杜仲强筋壮骨，牛膝引药力行至下肢，可收良效。

（2）土鳖虫。

土鳖虫，味咸性寒，有小毒，归肝经，具有逐瘀破积、通络理伤、续筋接骨的功用。临床上腰椎退行性疾病伴有骨质疏松症的患者为数不少，随着时间的推移，相当一部分患者会出现腰椎压缩性骨折、腰部疼痛症状反复。土鳖虫有续筋接骨之功用，在治疗骨折创伤方面疗效独特。研究表明，土鳖虫能改善家兔骨折局部血液循环，通过对成骨细胞与破骨细胞的调控而加速骨痂形成，亦有相关实验证明，土鳖虫能调节小鼠成骨细胞的转录与分化及相关基因 Cbfa1 的表达，促进骨折愈合[34]。腰椎压缩性骨折亦属于骨折范畴，土鳖虫的应用更有利于续筋接骨，行气止痛，配伍狗脊以强腰膝、固肾气，收效甚佳。对于疼痛较甚而阳虚寒凝症状明显如周身骨痛、畏寒者，可酌量加入川乌、附子之辈温补元阳、止痹痛。

（3）僵蚕。

僵蚕，味咸辛，性平，归肝、肺、胃经，具有息风止痉、祛风止痛、化痰散结之功。辨证过程中此类型患者多为肝肾不足，同时合并瘀血阻于筋骨。气血不通，则筋骨无法得以濡养，不通则痛。现代研究发现，僵蚕具有抗凝、抗血栓等作用[35]。因此，治疗辨证为脾肾不足、气滞血瘀的患者，以补益脾肾为主，同时活血化瘀，常配伍红花、川芎、当归等增强活血行气止痛之效。

（4）乌梢蛇、蕲蛇。

乌梢蛇，性平，归肝、脾经，具有祛风、通络、止痉的功效。乌梢蛇善行走窜，透关节，通经络，常用于风湿痹证及中风半身不遂患者，尤宜于风湿顽痹、日久不愈者。研究表明，乌梢蛇的水溶部分能延长冰醋酸刺激性大鼠的痛阈时间，影响大鼠腹腔毛细血管通透性，具有一定的抗炎镇痛作用[36]。蕲蛇，性温味甘咸，具有祛风湿、散风寒、舒筋活络等功效，主要用于治疗风湿顽痹、麻木拘挛、中风口眼歪斜、半身不遂、抽搐痉挛、破伤风、麻风疥癣。古代医家称之为“截风要药”。研究表明，蕲蛇的水提液具有免疫调节的作用，能显著降低佐剂性关节炎大鼠的炎性细胞因子 TNF-α、IL-1β、IL-6 水平[37]。椎体退行性疾病患者出现肢体麻木、经脉拘挛等症状，多与内邪的致病特点类似，如颈椎病的头晕及上肢肌肤麻木症状，腰椎间盘突出症中的下肢麻木、抽搐等。久病则易致血虚，肝主筋，血虚则筋脉失养，故有肢体麻木，四肢抽搐痉挛；肝血不足，不能上荣于头面，则眩晕耳鸣，面白无华。肝血虚则易内动肝风，治宜养血息风。对于此类患者，须遵循“急则治其标，缓则治其本”的原则，对于麻木、抽搐等风邪症状明显者，一般疏肝养血止痉之品难以奏效，治宜祛风通络止痉以治标为主，养血活血为辅，标本兼治。常以四物汤为基本方补血活血，辨证配伍乌梢蛇或蕲蛇以搜风通络、柔筋止痛。对于伴随的阴虚症状如舌红苔少、形体消瘦、夜眠易惊醒等，须注重整体，可辨证配伍滋阴之品，如熟地黄、麦冬等。乌梢蛇与蕲蛇两者功效接近，而蕲蛇的搜风通络、止痹痛之效更强，但价格偏高，因此仅酌量使用于症状反复、迁延不愈的患者。

（5）全蝎、蜈蚣。

全蝎性平味辛，有毒，归肝经，具有攻毒散结、通络止痛、息风镇痉的功效。全蝎药效能走窜四肢、搜尽一身之风邪，历代医家言其能引诸药达病所，逐瘀通络，为治疗顽痹之要药。蜈蚣，味辛性温，有毒，归肝经，主要作用为息风镇痉、通络止痛、攻毒散结。张锡纯认为：“蜈蚣，走窜之力最速，内而脏腑，外而经络，凡气血凝聚之处皆能开之，性有微毒，而专善解毒，凡一切疮疡诸毒，皆能消之，其性尤善搜风。”全蝎、蜈蚣性味、归经、功效皆相近，两者常相须为用，因二者相须配伍时，内走筋骨、外达经络，祛邪逐瘀定痛，对于治疗各种关节疼痛难忍者，常可收惊人之效。此两种药物是古代医家治疗痹病的虫类药物中最为常用的药对。现今在临床上也应用广泛，用于治疗神经根型颈椎病、难治性疼痛等，取得较好的效果。对于骨关节退行性疾病中疼痛明显的症状，更具有独特的止痛疗效。因此，针对不同部位的骨关节退行性疾病，常配伍引经药加强局部的药效。对于颈椎病伴上肢麻痹、头晕目眩者，肩周炎活动不利、疼痛难忍者，配伍桂枝而引药上行，通络止痹痛；对于膝关节沉重无力、抽搐痹痛，髋关节屈伸困难、大腿麻木者，配伍牛膝引药下行，增强对下肢活血化瘀、柔筋止痛之力。

对于虫类药物的适用证型要有较好的把握，虫类药物可破血消症、搜剔止痛，其性走而不守，作为方中的佐药，容易使体内之正气妄动而消耗，因此常常在辨证的基础上适当配伍黄芪、党参、白术等性善守而不走之品，以健脾益气，固护中焦。虫类药物动血活血，其性温燥而走窜较猛，易损耗阴液，宜滋养元阴，辨证配伍熟地黄、麦冬之类的药物养阴沉降，制约虫类药的温燥走窜之性；配伍当归、赤芍等活血生新。此外，虫类药物药性较峻猛，偏温燥，用法用量宜中病即止。

椎体退行性疾病为中老年常见病，在中医属骨痹、骨痿，病因为外感寒湿、劳累太过、久病脏腑虚弱和骨与关节损伤（如暴力）后的继发改变，但主要病机关键在于久病肾虚失养，治疗常用补肾方剂，常见治疗方剂如下：

（1）补肾填精汤。

熟地、黄精、首乌、怀牛膝、杜仲、续断、巴戟天、肉苁蓉、威灵仙各0.3克先煎。天寒增重者加制川乌；瘀血阻滞者加桃仁、红花；间歇破行者加蜈蚣；寒湿痹阻者加独活；痰湿阻痹者加白芥、茯苓；气虚明显者加重黄芪用量。

（2）通络镇痛膏。

生草乌3克，生川乌30克，闹羊花根50克，牛膝30克，生南星50克，活血莲70克，百节藕70克，朱砂莲70克，八两麻70克，木瓜30克，木通30克，青木香30克，芫花树（金腰带）根茎之皮100克，黄蜡50克，白蜡50克，松香15克，黄丹3000克，桐油10000毫升。前药除黄丹、松香、黄蜡、白蜡外皆放入桐油内浸泡10天许，移置灶上先用武火后用文火熬至滴水成珠后，去掉药渣，再入黄蜡、白蜡、松香、黄丹搅拌即成，用时将药膏溶化粘于厚布或牛皮纸上，火烤融贴患处，每张药膏贴患处3~5天许再更换[36]。

林柏松以补肾填精汤配通络镇痛膏治疗30例腰椎和椎间盘退行性疾病，取得满意疗效，大部分症状体征减轻或者消失，活动如常人，恢复正常工作[38]。方中熟地、黄精、首乌、巴戟天、肉苁蓉、怀牛膝、杜仲补益肾填精助阳，黄芪补气，威灵仙、豨签草、制马钱子搜乘虚侵入筋骨之风寒湿邪，温通筋脉，配方之意，重在补肾填精治其内，外贴通络镇痛膏治其外。

（3）补肾壮筋汤。

当归9克，熟地黄15克，白芍9克，杜仲15克，芡实15克，续断9克，牛膝6克，茯苓9克，五加皮9克，青皮6克。本方中熟地黄补益肝肾、填精益髓，为君药；续断、杜仲、五加皮辅君药补肝肾、强筋骨、祛风湿，为臣药；当归补血活血，白芍敛阴和营、柔肝止痛，茯苓健脾和胃、化痰祛湿，青皮行气疏肝，共为佐药；牛膝补肝肾、强筋骨、活血通经、引血下行，为使药；诸药合用共奏补益肝肾、强壮筋骨之效[39]。

（4）苁蓉牛膝汤。

肉苁蓉酒浸，牛膝酒浸，木瓜干，白芍，熟地黄，当归，甘草各等分。右为锉散，每服四钱，水盏半，姜三片，乌梅半个，煎七分，去滓，食前服。

(5) 填精益筋汤。

药物组成为熟地30克，山茱萸15克，山药15克，肉苁蓉15克，龟板30克，鹿角霜15克，骨碎补15克，怀牛膝15克，杜仲15克，枸杞子15克，白芍15克，当归15克，狗脊30克。辨证偏风寒者加独活15克，巴戟天15克；偏血瘀者加乳香12克、没药12克；偏阳虚者加附子15克、肉桂10克；偏阴虚者加女贞子30克、墨旱莲30克；偏痰湿者加半夏15克、陈皮15克；偏湿热者加黄柏15克、米仁30克。可配合针灸取穴命门、双侧肾腧、气海腧、大肠腧、委中、太溪。

(6) 枳壳甘草汤。

枳壳10克，甘草6克，莪术10克，丹参10克，白丑6克，黑丑6克，三棱10克，当归10克。每个病例均随症加减[40]，疼痛剧烈加水蛭10克、土茯苓10克、地龙10克、生米仁10克等；气滞血瘀证加虎杖15克，鸡血藤10克等；寒湿痹阻证加制川乌6克，桂枝10克，制草乌6克等；虚损劳伤证加骨碎补10克，黄芪10克，山萸肉10克；风湿痹阻证加独活10克，木瓜10克，防风10克等。

(7) 补阳还五汤。

黄芪30~50克，杜仲、续断、川牛膝、伸筋草各15~18克，桑枝10~12克，当归、地龙、元胡各12~15克，川芎、赤芍、白僵蚕、天花粉各10~12克等。补阳还五汤是治疗风中脏腑之气虚血瘀证的常用方。针对气虚血瘀病证，黄芪用量独重，用其养元补气旨在使气旺以促血行。黄芪性温味甘，叶天士认为其温之以气，可补形，补之以味能益精。黄芪另有健脾之效，通过资后天以鼓舞气血生长，而使气调血达；当归活血养血，通络而不伤正；《神农本草经》记录血痹得其可除、坚积用之可破；桃仁治瘀血、血闭瘕，降上逆之气；血中气药之川芎功能两用，既能活血又可行气；红花归于足厥阴之经而破瘀、入手少阴之经而生新血，两兼其用，瘀去且新生，以上几药共助和血除瘀。而习性好动的虫类药地龙，通络畅经，引导诸药直达络中，搜剔入络之顽瘀。列药并施，补攻并存，血活则瘀消，瘀消则络通，气通血畅，肢体得以濡养，则疼痛等症自减。从其用药搭配即可看出，王清任充分考虑到气与血的内在联系，重用补气、少佐活血，意义在重补气以促血行，辅活血以助行血，用药类少而力专，以达补气、活血、除瘀、畅络之功。

(8) 补肾活血通痹汤。

川牛膝、川芎、威灵仙各10克，川续断、伸筋草、骨碎补各15克，血竭、鸡血藤、桑寄生各20克，加水500毫升，温火煎煮，口服200毫升，早晚各服1次，每日1剂。

3.2.3.3 中医外治法治疗

除了传统的中医药治疗之外，中医正骨手法、推拿按摩、针灸以及小针刀、穴位贴敷等外治法对于椎体退行性疾病治疗也有独特的疗效。推拿是治疗椎体疾病的有效手段[41]。推拿治疗以“动”为治疗理念，常配合手法纠正椎体小关节紊乱及关节受力面偏歪、缓解椎间盘位置疼痛。针刀、火罐、外敷等，以痛为腧，疏通局部气血，消除炎症水肿、粘连，软化骨刺，防止骨质钙化、纤维化、硬化，改善局部血运。以下分别从手法、针灸、小针刀、穴位贴敷等方面论述其对椎体退行性疾病的治疗作用。

手法的作用原理主要是以下几个方面：①舒筋活络：即舒展经筋，疏通经络，以使患者放松肌肉和精神。具体原理是手法能够提高局部的湿度，放松肌肉提高痛阈，改善局部的血液循环和营养微循环，促进局部损伤的修复，并促进局部炎性因子的代谢。②滑利关节：通过疏通狭窄、剥离粘连组织，使局部瘀血消散、肿胀消除，减轻神经根的压迫，促进椎间关节的稳定，从而达到促进肢体运动、恢复正常生理功能的作用。③理筋整复：即调理筋骨、整复错位，即通过手法纠正紊乱的解剖关系，从而达到治疗疾病的目的。

《黄帝内经》曰“宗筋主束骨而利机关”，即筋具有连属关节、络缀形体及司关节运动等作用。骨为人体的支架，筋附于骨上，大筋络属关节，小筋则附着于骨外，二者协同作用才能保证机体的正常运动。中老年人劳累日久，肝肾亏损，筋骨失养，筋的络属作用减弱，甚则“筋不束骨”，导致椎体退行性病变。因此其治疗也应该以濡养筋骨，改善筋骨关系为要。手法治疗的具体原则包括强则松之、瘀则祛之、乱则复之。强则松之，“强”指筋的僵硬，即肌肉痉挛；“松”指松筋、放松。慢性劳损导致腰部疼痛，患者活动受限，局部肌肉痉挛，治疗时多采用放松类手法，以缓解肌肉紧张。“瘀则祛之”，“瘀”指瘀血，腰部疼痛，经络不通，日久瘀血阻内，治疗时当用推法、点法等活血祛瘀类手法。“乱则复之”，“乱”指筋乱、骨乱，即现代医学所说的解剖位置的紊乱，“复”指整复、复位，也就是说治疗时应采用扳法等整复类手法以恢复其正常的解剖关系。

目前，手法流派较多，临床操作各不相同，按照手法的主要作用分类，治疗椎体退行性疾病常用手法包括放松类手法、助动类手法和整复类手法[42]。

放松类手法指具有缓解肌肉痉挛、活血祛瘀、放松止痛等作用的手法，包括滚法、揉法、拨法、牵拉法等。放松类手法是整复类手法治疗的基础。治疗时，患者取俯卧位，滚法操作时腕关节的屈伸和前臂的旋转应协调一致，且着力部位应吸附于腰部，避免往返拖动。揉法中常用的是掌根揉法和前臂揉法，即以掌根或前臂尺侧着力于治疗部位，进行环旋活动，手法由轻到重，作用层次应达到肌肉层。拨法则是以掌指拨法或肘拨法为主，拨动应该垂直于肌腠、肌腹或条索，刺激量较大，以达到放松骶棘肌的作用。牵拉法亦常用于腰部，主要作用是舒筋活络，缓解肌肉痉挛，并分解神经根处的粘连。

助动类手法指具有疏通狭窄、分解粘连、滑利关节等作用的手法，退行性腰椎滑脱症常用的有摇法、抖法、屈伸法等。腰部摇法即操作者环旋摇动患者的腰部，增加其腰椎的活动范围。抖法是操作者和助手巧同用力，牵引患者腰部，并瞬间用力，使患者腰部上下抖动，其作用主要是加大椎间隙，在牵抖过程中调整腰椎椎间关节的关系。屈伸法则可增加腰椎的活动度，放松局部肌肉，为复位提供有利条件。

整复类手法是具有整复错位作用的手法，是退行性腰椎滑脱症的治疗中最关键的手法，常用的有按法、拔伸法、扳法等。按法又称压法，操作者按压滑脱节段上下椎体以恢复其生理位置。拔伸法则是操作者和助手相对用力，拔伸患者腰部，以增加腰椎间隙。腰部扳法又有侧扳法、座位旋转扳法、直腰旋转扳法等，但操作时均要求定位准确，用力要稳，且多数是在最大限度或最大幅度时用力，临床对退行性腰椎滑脱症的整复多在腰椎扳法基础上进行改进。根据临床报道，具体整复方法主要有拱腰推拿法、旋转牵压手法、牵抖冲压法、屈膝卷腰法、微调类手法等。

此外，小针刀也是椎体退行性病变治疗的一大特色，小针刀主要为传统中医九针刺法的传承，利用穴位刺激、减压与切割等操作来扩张局部小血管，强化血运循环与新陈代谢情况，促进炎症吸收而纠正局部平衡。魏圣青在对退行性椎管狭窄诊疗中发现，手法配合小针刀治疗疗效更佳[43]。将患者维持俯卧位状态，经按摩操作使其腰背肌良好放松，将其关节突、腰椎横突位置及相关穴位进行标记，常规消毒后开展治疗。给予浸润麻醉处置，小针刀针刃同骶棘肌与腰骶筋膜以平行方向进针，刺入至椎板边缘、关节突关节内与腰椎横突骨面，采取横剥纵疏方式将粘连组织松解，缓解其局部压力，最后在其针眼位置覆盖无菌敷料。治疗后要求患者平卧休息 2 小时，以预防形成局部血肿，术后 2 天内避免淋浴以预防感染的发生。每周开展 1 次小针刀治疗，连续开展 3 次治疗，患者病情大幅缓解。

更有民间医家自创传承治疗手法，如胡氏按压法治疗退行性腰椎滑脱有良好效果，疗效优于常规推拿，能够消除患者病痛，有效改善临床症状[44]。

针灸治疗也能有效缓解椎体退行性病变，还可与艾灸相结合，发展成温针灸。温针灸治疗一方面可通过热效应缓解肌肉痉挛、缓解肌筋膜紧张和促进炎症介质的吸收；另一方面通经活络、活血化瘀，通过穴位刺激及温补效应调节脏腑功能，补益肝肾，使正气得复，逐邪外出[45]。

以腰椎退行性病变为例，常用以下穴位。

肾俞穴：肾俞穴俞膀胱经，内应肾脏，针之可补肾纳气，强筋健骨。《备急千金要方》中认为治肾风虚寒方，灸肾俞百壮。

腰阳关穴：穴属督脉，是元阴元阳的相交点，对沟通人体上下阳气起重要作用，主腰骶疼痛、下肢麻木等。督脉主一身之阳，腰阳关穴处关元背部投影点，施以温针可振奋腰阳、散寒祛湿、逐邪外出，达到扶正祛邪的效果。

腰夹脊穴：夹脊穴直接位于病椎周围，起近治作用。此外本穴界于督脉与足太阳膀胱经之间，配合选取的腰阳关、肾俞等穴，可通利经气，行气活血。此外从现代解剖学看，腰夹脊穴直接位于背阔肌、竖脊肌、下后锯肌，温针可直接缓解肌肉痉挛，改善肌肉疲劳，提高肌肉耐力。其深层有脊神经后侧支的内侧支，针刺可调节神经网络，影响神经末梢介质的释放，缓解疼痛[46]。

秩边穴：秩边穴属膀胱经，主腰臀部湿热水气，可外散腰臀部之热，输布水气以散邪。此外秩边穴可疏通膀胱经气，活血止痛，配合针刺委中穴，上下取穴可疏经通络，以使通则不痛。现代解剖发现秩边穴下方有臀大肌、梨状肌、坐骨神经等，针刺秩边穴对下肢放射痛患者的疼痛缓解也有较好的疗效。

环跳穴：少阳胆经水湿由环跳化生阳气。环跳穴是足少阳经与足太阳经交汇穴，阳气旺盛，针刺可鼓动阳气、祛寒除湿、舒筋活络，改善腰部疼痛。《针灸甲乙经》曾曰“腰胁相引痛急，环跳主之”。环跳主冷风湿痹、半身不遂、腰胯痛。现代医学认为，针刺环跳穴还可修复受损的坐骨神经，改善下肢疼痛及活动障碍。

委中穴：委中穴属膀胱经合穴。古人常言“五般腰痛委中安”，委中主腰背痛、下肢痿痹。《黄帝内经·素问·刺腰痛篇》曰“足太阳脉，令人腰痛，引项脊尻背如重状”，作为足太阳膀胱经的合穴，针刺委中穴可疏利膀胱经，贯通整条经脉的经气，疏通腰背气血。膀胱与肾相表里，针刺委中亦可通过表里经同治，补益肾气，治疗下肢痿痹。

阿是穴：阿是穴“以痛为腧”，疼痛的集中点，针刺阿是穴能疏通局部气血，软筋散结，改善疼痛。目前研究认为针刺阿是穴可改变骨骼肌的张力传递，放松局部紧张的筋膜、肌肉、肌腱，缓解肌肉、肌腱的疼痛。

与针灸类似的还有穴位贴敷，穴位贴敷疗法作为临床常见的中医护理技术，又称“天灸”“自灸”，是以中医整体观念为基础，将不同的药物制成相应的剂型，贴敷于一定的穴位上，作用于肌表，传于经络、脏腑，从而达到治疗目的的一种方法。其作用机制与经络理论密不可分，通过药物对机体特定部位的刺激，通调经络，平衡脏腑阴阳，达到改善症状、调节机体免疫力的目的。文献研究显示，穴位贴敷是椎体退行性病变治疗的优势方法之一。

以腰椎退行性病变为例，选用具有舒筋通络的外用药物，选取临床常用的具有扶正固本、培元补虚、温阳益气主治作用的穴位：命门、肾俞、关元、腰阳关、气海、阿是穴进行贴敷。肾主骨生髓，肾经虚衰为本病根源，肾俞为肾脏的背俞穴，贴敷肾俞可补本培元，补益肾经；腰阳关为下焦元气之关，命门为生命之气出入之门户，两穴相配，可振奋阳气、强肾固本；关元为人体元阴元阳交关之处，气海为人之元气所生之处，两穴同属任脉，配伍使用可培补元气，固肾益精；以痛为腧，贴敷阿是穴可疏通局部气血，缓解经脉瘀阻所致的疼痛。

除了常规的穴位贴敷，子午流注穴位贴敷疗效更优于常规穴位贴敷。子午流注法是针灸古法之一。是古人观察自然周期现象，总结时间规律、天人相应的理念将人体气血周流与自然界阴阳盛衰相结合的中医方法。明代杨继洲的《针灸大成》中将十二经脉的敏感时辰归纳为脏腑纳支歌：肺寅大卯胃辰宫，脾巳心午小未中，申膀酉肾心包戌，亥焦子胆丑肝通。因此可以掌握时间，把握气血盛衰去刺激经络穴位。蒋玉倩运用子午流注穴位贴敷治疗退行性椎管狭窄病例中，患者功能障碍和疼痛情况获得好转[47]。

张京松通过火山石加中药熨治疗老年退行性疾病，也取得良好疗效[48]。选用云南省腾冲市火山石加工成手掌大小的椭圆形火山石或制作成火山石熨敷沙包。肌肉丰厚部位如肩胛部、腰部、髋部取椭圆形火山石浸泡在辨证选好备用的外用中药制剂中，使火山石蜂窝状小孔充分吸取药液，通过微波炉高火加热5～6分钟，温度保持在40℃～50℃。在病变疼痛部位直接接触或加隔一次性毛巾施行滚按法。体质薄弱或骨突较多部位如膝关节、肩肘关节、踝关节等部取无菌纱布浸润备用的外用中药制剂贴敷患处，然后再隔纱布放置在热水中浸泡加热，50℃～60℃的火山石/沙包熨敷。全过程观察熨敷温度以患者耐受为度。急性期熨敷温度宜低，时间宜短；慢性期熨敷温度宜高。每周5次，3个月一个疗程。患者关节疼痛和关节障碍得到有效缓解。

整体来看，椎体退行性病变的治疗应内外结合，中药内服补肝肾、强筋骨以充骨束骨，祛除风寒湿，行气活血，祛瘀通络，消肿定痛，滑润关节；推拿、小针刀、火罐、中药外敷，松解粘连，解除压迫，消除水肿，理筋正位，改变力学变化。内治外治结合、祛邪扶正、阴阳和合，达到治疗疾病之目的。

3.2.3.4 椎体退行性疾病的综合疗法

一般来说，我们可以通过药物、理疗、运动、牵引等方式治疗多数椎体退行性疾病。当出现压迫神经根导致疼痛难忍，或者压迫脊髓导致四肢及躯干麻木、乏力，影像学检查提示病变明显时就需要尽快进行手术。应此，预防和保健的重要性不言而喻。

第一，纠正不良姿势，避免长时间的颈部和腰部劳累，减少劳损。日常生活中不正确的姿势是诱发和加重椎体退行性病变的重要因素，例如：长时间的伏案工作，颈部前屈时间过长，导致屈肌长期收缩劳损，引发"办公室颈椎病"；由于职业性的工作任务和环境，像司机、老师、售货员等长期需要坐和站立，从事重物体力劳动以及学生、白领等长期伏案从事脑力劳动等人群，都容易出现椎体退变。

第二，避免对颈肩部和腰部的急性损伤，减少颈肩部、腰部的直接抗、抬劳动，避免颈肩部、腰部的意外创伤。

第三，常做有利于椎体康复的运动。以颈椎为例，时常进行颈部运动能有效预防和延缓颈部退行性病变。如有步骤地做如下颈部运动：身体直立，两臂伸展，在9点15分至10点10分位置上下运动，2～5分钟。两肩自然下垂，平稳呼吸，慢慢地前低头，慢慢地后仰头，用左侧的耳朵去碰左肩，用右侧的耳朵去碰右侧的肩，每次1~2分钟不仅能有效缓解颈部疲劳，更能强肌肉，舒展韧带和锻炼关节，增加脊柱骨关节的稳定性。

除此之外，一些传统的运动功法对慢性退行性疾病具有独特的作用，如五禽戏、太极拳、八段锦、易筋经、瑜伽等[49]。太极拳作为中国传统功法中的代表，有着600多年的历史传承且流派众多。太极拳通过三合，心与意合、意与气合、气与力合，能够调整人体神经系统、运动系统等多个系统的平衡。五禽戏通过对虎、鹿、熊、猿、鸟五种动物的生活习性进行长时间观察，总结出了一套仿生物学的健身养生功法，其中虎戏以练骨为主，从肝肾入手，以经络为调整的主要方向，整体调整骨骼的力学平衡和软组织平衡。八段锦相传由道教养生家所创，因其调整体内脏器与经络达到祛病和延年益寿的作用。易筋经是佛教健身养生的经典作品，强调佛教中对于调息的重视，通过调整气息来协调动作，综合调整“意”与“气”。

第四，避免潮湿的环境。如果生活环境过于潮湿，会引起排汗功能障碍，不利于组织的代谢和废物清除，导致人体内平衡失调，易引发组织、器官的退行性病变。

除此之外，定期的椎体牵引和手法整复也有利于延缓退行性疾病的发生。

（编写人员：姚　威　王昊宇）

参考文献

[1] 王弘，宋俊兴，徐宏光，等．可扩张套管下椎弓根内固定后路椎体间融合术治疗腰椎退变性疾病［J］．解剖与临床，2012，17（3）：185－188.

[2] 物理治疗脊柱退行性疾病的临床应用指南［J］．生命科学仪器，2019，17（6）：20－31.

[3] 郭炯炯．脊柱椎间盘退变和骨化性疾病的临床影像学和流行病学研究［D］．苏州：苏州大学，2010.

[4] 田伟．脊柱与关节退行性疾病流行病学现状与诊疗发展［J］．骨科临床与研究杂志，2016，1（1）：1－3.

[5] 田伟，吕艳伟，刘亚军，等．北京市18岁以上居民颈椎病现况调查研究［J］．中华骨科杂志，2012（8）：707－713.

[6] 杨新文，朱远熔，白跃宏，等．上海市徐汇区颈椎病患病情况调查分析［J］．中国康复，2011，26（2）：101－102.

[7] 胡亚明，廖祥洲，叶立汉，等．肇庆市居民颈椎病流行病学调查［J］．现代康复，2000（3）：378－379.

[8] 李宁华，薛庆云，张毅，等．中国六城市中老年人群X线膝骨关节炎流行

病学分析［J］. 实用医学杂志，2008（16）：2887－2888.
［9］梁秋发，原林，黄立清，等. 广东省佛山市3所大学成年教职工及其家属颈椎病的流行病学调查并3年随访分析［J］. 中国临床康复，2006（16）：3－5.
［10］王楠，周红玲，张澄，等. 北京市机关职员健康状况与健康需求调查分析［J］. 中国全科医学，2004（13）：985－987.
［11］王海泉，孟迎春，孙广恭. 公务员使用电脑及颈腰椎健康情况调查分析［J］. 中国临床保健杂志，2010，13（6）：596－599.
［12］张凯，蒋戈利，张宝珍，等. 脑梗死与颈椎病变的相关性［J］. 解放军预防医学杂志，2010，28（3）：170－172.
［13］邵敏，庄洪，宋文昭. 绝经后骨质疏松症生存质量和中医证型的初步研究［J］. 中医正骨，2000，（5）：9－10，63－64.
［14］罗湘杭，周若玙. 骨质疏松的病因及发病机制研究进展［J］. 山东大学学报（医学版），2021，59（6）：10－15.
［15］LIANG ZHANG，XIN YIN，JINGCHENG WANG，et al. Associations between VDR gene polymorphisms and osteoporosis risk and bone mineral density in postmenopausal women：a systematic review and meta-analysis［J］. Sci rep，2018，8（1）：981.
［16］XIAOWEI ZHU，HOUFENG ZHENG. Factors influencing peak bone mass gain［J］. Front med，2021，15（1）：53－69.
［17］SRI HARSHA TELLA，J CHRISTOPHER GALLAGEHER. Prevention and treatment of postmenopausal osteoporosis［J］. J steroid biochem mol biol，2014（142）：155－170.
［18］PETER R EBELING. Androgens and osteoporosis［J］. Curr opin endocrinol diabetes obes，2010，17（3）：284－92.
［19］杨威，石继祥，卢明. 骨性关节炎发病机制的研究进展［J］. 世界最新医学信息文摘，2019，19（8）：84－85，87.
［20］MARIA ALMEIDA，MICHAEL R LAURENT，VANESSA DUBOIS，et al. Estrogens and androgens in skeletal physiology and pathophysiology［J］. Physiol rev，2017，97（1）：135－187.
［21］STUART L SILVERMAN. Calcitonin［J］. Endocrinol metab clin north am，2003，32（1）：273－84.
［22］屈永周，何绍烜，赵刚. 原发性骨质疏松症的病因学研究进展［J］. 世界最新医学信息文摘，2018，18（35）：36－37，41.
［23］张海涛，高秀峰，孔伟. 骨质疏松对老年人骨痛的影响［J］. 临床医药文献电子杂志，2015，2（14）：2740.
［24］CKERR，C BOTTOMLEY，S SHINGLER，et al. The importance of physical

function to people with osteoporosis [J]. Osteoporos int, 2017, 28 (5): 1597-1607.

[25] 葛继荣，郑洪新，万小明，等．中医药防治原发性骨质疏松症专家共识 (2015) [J]．中国骨质疏松杂志，2015，21 (9)：1023-1028.

[26] LAN PING LIN, WER JU LAI, SHANG WEI HSU, et al. Early osteoporosis risks and associated factors among caregivers working in disability institutions: IOF one-minute osteoporosis risk check [J]. Int J environ res public health, 2020, 17 (9): 3319.

[27] SNAYAK, EDWARDS DL, SALEH AA, et al. Systematic review and meta-analysis of the performance of clinical risk assessment instruments for screening for osteoporosis or low bone density [J]. Osteoporos int, 2015, 26 (5): 1543-1554.

[28] XIAOGUANG CHENG, KAIPING ZHAO, XIAOJUAN ZHA, et al. Opportunistic screening using low-dose CT and the prevalence of osteoporosis in China: a nationwide, multicenterstudy [J]. J bone miner res, 2021, 36 (3): 427-435.

[29] 程晓光，王亮，曾强，等．中国定量 CT (QCT) 骨质疏松症诊断指南 (2018) [J]．中国骨质疏松杂志，2019，25 (6)：733-737.

[30] 葛继荣，王和鸣，郑洪新，等．中医药防治原发性骨质疏松症专家共识 (2020) [J]．中国骨质疏松杂志，2020，26 (12)：1717-1725.

[31] 乔小万，邓强，李中锋，等．基于"肾虚髓枯"理论探讨骨质疏松症的病机及中药治疗 [J]．中国骨质疏松杂志，2022：1-11.

[32] 王庆谚，李佳，郑洪新．从"肾虚络病，瘀阻骨络"探讨原发性骨质疏松症中医病机 [J]．中华中医药杂志，2022，37 (2)：756-759.

[33] 陈旭，陈瀚宇．骨质疏松症从肝脾肾三脏论治探析 [J]．中国中医基础医学杂志，2017，23 (11)：1533-1535.

[34] 张颖，张博，张治国，等．从肝脾肾三脏探讨绝经后骨质疏松症的发病机理 [J]．中国中医基础医学杂志，2012，18 (1)：36，42.

[35] 张芸．基于文献数据挖掘探讨原发性骨质疏松症的辨证分型及组方用药规律 [D]．济南：山东中医药大学，2021.

[36] 徐林轩．补肾健脾方治疗老年骨质疏松症的临床疗效观察 [D]．济南：山东中医药大学，2021.

[37] 米健国，乔荣勤，刘少津．补肾健脾活血方干预骨质疏松模型大鼠骨代谢、氧化应激及自噬的变化 [J]．中国组织工程研究，2022，26 (26)：4147-4152.

[38] 鲍荣华，周虹，李旭云，等．补肾健脾方干预大鼠成骨细胞增殖和凋亡的实验研究 [J]．中国中医骨伤科杂志，2021，29 (10)：9-12.

[39] 严坚强，吴俊哲，苏培基，等．二仙汤治疗肝肾不足型绝经后骨质疏松症的临床研究［J］．中国中医骨伤科杂志，2020，28（10）：17－19，24.
[40] 姜茜，黄建华，郑军，等．加味知柏地黄丸合阿仑膦酸钠维 D_3 片对绝经后骨质疏松症肝肾不足证患者骨密度、血清雌二醇和免疫功能的影响［J］．中国医药导报，2018，15（23）：117－120.
[41] 马铮，谢义松，刘晓岚，等．虎潜丸治疗肝肾不足型骨质疏松症30例临床观察［J］．湖南中医杂志，2018，34（2）：67－68.
[42] 师达．补肾强筋手法治疗肝肾不足型绝经后骨质疏松症的临床研究［D］．昆明：云南中医药大学，2019.
[43] 王彤．原发性骨质疏松中医针灸推拿治疗的理论基础及思路［J］．中国中医基础医学杂志，2010，16（7）：594－595.
[44] BARBARA LISOWSKA，KAROLINA DOMARACKA. Positives and negatives of nonsteroidal anti－inflammatory drugs in bone healing：the effects of these drugs on bone repair［J］. Drug des devel ther，2018（12）：1809－1814.
[45] 宋亚文，浪万英，王亚军，等．针灸治疗绝经后骨质疏松症临床研究进展［J］．中华中医药学刊，2016，34（6）：1323－1326.
[46] 潘文宇，李艳慧，等．针刺加火针治疗绝经后骨质疏松56例［J］．中医药学刊，2003（5）：811－812.
[47] 陈科委，刘承梅，林倩倩，等．督灸治疗腰痛临床研究进展［J］．河北中医，2020，42（12）：1906－1909，1920.
[48] 林晓辉．针刺与刺血治疗骨质疏松性椎体压缩骨折疼痛的对比研究［D］．广州：广州中医药大学，2012.
[49] 康胜，杨鹈祥，敬一夫，等．从督脉论治骨质疏松症的理论依据和临床研究进展［J］．中华中医药学刊，2019，37（5）：1228－1230.
[50] 林海波，李爱青，刘春梅，等．督灸治疗脾肾阳虚型绝经后骨质疏松症患者腰背痛的临床研究［J］．中医临床研究，2013，5（13）：49－51.
[51] 杨瑾．酉时督灸改善肝肾阴虚型绝经后骨质疏松症患者腰背疼痛的效果观察［J］．中国临床护理，2015，7（6）：508－509.
[52] 谢秀俊，姜伟强，陈日新，等．热敏灸联合西药治疗肾阳虚型骨质疏松症腰背痛：随机对照研究［J］．中国针灸，2021，41（2）：145－148.
[53] 吴慧婷，崔田田，欧阳厚淦，等．不同疗程热敏灸干预骨质疏松症模型大鼠穴位周围结缔组织及脊髓的形态学变化［J］．中国组织工程研究，2020，24（20）：3135－3139.
[54] 陶静，曲崇正，薛平辉，等．热敏灸治疗原发性骨质疏松症临床观察［J］．河北中医，2019，41（4）：609－611，623.
[55] 周浩，李爱萍，张翠枝，等．补肾活血汤联合督脉隔姜铺灸法治疗绝经后

骨质疏松症效果观察［J］. 实用中医药杂志，2019，35（9）：1118-1119.
［56］黄汉陵，郑苏，彭力，等．针刺配合铺灸对骨质疏松症患者 BMD、BALP 及 BGP 的影响［J］. 上海针灸杂志，2014，33（7）：654-656.
［57］师达．补肾强筋手法治疗肝肾不足型绝经后骨质疏松症的临床研究［D］. 昆明：云南中医药大学，2019.
［58］中医药防治骨质疏松症研究与应用［M］. 北京：人民卫生出版社，2018.
［59］黄汉陵，郑苏，彭力．针刺配合铺灸对骨质疏松症患者 BMD、BALP 及 BGP 的影响［J］. 上海针灸杂志，2014，33（7）：654-656.
［60］胡一顺，史玲，鲍志民，等．低频脉冲电磁场治疗骨质疏松症骨痛症状疗效观察［J］. 上海医药，2012，33（6）：46-48.
［61］朱晓峰，张荣华．血瘀与原发性骨质疏松的关系［J］. 中医药研究，2002（5）：10-11.
［62］燕书立，皇甫跃，钱瑞坤．推拿配合运动疗法治疗骨质疏松症腰背痛［J］. 中国民康医学，2006（16）：613.
［63］康轶鑫，王道全，刘忠厚．推拿治疗骨质疏松症的研究进展［J］. 中国骨质疏松杂志，2010，16（4）：300-307.
［64］赵振，项颗，李秀玲，等．温经助阳中药熏蒸疗法治疗老年性骨质疏松症 24 例［J］. 中国中医药现代远程教育，2014，12（12）：15-16.
［65］张丹娜，姚钜森．中药熏药治疗骨质疏松症 40 例疗效分析［J］. 浙江中西医结合杂志，2012，22（4）：307-308.
［66］马红霞．耳穴压籽联合穴位按摩在骨质疏松患者疼痛中的应用［J］. 光明中医，2021，36（5）：828-830.
［67］竺融，吴耀持．单穴穴位注射治疗绝经后骨质疏松疗效观察［J］. 上海针灸杂志，2014，33（4）：337-338.
［68］邹军，章岚，任弘，等．运动防治骨质疏松专家共识［C］. 见第十五届国际骨质疏松研讨会暨第十三届国际骨矿研究学术会议会议文集，2015：164.

4 “肾主骨”理论与骨质增生

骨质增生是由于构成关节的软骨、椎间盘、韧带等软组织变性或退化，继发性导致关节边缘形成骨刺，可发生于多个病变部位，严重情况下会发生关节疼痛、活动受限，甚至致使关节变形。中医认为其以肝肾不足为本，脉络瘀阻为标，治疗重点在于补益肝肾，佐以祛风除湿、活血通络。

4.1 现代医学对骨质增生的认识

4.1.1 骨质增生的定义

骨质增生是指在骨骼损伤后再生长、发育及其完成功能的过程中，出现异常形态的“骨刺”，属于骨骼自我保护修复的病理过程。从病理过程发展探究：骨质增生病是不规则的软骨损害，在负重区域的软骨下骨硬化，囊肿，边缘骨赘增生，干骨后端血流增加并引发不同程度的骨膜炎。从组织学上讲：早期软骨表面碎裂，软骨细胞增生，软骨面纵向裂开结晶沉积，同时还存在着软骨修复，骨赘增生，表现为软骨硬化、软骨消失及软骨下局灶性骨坏死。从生物力学角度讲：关节软骨的可伸张性、抗压力、抗剪切力及软骨通透性降低，软骨水分增加，过度肿胀，软骨下骨硬化。从生化的角度分析：蛋白聚糖的浓度降低，其分子大小的合成和降解均出现了异常改变。

4.1.2 骨质增生的流行病学特点

目前骨质增生的流行病学报道尚少，骨质增生多发生于45岁以上的中年人或老年人，男性多于女性，重体力劳动者及运动员易患此病。且体力劳动者腰椎、膝关节、跟骨及腰骶增生较颈椎及肘腕关节增生多见，非体力劳动者颈椎及肘腕关节增生居多。有研究者对1903例骨质增生患者进行了病例分析[1]，结果显示腰椎、颈椎、膝关节、跟骨、腰骶关节、肘关节是骨质增生的好发部位，其患病率分别为35.89%、19.71%、17.08%、7.2%、3.89%、3.57%。

4.1.3 骨质增生的发病原因与机制

骨质增生危险因素：

（1）年龄。

增龄是骨质增生的重要诱因。资料显示，从20岁开始约5%的人关节就有退行性改变，40岁时，几乎90%的负重关节都有或多或少的骨质增生改变。北京郊区的流行病学调查显示，2063名人群中，16～30岁、31～40岁、41～50岁、51～60岁、大于60岁年龄组，骨赘阳性率分别为10.6%、14.8%、29.1%、51.8%、78.5%，随年龄增长而发病率逐级递增。

（2）职业。

骨质增生与职业息息相关。长期反复使用特定关节，可引起这些关节患病率的增加。如铸造工的肘、肩关节，矿工的脊柱和膝关节，装卸工的膝踝关节，驾驶员的肩关节，修理工和纺织工的腕关节，芭蕾舞演员的跖趾关节，长期从事刺绣、打字、伏案工作者的颈椎关节，较长时间站位工作如纺织女工、营业员、迎宾小姐、仪仗队员的跟骨。以上这些部位因长期反复做某一个动作，使该关节经常受到磨损而引起骨质增生。

（3）体重因素。

过度肥胖会使退化的承重关节负荷加重，运动时关节更易遭受磨损破坏，同时关节软骨的自我不规则修复致使边缘骨赘形成。因此，骨质增生好发于髋、膝、跟骨、腰椎等部位。骨质增生带来的关节疼痛使患者的活动受限，从而陷入日常热量消耗下降，体重持续增加，关节磨损，骨赘形成的恶性循环。

（4）姿势不良。

如长期伏案工作者、睡眠姿势不良、枕头不合适者，颈椎骨质增生的发病率较高。不良的姿势会使椎旁肌肉韧带及周围关节的平衡失调，张力较大的一侧颈部肌肉呈持续紧张状态，久之形成静力性的肌肉损伤。肌肉带动颈椎使小关节紊乱及软骨磨损，软骨的自我修复引起骨质增生的发生。这是由于椎旁肌肉韧带及关节的平衡失调，张力大的一侧易造成不同程度的劳损，并由于颈椎的部分肌肉呈持续紧张状态，久之这些肌肉发生静力性损伤，进而使颈椎发生退行性改变而引起骨质增生。也与颈椎关节长期受力不均，使应力集中于关节内的某处造成应力过度而损伤关节有关。

4.1.4 骨质增生的临床表现

骨质增生病典型的发病部位一般有七处：足跟、腰椎、颈椎、膝关节、肘关节、腕关节及脚踝关节。骨质增生的形式多种多样，因所在部位不同而有其各自的特点，如膝关节的骨质增生常伴有关节内游离体和软骨下骨硬化等；脊椎骨上的骨质增生主要表现为椎体的唇样改变，伴有神经压迫引起的肢体感觉及运动异常等；肘、腕、踝关节及足跟出现骨质增生后，严重情况下会引起局部非特异性炎症，出现疼痛、僵硬，甚至出现明显肿胀、功能受限。

以下主要详细介绍足跟和腰椎的骨质增生。

（1）跟痛症。

跟痛症是跟骨跖面因慢性损伤引起的以疼痛及行走困难为主要临床表现的一种足部疾病，常伴有跟骨结节前缘骨刺形成。患者多无外伤史，脚跟疼痛呈灼痛状，随着病程的推移疼痛逐渐加重，尤其在负重爬楼或跑步、跳跃后出现。跟骨高压引起的休息性跟痛症，当患者在活动状态时跟骨疼痛减轻或不明显，休息时疼痛反而加重，有时伴有酸胀感，下肢置于高处时，症状减轻，用止血带做静脉瘀滞试验，10～35 分钟后，足跟痛症状可以加重，挤压跟骨两侧或跟骨底部患者感疼痛或酸胀样疼痛。跟痛症的发生主要与长期行走站立所引起的跟骨脂肪垫退变以及跟骨磨损骨刺生成的刺激相关。病程反复，疼痛可间断持续数月或数年。疼痛多发生在一侧或两侧。跟骨跖侧疼痛，常发生于早晨起床后开始踏地时，或久卧、久坐后突然站立时疼痛加重，行走片刻后疼痛可逐渐减轻。跖筋膜炎所致疼痛于晨起后足跟着地时感疼痛，行走后有轻度缓解，再休息后可明显减轻或完全缓解，疼痛的性质为刺痛。

跟痛症约占足部疾病的15%，好发于40～60岁的中老年肥胖者，其发病率随着人口老龄化的加重呈逐年增加趋势。据国外研究报道，约10%的人深受足跟疼痛的困扰。跟痛症疼痛程度与骨刺大小并不相关，而与骨刺方向关系较为密切。如骨刺斜向跟骨下方则发生疼痛，若骨刺与跟骨平行，则可无症状。

（2）腰椎骨质增生。

腰椎骨质增生又称肥大性脊椎炎、增生性脊柱炎、退行性脊柱炎，是一种以关节软骨及椎体边缘退变增生为主的骨关节疾病。

腰椎骨质增生好发部位，以第三腰椎和第四腰椎最为常见：腰椎骨质增生的早期症状为腰腿酸痛，程度较轻。腰椎骨质增生发病缓慢，早期症状较为轻微，不易被患者引起重视，仅表现为腰腿酸痛，时轻时重，尤以久坐、劳累后或晨起时疼痛明显，适当活动或休息后减轻。随着腰椎骨质增生的严重，会出现椎间盘退变，椎体变形，相邻椎体间松弛不稳，活动时感觉腰部僵硬，疼痛无力。退变后形成的骨赘刺激，可使腰部僵硬感更加明显，休息时重，稍事活动后减轻，过劳则加剧。

腰椎骨质增生严重时，增生物刺激或压迫脊神经，可引起腰部的放射痛，也可以出现腰腿痛及下肢麻木。椎体前缘增生及侧方增生时，可压迫刺激附近的血管及植物神经产生机能障碍。临床上常出现腰椎及腰部软组织酸痛、胀痛与疲乏感，甚至弯腰受限。如邻近的神经根受压，可引起相应的症状，出现局部疼痛、发僵、后根神经痛、麻木等。

4.1.5　足跟与腰椎骨质增生的诊断

（1）跟痛症。

症状：通常无外伤史，起病缓慢，疼痛呈灼痛或刺痛，随着病程的推移疼痛逐渐加重，尤其在负重爬楼或跑步、跳跃后出现。

体征：压痛是临床最常见而且是诊断最可靠的体征。跟骨高压症引起整个足跟部均有压痛。足底外侧神经第一支卡压的特有体征是压痛点位于展肌深筋膜与跖方肌内下缘之间的卡压部位。跖筋膜的慢性炎症是此神经卡压的重要前置因素。患者在内侧跟结节、跖筋膜近侧有压痛，但无足底内侧的压痛，不能诊断此神经卡压。由损伤所致的跟下脂肪垫炎症，压痛点位于内侧跟结节外侧，不累及跖筋膜及其附着点。跟骨骨刺引起的压痛点多在跟骨内侧，但与骨刺的部位并无明显对应关系。跖筋膜炎所致压痛点局限于跟骨结节中央及跖筋膜附着处，其他部位无压痛。

辅助检查：X线片是确诊的重要依据。如X线片显示有骨刺，只能确诊骨刺形成。据报告，绝大多数跟骨骨刺无疼痛。只有当骨刺方向与着力点成斜角时才会引起疼痛。

（2）腰椎骨质增生。

症状：中老年人逐渐出现腰背痛，疼痛性质一般以酸痛、困痛为主，活动时脊柱僵硬，不灵活，或有束缚感。

体征：腰椎生理前凸变小或消失，活动受限。腰部脊突叩痛（+），一侧或双侧腰肌紧张，有压痛。沿坐骨神经或臂上神经的径路上可有压痛，甚至出现坐骨神经根性刺激症状。

辅助检查：腰椎椎体边缘及椎体小关节突有不同程度骨赘形成，椎间隙变窄或不对称，有的形成骨桥。

（编写人员：叶倩云　叶金鑫）

4.2 基于“肾主骨”理论认识骨质增生

4.2.1 肾与跟骨、腰脊的关系

中医认为“肾主藏精，主骨生髓”，若肾精充足则机体强健，骨骼外形及内部结构正常，且可耐劳累及一般伤损。“肾精”对全身骨骼均有充养作用，足跟和腰脊作为重要的骨骼结构，对全身起着支撑作用，与肾的关系尤为密切。

4.2.1.1 肾与足跟的关系

（1）肾主骨。

人体能正常运动，依赖于骨骼的作用，而骨骼源自骨髓的充养。肾藏精，精生髓，髓充实，骨强健。肾精是否充盈，会影响骨髓的化生，从而影响到骨骼的成长。骨承载着人全身的重量，肾脏亏虚易导致足跟骨失骨髓濡养而发病。足跟痛多发于中老年人，多因年老者，脏腑亏虚，气血不足，行走站立过久，伤及跟骨，肾精渐亏不能濡养跟骨，骨失精养则软弱无力而疼痛，此即“不荣则痛”。

（2）足少阴肾经经脉和经筋循行。

《黄帝内经·灵枢·经脉》中云：“肾足少阴之脉，起于小趾之下，邪走足心，出于然谷之下，循内踝后别入跟中，以上内……注胸中。”《黄帝内经·灵枢·经筋》云：“足少阴之筋，起于小指之下，并足太阴之筋，邪走内踝之下，结于踵，与太阳之筋合，而上结于内辅之下，并太阴之筋，而上循阴股，结于阴器，循脊内挟膂上至项，结于枕骨，与足太阳之筋合。”

足少阴肾经的经脉和经筋的循行路线都经过足跟部，经脉具有运行气血、沟通上下、连接脏腑内外等功能，经筋主要功用为连属人体大小关节，络缀形体，主司关节正常运动，故肾与足跟关系密切，当肾的精气亏损，不能充养于足跟时，就会出现足跟痛。

足跟部有足少阴肾经的穴位，例如太溪穴，位于脚的内踝与跟腱之间的凹陷

处。太溪穴是肾经的原穴，是汇聚肾经元气的“溪流”。例如涌泉穴，《黄帝内经》有言：“肾出于涌泉，涌泉者足心也。”意思是肾经之气犹如源泉之水，源于足下，涌出灌溉周身四肢各处。涌泉穴同时也是补肾助阳的要穴。再例如昆仑穴，位于足部外踝后方，外踝尖与跟腱之间的凹陷处。昆仑穴是调理脚踝、脚跟部疼痛的要穴。腧穴可以治疗经脉循行所过及其关联脏腑的病症，此即古人所云：“经脉所过，主治所及。”

4.2.1.2 肾与腰的关系

（1）腰为肾之府。

中医学对腰与肾关系的认识已有两千多年的历史。早在《黄帝内经·素问·脉要精微论》中就已载：“腰者，肾之府。”马莳注：“肾附于腰之十四椎间两旁，相去脊中各一寸半，故腰为肾之府。”王冰注云：“两肾在于腰内，故腰为肾之外腑”。意思是说，肾的位置在于腰部，腰是肾之精气所覆盖的区域。肾精充足，则腰脊有力，肾精不足，就会出现腰脊不举，足不任地。肾阳虚，腰部脉络失于温煦、濡养，可致腰部冷痛；肾阴不足，腰部脉络失于濡养，可致腰膝酸软无力。正如《圣济总录》及《诸病源候论·腰痛不得俛仰候》所云：“肾主腰脚”，肾精对腰脊及下肢具有滋养作用，“肾”的病变常常表现为腰部酸软或疼痛不适。

（2）足少阴肾经经脉和经筋循行。

肾与腰通过经络、经筋循行相联系。《黄帝内经·素问·病能论》：“少阴脉贯肾络肺，今得肺脉，肾为之病，故肾为腰痛之病也。”足少阴肾经虽行于身前，但因两肾位于腰部，足少阴经“贯脊属肾”“是主肾所生病者”，所以肾病腰痛的记载亦屡见于《黄帝内经》中，如《黄帝内经·灵枢·胀论》：“肾胀者，腹满引背，央央然腰髀痛”，《黄帝内经·灵枢·经筋》：足少阴之别“阳病者腰反折不能俯，阴病者不能仰”，均属此例。

4.2.2 肾虚与骨质增生的关系

4.2.2.1 肾虚与跟痛症的关系

（1）中医学对跟痛症的定义。

跟痛症，多为慢性起病，常见于中老年人、久站久行者。患者常在晨起刚活动时疼痛明显，稍微活动后疼痛减轻；长时间站立行走时疼痛明显加重，休息后疼痛可缓解。跟痛症应归属于中医“脚跟颓”“足跟痛”“筋伤”“痹证”“骨痹”的范畴。《诸病源候论》称之为“脚跟颓”；《丹溪心法》称之为“足跟痛”；《症因脉治·卷三》云：“肾痹之症，即骨痹也”，认为足跟痛属中医“骨痹”范畴。

（2）肝肾亏虚、气血不足为跟痛症发生的最关键的内在因素。

由于机体年老体弱或久病素体亏虚，气血生成不足，气血不荣于肝肾，阴阳失调，故出现疼痛，此为“不荣则痛”。肾主骨生髓，肝主筋藏血，肝血亏虚则筋脉失养，肾气不足，则骨髓生化无源，骨骼失养。《黄帝内经》记载“血气盛则跟肉满，踵坚，气少血多则瘦，跟空，血气皆少则喜转筋”，说明跟痛症与气血的盛衰有关系。《诸病源候论》有言：“跟脚颓者，脚跟忽痛，不得着，世俗呼为脚跟颓……夫劳伤之人，肾气虚损，而肾主腰脚。”说明跟脚颓与身体劳伤，肾气虚亏相关。

4.2.2.2 肾虚与腰椎骨质增生的关系

(1) 中医学对腰椎骨质增生的定义。

腰椎骨质增生在中医中可归为“痹证”“腰痹”“骨痹”范畴。病因多由外感、内伤或挫闪导致腰部气血运行不畅，或失于濡养，引起腰脊或脊旁部位疼痛。关于腰痛病因较早的论述见于《诸病源候论·腰背病诸候》：“劳损于肾，动伤经络，又为风冷所侵，血气击搏，故腰痛也。”《诸病源候论·腰痛候》云：“凡腰痛有五：一曰少阴，少阴申也，七月万物阳气伤，是以腰痛。二曰风痹，风寒着腰，是以痛。三曰肾虚，役用伤肾，是以痛。四曰腰，坠堕伤腰，是以痛。五曰寝卧湿地，是以痛。其汤熨针石，别有正方，补养宣导，今附于后。”《丹溪心法·腰痛》指出“腰痛主湿热、肾虚、瘀血、挫闪、痰积”。《七松岩集·腰痛》指出：“然痛有虚实之分，所谓虚者，是两肾之精神气血虚也，凡言虚证，皆两肾自病耳。所谓实者，非肾家自实，是两腰经络血脉之中，为风寒湿之所得，闪朒挫气之所得，腰内空腔之中，为湿痰瘀血凝滞不通而为痛，当依据脉证辨悉而分治之。”以上论著对腰痛常见病因和虚实作了论述和概括。《证治准绳》曰：“有风、有寒、有湿、有闪挫、有瘀血气滞，有痰积皆标也，肾虚其本也。”指出腰痛是本虚标实之证，虚者以肾虚为主，实者又有风、寒、湿、热、瘀血等不同。

(2) 肝肾不足为骨质增生性腰痛症的关键性病因。

《黄帝内经》为最早阐明“腰痛”与“肾虚”关联的古籍，强调腰痛为肾虚的外在表现。《黄帝内经·素问·脉要精微论》云：“腰者，……转摇不能，肾将惫矣……肾脉搏坚而长，其色黄而赤者，当病折腰。”《黄帝内经·灵枢·五癃津液别》中云：“虚，故腰背痛而胫酸。”因为肾虚精亏，所以腰背疼痛，活动不利。若见到腰部不能转侧摇动，是肾气将要衰惫。肾受邪伤，当病腰痛如折。

后世医家在此基础上则有进一步的继承和发展，提出肝肾不足为腰痛的关键性病因。巢元方《诸病源候论·腰背病诸候》云：“夫腰痛，皆由伤肾气所为。肾虚受于风邪，风邪停积于肾经，与血气相击，久而不散，故久腰痛。”指出肾虚是腰痛发病之本。肾虚复感风邪，风邪停留于肾经，与气血相互搏击，久而不散，故发为腰痛。《圣济总录·腰痛门》云：“腰为肾之府，足少阴肾之经也，其脉贯脊属肾抵腰。劳伤之人，肾气既衰，阳气不足，寒湿内攻，经络拘急，所以腰髋强直而痛，不能俯仰也。”《景岳全书·腰痛》云：“腰痛之虚症十居八九”、“所以凡病腰痛者，多由真阴之不足，最宜以培补肾气为主。”《杂病源流犀烛·

腰脐病源流》亦云：“诸般腰痛，其源皆属肾虚。若有外邪，先除其邪，如无，一于补肾而已。”是故诸家治疗腰痛类疾病，均重视肾虚致痛的主要病机[2]。

肾在骨骼生长中起着关键性的作用，肾精是否正常，影响着骨髓能否充盛，进一步决定了骨骼的发育。只有肾精充足，使骨髓发育正常，才能供给骨骼生长所需的能量。肾之精气参与骨骼的生长、充实和衰退：儿童时期，若先天不足，肾虚骨髓空虚，则可发生佝偻病，出现囟门迟闭、鸡胸、漏斗胸、肋骨外翻，下肢弯曲畸形、软骨行迟等一系列骨发育不良的临床表现；青壮年期，“肾气平均，筋骨劲强”，不易发生骨质增生；而在老年期肝肾精血不足，骨中之髓空虚，骨骼失养，则极易受损而发生骨质增生，从而出现关节不利、疼痛、肿胀、肢体麻木无力、爪甲枯萎等[3]，渐成骨痹。

4.2.3 以“肾主骨”为指导的中医药疗法在骨质增生疾病中的应用

4.2.3.1 中医药对跟痛症的治疗原则

跟痛症好发于中老年人，患者年事已高，肾精衰竭不能化生骨髓濡养跟骨，加之外邪乘虚侵入，机体正气亏虚不足以抵抗外邪，正虚邪恋，久而成疾。对于此类患者，治疗应以补肾为纲进行辨证论治。

4.2.3.1.1 中医内治法治疗跟痛症

跟痛症为中老年常见病，以正气亏虚，血行不畅，不通则痛为主要病机，关键在于肾虚失养致病，治疗常用补肾方剂。

六味地黄汤丸加减，具体用药：熟地黄30克、山药20克、山茱萸20克、泽泻20克、茯苓20克、丹皮20克、盐杜仲10克、淫羊藿10克、川芎10克、甘草6克。本方中熟地黄、山茱萸、山药三药相配伍可起到滋养肾阴、益精填髓的功效，泽泻、丹皮、茯苓三药相配可渗湿浊、清虚热，六药合用，三补三泻，补重于泻，以补为主，且以补肾阴为主。盐杜仲、淫羊藿有温补肾阳、强筋骨之功，川芎行气活血、舒经通络，甘草调和诸药。

4.2.3.1.2 中医外治法治疗跟痛症

针灸治疗：对于跟痛症患者，可进行针刺和艾灸治疗，根据循经取穴原理，近部取足少阴肾经太溪穴、大钟穴，远部取足少阳胆经风池穴。太溪穴，属足少阴肾经穴位，为本经输穴、原穴。古人云：“所注为输。”输穴常用来治疗关节痛，如《难经·六十八难》曰：“俞主体重节痛。”说明输穴可适用于人体四肢沉重无力、肿胀活动不便或关节酸痛者。大钟穴，属足少阴肾经穴位，为本经络穴。络穴主治其络脉虚实的病证，可温煦濡养脏腑，足跟痛为肾精亏虚所致，可取大钟穴以行补益肾精之功。以肾经络穴大钟穴配合肾经原穴太溪穴，以本经原络配穴法加强补肾之效。毫针针刺可有补肾益精，止痛之效，可缓解跟痛症的疼痛。国内外医学资料和临床实践证实：灸法能够活跃脏腑功能，旺盛新陈代谢，产生抗体及免疫力，在用艾灸治疗跟痛症时，选用太溪穴、大钟穴，可行气血，补肾益精，缓解疼痛。

4.2.3.2 中医药对腰椎骨质增生的治疗原则

对于腰痛症的治疗，清代李用粹在《证治汇补·腰痛》中指出："唯补肾为先，而后随邪之所见者以施治，标急则治标，本急则治本，初痛宜疏邪滞，理经隧，久痛宜补真元，养血气。"肾虚是腰痛症的根本，故对腰痛症的治疗应以补肾为主，在此基础上再辅以除湿、化瘀、行气、通络等治疗。

4.2.3.2.1 中医内治法治疗腰椎骨质增生

（1）补肾益精。

肾虚是腰痛的根本原因，故治疗的原则重于补肾。首先需要辨证，分清是肾阳虚还是肾阴虚。若患者出现腰部隐隐作痛，酸软无力，缠绵不愈，局部发凉，喜温喜按，遇劳更甚，卧则减轻，常反复发作，面色白，肢冷畏寒；舌质淡，苔薄白，脉沉细无力则为肾阳虚，可予经典方剂右归丸加减。常用药物有肉桂、附子、鹿角胶、熟地黄、山药、山茱萸、枸杞子、菟丝子、杜仲、当归、续断、淫羊藿、桑寄生等补肾助阳。右归丸组方中熟地黄、山药、枸杞子及鹿角胶均气薄味厚，可养气血安五脏，顾护阴液，填精补形。生地经炮制后为熟地，气味由寒转温，苦味消失，性质滋腻，重在补益。山药甘、平，归脾、肺、肾三经，平补三阴，能护养胃气，同时还能补肾涩精，属气薄味厚之品。山茱萸酸、涩，微温，重在补益，有收敛之功。枸杞子甘、平，归肝、肾经，能平补肾精肝血，入阴分，为气薄味厚之品。鹿角胶甘、咸，温，为血肉有情之品，功能补肝肾、益精血，味厚气薄。菟丝子辛、甘、平，入足之三阴，能补肾益精，故其味厚，同时又调动激发机体阳气，辛能升散，故气亦厚，因其有助阳之功，故气厚于味。配合上述几味药，使得补而不滞，阴液各归其位，有少火生气和阳中求阴之妙。右归丸为气厚之剂，气之厚者为阳中之阳，右归丸在填补阴精时注重阳气的激发，气生形，气归精，从而机体生理功能得以正常运行，则精形充实[4]。若患者为腰部绵绵作痛，酸软无力，缠绵不愈，伴见面色晦暗，耳鸣头晕，口干咽燥，面色潮红，心烦，手足心热，小便黄赤，舌红，脉弦细数，则辨为肾阴虚，治疗可以左归丸为基础方随证加减。常用中药有：熟地黄、山茱萸、山药、枸杞子、龟甲胶、鹿角胶、菟丝子、牛膝、女贞子等。左归丸是《景岳全书》中记载的滋阴名方，为纯甘壮水之剂，根据"精不足者，补之以味""甘能滋阴"等原则创制。原方主治"真阴肾水不足，不能滋溉营卫，渐至衰羸，或虚热往来，自汗盗汗，或神不守舍，血不归原，或劳损伤阴，或遗淋不禁，或气虚昏运，或眼花耳聋，或口干舌燥，或腰酸腿软。凡精髓内竭，津液枯涸等证，俱速宜壮水之主，以培左肾之元阴"（《类经图翼·真阴论》）[5]。《景岳全书·本草正》中记载，熟地黄"大补血衰，滋培肾水，填骨髓，益真阴，专补肾中元气，兼疗藏血之经，能补五脏之真阴"。枸杞子"味重而纯，故能补阴；阴中有阳，故能补气，所以滋阴而不致阴衰，助阳而能使阳旺……此物微助阳而无动性，故用之以助熟地最妙”。川牛膝“补髓填精，益阴活血，治腰膝酸疼引诸药下降”。山茱萸“阴中阳也，入肝肾二脏。能固阴补精，暖腰膝，壮阴气”。鹿角胶“大补虚羸，益血气，填精髓……善助阴中之阳，最为补阴要药”。山药“健脾补虚，涩精固肾，治诸虚百损……补肾水必君茱、地”。龟板胶“属纯阴，退孤阳阴虚劳热”。菟丝子“入肝脾肾三经。补髓填精，助阳固泄”。熟地黄、山茱萸、山药、枸杞子补肾填精，大补真阴；龟板胶、鹿角胶，为血肉有情之品，峻补精髓，龟板胶偏于补阴，鹿角胶偏于补阳，在补阴之中配伍补阳药，取“阳中求阴”之意，阴得阳升而源泉不竭。可见景岳补肾阴主以柔润濡养之品温补真阴精血，不用泻品，以防伐阳太过，抑败真火，而且又都不同程度地佐以温品，以达到育阴以涵阳而助其生生之气的生理要求。枸杞子、菟丝子、鹿角胶共助阴中之阳，在补阴剂中配补阳药，是张景岳育阴以涵阳法的独到之处。对于肾阴虚患者还可配伍当归、白芍等补血敛阴，依据精血同源理论达到补肾阴的目的。由于阴阳是互根互用的，临床上常出现阴阳同虚的情况，治疗时要辨清以阴虚为主，还是以阳虚为主，还可以阴中求阳，阳中求阴，酌情用药[6]。

（2）补肾祛邪。

对于肾虚复感外邪而导致的骨痹，要在祛除风、寒、湿、热等外邪时，兼顾补肾。外感腰痛者，以寒湿侵袭最为多见。寒湿腰痛主要表现为腰部冷痛重着，转侧不利，静卧病痛不减，寒冷或阴雨天加重；舌质淡，苔白腻，脉沉而迟缓。汉代名医张仲景在《金匮要略》中将寒湿腰痛描述为“身体重、腰中冷、如坐水中”，并以甘姜苓术汤为主治疗。湿热腰痛则表现为腰部疼痛，重着而热，暑湿阴雨天气加重，活动后或可减轻，身体困重，小便短赤；舌质红，苔黄腻，脉濡数或弦数。就治疗而言，在补肾基础上，对于风邪偏盛患者可用羌活、防风；寒湿较盛者，使用肉桂、羌活、干姜、茯苓、白术；对于湿邪较重者，可用威灵仙、苍术；对于湿热较盛者，可用薏苡仁、半夏、黄柏、苍术等。

（3）补肾活血。

导致气血瘀滞的原因有很多，包括长期风、寒、湿入侵后产生的水湿痰饮以及跌打损伤、长期劳损等。早在《景岳全书·腰痛》中即指出“跌仆伤而腰痛者，此伤在筋骨，血脉凝滞也”；叶天士云：“久发频发之恙，必伤及络”，“痛为脉络中气血不和”。瘀血腰痛临床常见腰痛如针刺，腰部硬如板状，活动受限，痛有定处，痛处拒按，昼轻夜重，伴见舌质紫暗，或有瘀点（斑），脉弦紧或脉涩。临床常用方剂有补肾活血方，该方是根据古方青娥丸化裁而成，由杜仲、补骨脂、牛膝、威灵仙、丹参、木瓜 6 味药物组成，方中杜仲为君药，味甘微辛、性温而入肾经，可以补肝肾、强腰膝，《玉楸药解》言其有“益肝肾，养筋骨，去关节湿淫。治腰膝酸痛，腿足拘挛”的作用；补骨脂为臣药，味苦、性温而入脾、肾二经，补脾肾，以滋先、后天之本，又可温补命门、强腰固精；怀牛膝味苦、酸，性平，入肝、肾二经，具有补肝肾、强筋骨、逐瘀通经、引血下行的作用而为臣药，《滇南本草》曰其："止筋骨疼，强筋舒筋，止腰膝酸麻。"《本草衍义补遗》言："能引诸药下行。"既可以加强君药补肾强腰的作用，又可以引血下行，使药物达到病灶；佐使药以丹参活血祛瘀、通经止痛，威灵仙祛风通络，木瓜舒筋止痛。全方相配，填精补肾、强筋束骨以治本，活血化瘀、通络止痛以治标，符合腰痛症本虚标实的证候特点[7]。另外，气为血之帅，活血化瘀时应结合行气，同时兼顾肾虚的本质。可用延胡索、川芎、丹参、红花、鸡血藤、赤芍等活血化瘀，香附、陈皮、枳壳行气[8]。

(4) 补益肝肾。

补益肝肾法治疗腰痛最著名的当数《备急千金要方·腰痛》所载运用补肝肾、祛风湿的独活寄生汤，至今仍是临床治疗腰痛的常用方剂。症见腰膝冷痛、酸软乏力，肢节屈伸不利，或麻木不仁，畏寒喜温，心悸气短，舌淡、苔白，脉细弱者可用独活寄生汤。该方主治痹证日久，肝肾两亏，气血不足证。方药包括：独活、桑寄生、杜仲、牛膝、细辛、秦艽、茯苓、肉桂心、防风、川芎、人参、甘草、当归、芍药、干地黄。方中重用独活为君，辛苦微温，善治伏风，除久痹，且性善下行，以祛下焦与筋骨间的风寒湿邪。臣以细辛、防风、秦艽、肉桂心、细辛入少阴肾经，长于搜剔阴经之风寒湿邪，又除经络留湿；秦艽祛风湿、舒筋络而利关节；肉桂心温经散寒，通利血脉；防风祛一身之风而胜湿，君臣相伍，共祛风寒湿邪。本证因痹证日久而见肝肾两虚，气血不足，遂佐入桑寄生、杜仲、牛膝以补益肝肾而强壮筋骨，且桑寄生兼可祛风湿，牛膝尚能活血以通利肢节筋脉；当归、川芎、干地黄、白芍养血和血，人参、茯苓、甘草健脾益气，以上诸药合用，具有补肝肾、益气血之功。且白芍与甘草相合，尚能柔肝缓急，以助舒筋。当归、川芎、牛膝、肉桂心活血。寓"治风先治血，血行风自灭"之意。甘草调和诸药，兼使药之用。

4.2.3.2.2 中医外治法治疗腰椎骨质增生

中医治疗腰痛症，除中医内治法外，尚有中医针灸法、推拿按摩法等外治法。推拿按摩、针灸等中医疗法具有镇痛效果明显、经济安全有效、操作方法简单、毒副作用小等优势，更易获得广大患者的青睐，易于临床推广。

针灸治疗腰椎骨质增生症的常用方法有毫针针刺、浮针针刺、电针疗法、灸法、穴位注射、穴位埋线、三棱针挑刺、拔罐、小针刀等。中医采用针灸疗法治疗腰椎骨质增生，常选取肾俞、腰阳关、腰夹脊穴、大肠俞、关元俞、命门、局部阿是穴等相关穴位[9-10]，通过针刺疗法刺激相应穴位以缓解患者疼痛，疏导气血畅通。浮针疗法是在传统针灸治疗基础上进一步发展演变而来，无须考虑经脉和穴位，针尖对准病灶处进针即可，具有快速镇痛、疗效持久、操作快捷容易的特点。气血不通是导致骨质增生症状发生的关键，"不通则痛"，浮针刺激皮下疏松的结缔组织，以痛感刺激病灶处血管经脉，促进受滞的络脉通道贯通，同时刺激神经末梢，使肌肉疏松和血管舒张，导致血液流动畅通，促进局部新陈代谢，使腰痛得愈[9]。小针刀疗法是一种在切开性手术方法的基础上结合针刺方法形成的介于手术方法和非手术疗法之间的闭合性治疗术。可在患椎棘突两侧压痛点处或棘上韧带以及患椎间隙确定进针刀点，进行松解剥离术，术毕局部可适当注射利多卡因、泼尼松龙和维生素 B12，并辅以按摩、适度锻炼治疗腰椎骨质增生。

推拿治疗腰椎骨质增生可疏通经络，解除软组织痉挛，促进局部血液循环，配合内服外敷中药治疗可提高有效率，较快减轻患者的痛苦。推拿按摩疗法可参考以下手法：患者俯卧位，医者于患者身侧，用双手掌或掌根以滚法、按揉法分别在患者背、腰、臀部及双下肢，自上而下反复推压揉按 3～5 遍，然后重点按揉患部；医者两拇指点按肾俞、命门、气海俞、关元俞，伴有腿痛时，点按环跳、委中、承山、阳陵泉；用攘法施于腰部病变处及腰椎两侧，有下肢牵涉痛者，攘法自臀部沿股后面向下到小腿，同时配合下肢后抬腿动作；患者两手紧握床头，医者双后拿患者小腿远端牵引 2～3 分钟，然后用力上、下抖动 5～10 次；患者侧卧，医者站于前方用斜扳法活动腰椎，左右各 1 次。以上手法每日 1 次，每次施术时间约 30 分钟，10 次为一疗程。疗程结束后可休息 2～3 天，然后开始下一个疗程[11]。

4.2.3.3　骨质增生的综合疗法

（1）适当补钙、合理饮食。

在日常饮食中多摄入一些含钙量高的食物，如牛奶、鱼、虾、豆制品等。急性期腰痛较剧、活动受限，往往食欲降低，胃肠功能下降，容易便秘，而便秘可使腹压增加从而加重腰痛症状，故宜采用清淡、易消化饮食，多进食新鲜蔬菜、水果，多饮水，少吃或不吃油炸等肥腻食物，以促进胃肠蠕动，防治便秘。同时应戒烟、限酒，少喝咖啡和浓茶，避免骨质流失。

（2）适当进行运动锻炼。

《类经·藏象》曰“人之运动，由乎筋力，运动过劳，筋必罢极”，保证躯体筋骨强健，人体关节才能运动灵活，如果运动过度，则腰筋肉损伤，屈伸不利。现代医学也认为长期剧烈的运动会使骨关节超负荷导致骨质增生，因此，要想预防腰痛疾病的发生就需要坚持正确的腰背肌功能锻炼，使腰部组织结构保持良好的功能状态，同时避免过累过劳，减少腰部扭伤及剧烈运动，防止腰部肌肉、韧带等组织损伤，保证筋骨强健，防止疾病的复发。同时，每周进行适量的运动可以提升肌肉耐力，改善血液循环，增加骨骼中血液的流动，延缓骨质流失，增加骨骼强度。常见的运动有慢跑、游泳、爬山、打太极拳等。

（3）养成良好生活习惯。

在工作和生活中保持良好的坐、站、卧姿势，避免长时间保持一个姿态，超过 1 小时应适当活动放松。同时要保持正常体重，避免肥胖，过重会加大关节软骨面的压力，令其受力不均匀，加速关节软骨的磨损，直接造成骨质增生。

(4) 适当保健按摩。

经常推拿按摩好发骨质增生的部位，如腰部、颈部、双膝关节处等。通过适当的推拿按摩可以解除肌肉疲劳，促进局部血液循环，缓解腰痛症状，达到预防骨质增生的目的。

（编写人员：叶倩云　叶金鑫　肖雅松）

参考文献

[1] 何镜清.1903 例骨质增生流行病学分析 [J]. 广州医学院学报，1996 (2): 70-71, 75.

[2] 秦宇航，吴云川，熊英，等. 基于“腰为肾之府”理论运用按穴擦腰法治疗腰椎间盘突出症的临床观察 [J]. 世界科学技术-中医药现代化，2018，20 (10): 1854-1859.

[3] 向太敏. 骨质增生的中医治疗经验总结 [J]. 亚太传统医药，2016，12 (17): 85-86.

[4] 秦臻，任艳玲. 基于“阳为气、阴为味”探讨左归丸、右归丸的组方特点 [J]. 中医杂志，2017，58 (7): 545-547，551.

[5] 张介宾. 景岳全书 [M]. 海口: 海南国际新闻出版中心，1995: 89.

[6] 周起蛟，周端求，刘运清，等. 中医药治疗骨质增生症的研究进展 [J]. 湖南中医杂志，2006，(4): 92-94.

[7] 杨雷，马露，李兆勇，等. 补肾活血方配合董氏奇穴治疗肾虚血瘀型慢性腰痛病 [J]. 中国临床研究，2022，35 (1): 83-87.

[8] 王如雪，张建伟. 补肾为主治疗慢性腰痛临床心得 [J]. 中国中医药现代远程教育，2021，19 (6): 151-153.

[9] 林龙，罗国东. 针灸治疗腰椎骨质增生症的进展 [J]. 光明中医，2012，27 (12): 2599-2602.

[10] 邓栋，申宇冬. 浮针疗法治疗骨质增生临床疗效观察 [J]. 四川中医，2017，35 (4): 180-182.

[11] 刘海涛，蔡亚夫，何铂玲. 推拿手法加中药治疗腰椎骨质增生的临床疗效观察 [J]. 河北医学，2010，16 (1): 87-89.

第四部分

防治退行性骨病的常用补肾壮骨中药与中药复方

在“肾主骨”“肾虚骨痿”“久病入络”等中医理论的指导下，防治退行性骨病的常用中药一般具有补肾壮骨、祛风除湿、活血通络之功效，因此常用药物包括补肾虚药、祛风湿药和活血止痛药。补肾虚药：该类药物味多甘、辛、咸，药性温热，辛甘化阳、咸以补肾、甘温能补人体之阳气，故以补肾壮阳、填精益髓、强筋健骨为主要功效。祛风湿药：本类药物味多苦甘，性温或平，主入肝肾经，以祛风湿、强筋骨为主要作用。活血止痛药：本类药物味多苦甘，性温或平，主入肝肾经，以祛瘀通经、补肝肾、疗伤止痛、强筋骨为主要作用。现代药理研究表明，该类药具有调节骨代谢平衡的作用，从而起到改善退行性骨病的症状，为患者减轻疾病的负担。

1　补肝肾、强筋骨药

《黄帝内经·素问》提出“正气存内，邪不可干”，“邪之所凑，其气必虚”的重要主张，说明正气亏虚是疾病发生的根本原因。中医理论认为肝为“罢极之本”，肝藏血，在体主筋，束骨而利关节，肝血旺盛，气血调达，筋有所养，则能筋骨强盛，耐受疲劳，可长久发挥联结肌肉、约束骨骼的功能，从而维持关节的正常运动。肾为先天之本，“封藏之本”，主骨，骨的生长发育受到肾中精气的调控。肾藏精，肾气充沛，骨髓充实，则骨骼健壮，运动灵活。肝主筋、肾主骨，随着年龄增长，肝肾亏虚，肝虚则血不养筋，肾虚则髓减，筋骨失养。故临床上常选用补肝肾、强筋骨药治疗筋骨疾病，相当于西医的退行性骨病，常用的药物包括淫羊藿、巴戟天、杜仲、续断、补骨脂、骨碎补、鹿茸、仙茅、肉苁蓉、阳起石、菟丝子、女贞子、何首乌、熟地、龟甲、当归等。

补肝肾，强筋骨药归经以肝、肾、脾经为主，药物四气以温、平为主，五味以甘、辛、咸为主，合治脏腑虚惫，腰脚痿弱，续筋骨，秘精髓，安魂魄，辟疫气，壮阳益寿。

淫羊藿 Yinyanghuo （《神农本草经》）

本品为小蘖科植物淫羊藿 *Epimedium brevicornu* Maxim. 和箭叶淫羊藿 *Epimedium sagittatum*（Sieb. et Zucc.）Maxim.、柔毛淫羊藿 *Epimedium pubescens Maxim.*、巫山淫羊藿 *Epimedium wushanense* T. S. Ying，或朝鲜淫羊藿 *Epimedium koreanum* Nakai 的干燥地上部分。主产于陕西、山西、湖南等地。夏、秋季茎叶茂盛时采割，除去粗梗及杂质，晒干或阴干。生用或羊脂油炙用。

【性味归经】辛、甘、温。归肾、肝经。

【功效】补肾阳，强筋骨，祛风湿。

【应用】

1. 肾阳虚衰，阳痿尿频，腰膝无力

本品辛甘温燥烈，长于补肾壮阳，为壮阳益精起痿之良药。单用有效，亦可与其他补肾壮阳药同用。如用治肾阳虚衰，阳痿不举，腰膝无力等症，单用浸酒服，如淫羊藿酒；或配伍仙茅、肉苁蓉、附子等成方，如赞育丸，以治肾虚阳痿遗精等。治妇女宫冷不孕，多与鹿茸、当归等配伍；若治妇女天癸已绝、阴阳两虚、头晕目眩等症，可与仙茅当归、知母等配伍，如二仙汤。

2. 风湿痹痛，麻木拘挛

本品辛温而散，可强筋骨，祛风湿。用治风湿痹痛，麻木拘挛，有标本兼治之功。可单用泡酒，如仙灵脾酒；或与威灵仙、川芎、肉桂等配伍，如仙灵脾散。

【用法用量】煎服，6～10 克。或浸酒，熬膏及入丸、散。外用适量，煎水洗。

【使用注意】本品易伤阴助火，阴虚火旺者慎服。

【文献摘录】

《神农本草经》："主阴萎绝伤，茎中痛，利小便，益气力，强志。"

《名医别录》："坚筋骨，消瘰疬，赤痈；下部有疮，洗，出虫。"

《本草备要》："补命门，益精气，坚筋骨，利小便。"

【化学成分】

本品主要含淫羊藿苷等黄酮苷。淫羊藿茎、叶含淫羊藿甙，叶尚含挥发油、蜡醇、卅一烷、植物甾醇、鞣质、油脂。脂肪油中的脂肪酸有棕榈酸、硬脂酸、油酸、亚油酸。

【现代药理机制】

本品有预防骨质疏松症、抗炎、抗缺氧、降血糖、降血脂等作用。此外，本品煎剂及醇浸出液对骨髓灰质炎病毒及其他肠道病毒有抑制作用；有降压、强心、抗心律失常、镇咳、祛痰、平喘、抗衰老等作用。淫羊藿多糖、淫羊藿总黄酮有增强免疫的作用。

【骨代谢相关药理机制】

1. 防治骨质疏松症相关机制：

大量研究表明，淫羊藿能有效抑制骨吸收、骨破坏，促进成骨细胞增殖、分化，并最终起到防治骨质疏松的作用。其主要活性成分淫羊藿苷在促进成骨细胞的成骨分化和成熟方面比其他黄酮类化合物更有效[1]。

淫羊藿能抑制破骨细胞的生成以及骨吸收。研究发现，淫羊藿苷能够促进体外牙周膜细胞的增殖、成骨分化潜能，并显著下调破骨相关因子 RANKL 的基因表达[2]。Cao 等人[3]发现淫羊藿能抑制 NF－κB 通路相关蛋白的核转运，并降低了大鼠模型中 NALP3 炎性体的表达、炎症因子的水平，从而起到预防骨质疏松的目的。Qiang 等人[4]研究表明，淫羊藿苷通过抑制 NF－κB 和丝裂原活化蛋白激酶（MAPK）活化来抑制 RANKL 诱导的破骨细胞生成。此外，淫羊藿苷抑制 F－肌动蛋白环的形成并减弱成熟破骨细胞的骨吸收能力。另一项研究表明，淫羊藿苷抑制前破骨细胞分化为破骨细胞并抑制参与破骨细胞形成和骨吸收的各种基因的表达。此外，淫羊藿苷通过 RANKL/RANK 途径抑制 TRAF－6 的表达及其包括 NF－κB 和 ERK1/2 在内的下游通路来抑制破骨细胞增殖分化[5]。Wang 等人[6]发现淫羊藿苷可抑制 HepG2 细胞的增殖，通过降低 Bcl－2 的表达促进细胞凋亡，并破坏肌动蛋白细胞骨架。郭元晖等人[7]发现淫羊藿苷和仙茅苷可协同抑制破骨细胞的形成、降低抗酒石酸酸性磷酸酶的活性，减少破骨细胞在骨片上形成的骨吸收陷窝面积，抑制破骨细胞骨架 F－actin 环的构建及其调控因子 Rho GTPases 和黏着斑激酶（Focal adhesion kinase，FAK）的表达。使破骨细胞变细变小，从而抑制破骨细胞伪足发挥作用。

在成骨相关机制方面，淫羊藿苷能改变成骨细胞代谢，通过增强成骨细胞功能，促进成骨细胞增殖来防治骨质疏松症。Yu 等人[8]分析了淫羊藿苷其对人骨髓间充质干细胞（hMSC）体外增殖的影响。用 10 μg/mL 淫羊藿苷处理 hMSC 细胞，显著增加了它们的增殖。此外，淫羊藿苷增加了抗凋亡基因 Bcl－2 的表达，同时降低了促凋亡基因 Bax 的表达。淫羊藿苷通过抑制 c－Jun/JNK 信号通路抑制 hMSC 细胞凋亡。同时本团队研究发现用淫羊藿苷处理 rBMSCs 可刺激 rBMSCs 增殖和 ALP 活性。此外，增加了成骨标志物 runt 相关转录因子 2、胶原 1 型蛋白和骨形态发生蛋白 2 的表达[9]。同时也发现淫羊藿苷下调骨组织中 Notch1 细胞内结构域（N1ICD）和 Jagged1 蛋白的表达，并抑制 N1ICD 对 Notch2 mRNA 表达的影响。提出淫羊藿苷通过 Notch 信号通路抑制 PPARγ、C/EBPα 和 FABP4 mRNA 的表达来抑制间充质干细胞向脂肪细胞的分化[10]。团队的前期工作研究还发现淫羊藿苷通过上调 Runx2 基因的表达，促使 BMSCs 向成骨细胞分化，并通过增加细胞 ALP 分泌及 Osteocalcin 基因的表达，促进细胞矿化的发生，从而促使新生成骨细胞的成熟[11]。

2. 防治骨关节炎相关机制：

退行性骨关节病又称骨关节炎，是一种退行性病变，系由于增龄、肥胖、劳损、创伤、关节先天性异常、关节畸形等诸多因素引起的关节软骨退化损伤、关节边缘和软骨下骨反应性增生。低度炎症被认为与骨关节炎高度相关。在 Pan 等人的研究中显示，首先将人类骨关节炎成纤维细胞样滑膜细胞（OA－FLSs）从骨关节炎患者中分离出来，并在体外用不同浓度的淫羊藿苷培养。发现淫羊藿苷在 10 μM 以下的浓度对 OA－FLSs 显示出低细胞毒性，并在 1 μM 和 10 μM 的浓度下降低细胞的增殖。且淫羊藿苷抑制细胞迁移，浓度范围为 0.1～1 μM。此外，不同浓度的淫羊藿苷可降低 OA 发病机制中的三种细胞因子（包括 IL－1β、MMP14 和 GRP78）的表达[12]。另一项研究中，LPS 处理的软骨细胞和碘乙酸钠（MIA）处理的 Wistar 大鼠分别用作体外和体内 OA 模型。结果表明淫羊藿苷可以抑制 LPS 诱导的炎症和软骨细胞中胶原蛋白形成的减少。此外，淫羊藿苷可以抑制 NLRP3 炎症小体介导的 caspase－1 信号通路，从而减轻 LPS 诱导的细胞焦亡。NLRP3 的过表达逆转了上述由淫羊藿苷引起的变化。在大鼠 OA 模型中进一步证实，淫羊藿苷通过抑制 NLRP3 介导的细胞焦亡来缓解 OA[13]。在一项研究淫羊藿苷靶向基因与 OA 相关的 KEGG 通路的生物信息学分析中，淫羊藿苷能通过调节 NF－κB、MAPK 和 Akt 信号通路来调节炎症细胞因子的产生、胰岛素抵抗和细胞存活，从而在 OA 中发挥作用。重要的是，IKBKB、NFKBIA、MAPK8、MAPK9 和 MAPK10 在提供淫羊藿苷对 OA 的有益作用时可能是受淫羊藿苷影响的中枢基因。此外，发现淫羊藿苷通过抑制 NF－κB 信号通路降低促炎因子并抑制软骨细胞凋亡[14]。

参考文献

[1] 许婷，黄萌萌，李瑞云，等．多基原淫羊藿不同部位质量评价研究［J］．中草药，2020，51（1）：190－196.

[2] 李雪，朱勇，王丹杨，等．淫羊藿苷对体外牙周膜细胞增殖、成骨分化以及成骨和破骨因子表达的影响［J］．生物技术通讯，2019，30（3）：403－408.

[3] CAO Y. Icariin alleviates MSU induced rat GA models through NF－κB/NALP3 pathway［J］. Cell biochemistry and function，2021，39（3）：357－366.

[4] QIANG，GUIPING，CHEN，et al. Icariin inhibits RANKL－induced osteoclastogenesis via modulation of the NF－κB and MAPK signaling pathways.［J］. Biochemical and biophysical research communication，2019，508（3）：902－906.

[5] BUYUN K，YONG LK，BYOUNGDUCK P. Icariin abrogates osteoclast formation through the regulation of the RANKL－mediated TRAF6/NF－κB/ERK signaling pathway in Raw264.7 cells［J］. Phytomedicine，2018（51）：181－190.

[6] WANG ZM, SONG N, REN YL. Anti - proliferative and cytoskeleton - disruptive effects of icariin on HepG2 cells [J]. Molecular medicine reports, 2015, 12 (5): 6815 - 6820.
[7] 郭元晖，薛黎明，聂燕，等．淫羊藿苷和仙茅苷协同抑制破骨细胞的形成、分化和骨吸收功能 [J]. 药学实践杂志，2013，31（4）：262 - 266.
[8] YU T, XIONG Y, LU S, et al. The shared KEGG pathways between icariin - targeted genes and osteoporosis [J]. Aging, 2020, 12 (9): 8191 - 8201.
[9] LI X, PENG B, PAN Y, et al. Icariin stimulates osteogenic differentiation and suppresses adipogenic differentiation of rBMSCs via estrogen receptor signaling [J]. Molecular medicine reports, 2018, 18 (3): 3483 - 3489 .
[10] LIU H, XIONG Y, ZHU X, et al. Icariin improves osteoporosis, inhibits the expression of PPARγ, C/EBPα, FABP4 mRNA, N1ICD and jagged1 proteins, and increases Notch2 mRNA in ovariectomized rats [J]. Exp ther med, 2017, 13 (4): 1360 - 1368.
[11] 傅淑平，杨丽，洪浩，等．淫羊藿苷促 SD 大鼠骨髓间充质干细胞骨向分化作用的实验研究 [J]. 中国中西医结合杂志，2015，35（7）：839 - 846.
[12] PAN L, ZHANG Y, NA C, et al. Icariin regulates cellular functions and gene expression of osteoarthritis patient - derived human fibroblast - like synoviocytes [j]. International journal of molecular sciences, 2017, 18 (12): 2656.
[13] ZU Y, MU Y, LI Q, et al. Icariin alleviates osteoarthritis by inhibiting NLRP3 - mediated pyroptosis [J]. Journal of orthopaedic surgery and research, 2019, 14 (1): 307.
[14] LIU Y, MI B, LV H, et al. Shared KEGG pathways of icariin - targeted genes and osteoarthritis [J]. Journal of cellular biochemistry, 2018, 120 (5): 7741 - 7750.

巴戟天 Bajitian （《神农本草经》）

本品为茜草科藤状灌木植物巴戟天 *Morinda officinalis* How 的干燥根。主产于广东、广西及福建等地。多为野生，亦有栽培品种。全年均可采挖。生用或盐水炙用，蒸或盐蒸或煮，趁热除去木心，切段，干燥。

【性味归经】甘、辛，微温。归肾、肝经。

【功效】补肾阳，强筋骨，祛风湿。

【应用】

1. 阳痿遗精，宫冷不孕，小便频数

本品温补肝肾，甘润不燥。治虚羸阳痿不举，五劳七伤百病，常配伍牛膝，浸酒温服；亦常与淫羊藿、仙茅、枸杞子等同用，如赞育丸，以治命门火衰所致阳痿不育、遗精滑泄等症；治妇女宫寒、月经不调、赤白带下、少腹冷痛等症，多配伍高良姜、肉桂、吴茱萸等为丸服，如巴戟丸；又常与桑螵蛸、益智仁、菟丝子等同用，治疗肾阳虚之小便不禁。

2. 风湿久痹，腰膝肿痛，肾虚筋骨痿软

本品既能温补肝肾、强筋骨，又能祛风湿、止痹痛。对肾阳虚兼风湿之证为宜，多与补肝肾、祛风湿药同用。如治风冷腰胯疼痛、行步不利，常配伍牛膝、羌活、杜仲等；用治肾虚骨痿、腰膝冷痛、活动不利者，常与杜仲、鹿胎、紫河车等同用，如金刚丸。

【用法用量】 煎服，3～10 克。

【使用注意】 阴虚火旺及有热者慎服。

【文献摘录】

《神农本草经》："主大风邪气，阳痿不起，强筋骨，安五脏，补中增志益气。"

《本草备要》："补肾益精，治五劳七伤，辛温散风湿，治风湿脚气水肿。"

【化学成分】

本品主要含糖类及蒽醌类，糖类主要成分为多种低聚糖，蒽醌主要成分为甲基异茜草素等。尚含环烯醚萜苷、甾醇、有机酸等。

【现代药理机制】

本品煎剂有增加体重和抗疲劳作用。醇提物有兴奋下丘脑－垂体－肾上腺皮质系统、抗自由基及雄性激素样作用。

【骨代谢相关药理机制】

1. 防治骨质疏松症相关机制：

赵金龙等人[1]通过网络药理学方法分析发现，巴戟天主要通过多种途径、多种信号通路作用于多种靶点发挥抗骨质疏松症的作用，其功效可能与蒽醌类化合物、cGMP－Pkg 等信号通路以及 ESR1、UN 等靶标蛋白相关。林华芳等人[2]发现，巴戟天可以通过抑制去势大鼠骨组织中 RANK、活化丁细胞核因子信号通路 2（NFAT2）和空泡型 V－ATP 酶（V－ATP）mRNA 的表达从而抑制破骨细胞的增殖，减少去势大鼠的骨丢失。胡英勇等人[3]研究发现，巴戟天提取物可提高去势骨质疏松大鼠骨密度、骨钙含量及血清中雌二醇的表达，推测其可通过调节激素水平改善骨质疏松。郑德开等人[4]发现，巴戟天通过调控 OPG/RANKL/RANK 信号通路来发挥促进成骨、抑制破骨的作用。杨博辰等人[5]通过研究巴戟天与雌激素对骨质疏松大鼠破骨细胞 RANK 和碳酸酐酶Ⅱ（Carbonic anhydrase Ⅱ，CA Ⅱ）的表达，发现巴戟天与雌激素对 CA Ⅱ、RANK mRNA 的表达具有显著的抑制作用，使破骨细胞水平降低，有效减少骨吸收。Bao 等人[6]通过研究巴戟天蒽醌类化合物体外抑制破骨细胞骨吸收发现，巴戟天的有效成分蒽醌对 RANKL 诱导的 NF－κB 和 JNK 的磷酸化有明显的抑制作用，从而降低 RANKL 的表达，提高 OPG/RANKL 的相对比值，有效缓解绝经后骨质疏松症。同时有研究显示巴戟天可促进成骨细胞的增殖和分化，抑制破骨细胞核因 κB 受体活化因子的表达[7]。

在描述的时候最好有一定的逻辑关系，先成骨后破骨，一目了然。

2. 防治骨关节炎相关机制：

吴岩斌等人[12]通过对细菌脂多糖（LPS）刺激 Raw264.7 小鼠单核/巨噬细胞系所致炎症细胞模型进行实验发现，与模型组相比，浓度分别为 100μg/mL、50μg/mL、25μg/mL 的巴戟天醇提物对 LPS 刺激的 Raw264.7 小鼠单核/巨噬细胞产生的一氧化氮（NO）含量均有显著的抑制作用，且呈剂量依赖关系。这表明巴戟天可能通过抑制 NO 的产生发挥抗炎作用。

叶文华等人[13]利用巴戟天处理角叉莱胶致大鼠足肿胀建立非特异性炎症模型，结果显示，巴戟天 95% 的乙醇提取物能有效地缓解炎症模型大鼠机体脂质和糖代谢失衡，且可以调节肠道菌群。但是，巴戟天 95% 的乙醇提取物不能有效地逆转炎症模型大鼠血清中升高的氨基酸水平，说明其不能阻止炎症部位蛋白质分解。

3. 改善椎体退行性病变相关机制：

高景华在临床中结合阳化气、阴成形理论，灵活运用含有巴戟天的转腰汤治疗椎体退行性疾病均获良效，为中医骨伤疾病的治疗开辟新思路[15]。

4. 防治骨质增生相关机制：

许振亚等人[16]用含巴戟天药方以治疗顽固性腰疼痛偏肝肾阴虚症，笔者用治骨质增生症，临床每每收到奇效。基本方：熟地、菟丝子、狗脊、白芍、鸡血藤、威灵仙、牛膝、鹿衔草、延胡、皂角刺、川续断、肉苁蓉、川乌、鹿角片、土鳖、穿山甲、红花、甘草、淫羊藿、葫芦巴、巴戟天、骨碎补、杜仲、制附子、肉桂。

参考文献

[1] 赵金龙，黄和涛，梁桂洪，等，基于网络药理学的巴戟天治疗骨质疏松的通路及靶标［J］. 中国现代应用药学，2020，37（11）：1301－1308.

[2] 林华芳，何剑全. 巴戟天丸对去势大鼠骨组织 RANK、NFAT2 和 V－ATP MRNAL 的影响［J］. 世界中西医结合杂志，2019，14（6）：802－808.

[3] 胡英勇，尹耀庭，刘月平. 巴戟天提取物对去卵巢大鼠骨质疏松症的防治作用［J］. 湖南中医杂志，2019，35（11）：139－141.

[4] 郑德开，阮诗钒，叶春华，等. 巴戟天对卵巢切除大鼠 OPG、RANKL 蛋白表达的影响［J］. 江西中医药大学学报，2018，30（3）：74－76.

[5] 杨博辰，朱明喜，曹一维. 巴戟天与雌激素对骨质疏松大鼠破骨细胞 RANK 和 CAⅡ的表达影响［J］. 天津医科大学学报，2017，23（3）：203－207.

[6] LEILEI BAO，LUPING QIN，LEI LIU，et al. Anthraquinone compounds from Morinda officinalis inhibit osteoclastic bone resorption in vitro［J］. Chem biol in-

terac, 2011, 194 (2): 97 - 105.
[7] 李钺，谢炜星，晋大祥，等. 巴戟天防治骨质疏松症的研究进展 [J]. 中国骨质疏松杂志，2017，23 (4)：530 - 533.
[8] 胡英勇，尹耀庭，刘月平. 巴戟天提取物对去卵巢大鼠骨质疏松症的防治作用 [J]. 湖南中医杂志，2019，35 (11)：139 - 141.
[9] 刘汝银，岳宗进，包德明. 巴戟天多糖对骨质疏松模型大鼠 5 - HT、VEGF 与体内矿物质含量影响研究 [J]. 中国生化药物杂志，2015，35 (4)：59 - 62.
[10] 王筠，苗德胜，吕刚，等. 巴戟天对骨质疏松破骨细胞表面型跨膜受体蛋白的影 [J]. 中国组织工程研究，2016，20 (24)：3516 - 3522.
[11] 高曦，陈翔，黄朱宋，等. 巴戟天醇提取物对卵巢切除大鼠在高脂饮食状态下骨质量的影响 [J]. 中国骨质疏松杂志，2019，25 (9)：1226 - 1230，1243.
[12] 吴岩斌，吴建国，郑丽鋆，等. 基于炎症细胞模型的巴戟天抗炎活性部位 [J]. 福建中医药大学学报，2011，21 (1)：48 - 50.
[13] 叶文华，龚梦鹃，邹忠杰，等. 巴戟天抗炎作用的代谢组学研究 [J]. 中药与临床，2013，4 (3)：22 - 29.
[14] 陈岚，陈翠，高毅，等. 巴戟天提取物对大鼠风湿性类关节炎作用的观察 [J]. 东南国防医药，2011，13 (4)：305 - 307.
[15] 高春雨，李路广，孟州令，等. 高景华运用转腰汤加减治疗退行性脊柱疾病经验 [J]. 中医药导报，2020，26 (9)：184 - 186，197.
[16] 许振亚. 益肾化瘀通络汤治腰椎骨质增生症 [J]. 新中医，1993 (7)：18.

杜仲 Duzhong （《神农本草经》）

本品为杜仲科植物杜仲 *Eucommia ulmoides* Oliv. 的干燥树皮。主产于四川、陕西、湖北、河南、贵州、云南。此外，江西、甘肃、湖南、广西等地亦产。每年4～6月剥取，刮去粗皮，堆置“发汗”至内皮呈紫褐色，晒干。

【性味归经】甘，温。归肝、肾经。

【功效】补肝肾，强筋骨，安胎。

【应用】

1. 肾虚腰痛

本品甘温，入肝肾经，以补肝肾见长，治肾虚腰痛有标本兼治之功，常与胡桃肉、补骨脂等配伍；治疗肾虚阳痿、精冷不固、小便频数，可与鹿茸、山茱萸、菟丝子等配伍，增强温补肾阳的功效。

2. 安胎

杜仲与补骨脂同用，温补肾阳力增，兼补脾、肝，既涩下元，又固冲任，亦可用于肝肾不足之胎动不安。

【用法用量】 内服：煎汤，3～5钱；浸酒或入丸、散。

【使用注意】 阴虚火旺者慎服。

【文献摘录】

《神农本草经》："主腰脊痛，补中益精气，坚筋骨，强志，除阴下痒湿、小便余沥。"

《名医别录》："主脚中酸痛，不欲践地。"

《药性论》："主肾冷脊腰痛，腰病人虚而身强直，风也。腰不利加而用之。"

【化学成分】

树皮含多种木脂素及其甙类成分：右旋丁香树脂酚（syringaresinol），右旋丁香树脂酚葡萄糖甙（sy－ringaresinol－O－β－D－glucopyranoside），丁香丙三醇－β－丁香树脂酚醚4″，4‴－双葡萄糖甙（syringylglycerol－β－syringaresinol ether 4″，4‴－di－O－β－D－glucopyranoseid），右旋松脂酚（pinnoresinol），右旋表松脂酚（epipinoresinol），右旋松脂酚葡萄糖甙（pinoresinol－O－β－D－glucopyranoside），右旋松脂酚双葡萄糖甙（pinoresinol－di－O－β－D－glucopyranoside），右旋1－羟基松脂酚（1－hydroxypinore sinol），右旋1－羟基松脂酚－4′－葡萄糖甙（1－hydroxypinol－4′－O－β－D－glucopyranoside），右旋1－羟基松脂酚－4″－葡萄糖甙（1－hydroxypinoresinol－4″－O－β－D－glucopyranside），右旋1－羟基松脂酚－4′，4″－双葡萄糖甙（1－hydroxypinoresinol－4′，4″－di－O－β－D－glu－copyranoside），二氢去氢二松柏醇（dihydrodehydrodiconiferyl alcohol），苏式二羟基去氢二松柏醇（threo－dihydroxydehydrodi coniferyl alcohol），赤式二羟基去氢二松柏醇（erytho－dihydroxy－dehyrodiconiferyl alcohol），去氢二松柏醇－4，r′－二葡萄糖甙（dehydrodiconiferyl alcohol－4，r′－di－O－β－D－glucopyranoside），左旋橄榄树脂素（olivil），左旋橄榄树脂素－4′－葡萄糖甙（olivil－4′－O－β－D－glucopyranoside），左旋橄榄树脂素－4″－葡萄糖甙（olivil－4″－O－β－D－glucopyranoside），左旋橄榄树脂素－4′，4″－双葡萄糖甙（olivil－4′，4″－di－O－β－D－glucopyranoside），右旋环橄榄树脂素（cycloolivil），右旋杜仲树脂酚（medioresinol），右旋杜仲树脂酚－4′－葡萄糖甙（medioresinol－4－O－β－D－glucopyranoside），右旋杜仲树脂酚双葡萄糖甙（medioresinol－di－O－β－D－glucopyranoside，耳草脂醇C－4″，4″－双葡萄糖甙（hedyotol C－4″，4″－di－O－β－D－glucopyranoside），鹅掌楸甙（liriodendrn），柑属甙B（citrusin B）。还含多种环烯醚萜类成分：桃叶珊瑚甙（aucubin），杜仲甙（ulmoside）即是桃叶珊瑚甙元－1－β－异麦芽糖甙（aucubigenin－1－β－isomaltosde），都桷子素（genipin），都桷子甙（geniposide），都桷子甙酸（geniposidicacid），筋骨草甙（ajugoside），哈帕甙乙酸酯（harpagide acetate），匍匐筋骨草甙（reptoside），杜仲醇（eucommiol），杜仲醇甙Ⅰ（eucommioside I）等。又含酚性成分：消旋的苏式1－（4－愈创木酚基）甘油（threo－guaiacylglycerol），消旋的赤式1－（4－愈创木酚基）甘油（erythro-guaiacylglycerol），赤式1－（4－愈创木酚基）甘油－β－松柏醛醚（erythro-guaiacylglycerol-β-coniferylaldehydeether），苏式1－（4－愈创木酚基）甘油－β－松柏醛醚（threo－guaiacylglycerol－β－coniferylaldehydeether），咖啡酸（caffeic acid），绿原酸（chlorogenic acid），绿原酸甲酯（methyl chlorogenate），香草酸（vanillic acid）。三萜成分：白桦脂醇（betulin），白桦脂酸（betulic acid），熊果酸（ursolic acid），β－谷甾醇（β－sitosterol），胡萝卜甙（dancosterol），以及包括苯丙氨酸（phenylalanine）、赖氨酸（lysine）、色氨酸（tryptophan）、蛋氨酸（methionine）、苏氨酸（threonine）、缬氨酸（valine）、亮氨酸（leucine）、异亮氨酸（isoleucine）、谷氨酸（glutamic acid）、胱氨酸（cystine）、组氨酸（histidine）在内的17种游离氨基酸和锗、硒等15种微量元素。另含杜仲烯醇（ulmoprenol），山柰酚（kaempferol），酒石酸（tartaric acid），半乳糖醇（galactitol），正三十烷醇（n－triacontanol），正二十九烷（n－nonacosane）。树皮还含杜仲胶，其结构与马来乳胶即固塔波橡胶（guttapercha）相同，为反式异戊二烯聚合物，属硬橡胶类，含量约22.5%。

【现代药理机制】

本品有主要有降压、降血糖、预防骨质疏松、调节血脂、抗炎、肝保护等作用。杜仲皮的醇提物可以抗高尿酸血症，降低血尿酸；环烯醚萜类则可以调节雌激素。

【骨代谢相关药理机制】

1. 防治骨质疏松症相关机制：

对成骨细胞的影响：杜仲叶提取物对骨钙素蛋白水平表达有促进作用，且能上调成骨细胞特异性转录因子 Osterix，从而影响成骨细胞的增殖[1]。杜仲黄酮类化合物紫云英苷和黄芩素能促进 MC3T3－E1 Subclone 14 成骨细胞增殖，并上调 Osterix[2]。杜仲中的槲皮素、京尼平苷和桃叶珊瑚苷可增加小鼠成骨细胞 MC3T3－E1 细胞的 ALP 活性，且作用强度具有浓度相关性和时间相关性，可促进成骨细胞的增殖和分化[3]。杜仲黄酮类山柰酚、芦丁、槲皮素3种成分均可降低尿液中钙、磷的丢失，同时增强 ALP 的活性，改善绝经后骨质疏松的骨微结构，增加骨密度，尤以山柰酚活性最强[4]。盐杜仲显著提高血清中 ALP 的活性，可抑制骨吸收，提高骨的强度，对去势大鼠骨质疏松具有一定的防治作用[5]。杜仲能促进体外培养的 MC3T3－E1Subclone 14 成骨细胞增殖与分化[6]。杜仲水提液和杜仲总黄酮可促进大鼠成骨细胞增殖[7－8]。杜仲通过对基质细胞衍生因子－1（Stromal cell derived factor－1，SDF－1）的调控促进脊髓间充质干细胞向成骨细胞分化[9]。杜仲叶提取物槲皮素通过促进细胞外调节蛋白激酶（ERK）磷酸化促进大鼠 BMSCs 的增殖[10]。杜仲中松脂素二葡萄糖苷及其苷元松脂素均能通过促进成骨细胞的增殖和分化达到抗骨质疏松的作用[11]。

对破骨细胞的影响：杜仲叶总提物对破骨细胞骨吸收功能有抑制作用[12]。OPG 可以竞争性地与 RANKL 结合，从而封闭 RANKL 与破骨细胞表面的 RANKL 结合，抑制破骨细胞的分化成熟。因此，OPG/RANKL 比例的变化对破骨细胞的产生至关重要[13]。杜仲皮醇提取物可以提高醋酸铅导致骨丢失大鼠血清中骨钙素、OPG 的含量，降低血清 RANKL 浓度来抑制骨吸收，增加骨体积和骨小梁厚度[14]。杜仲可通过上调 OPG/RANKL 的比值，间接抑制破骨细胞的分化和成熟，从而抑制骨吸收[15]。杜仲醇提取物在促进 OPG 分泌的同时还能抑制 RANKL 的表达，从而提高 OPG/RANKL 的比值，抑制破骨细胞的成熟分化，并能促进 MC3T3 - E1 Subclone 14 成骨细胞的增殖[16]。杜仲提取物松脂素的抗骨质疏松作用主要是通过促进成骨细胞分泌 OP 克，抑制 RANKL 表达，从而抑制破骨细胞活化，实现抗骨质疏松[17]。杜仲 70% 醇提物、杜仲乙酸乙酯提取物、杜仲正丁醇提取物可提高 CIA 模型大鼠 OPG mRNA 的表达，降低 RANKL mRNA 的表达，降低 OPG/RANKL 比值，减轻骨与关节的破坏[17-18]。杜仲中的桃叶珊瑚苷（AU）能够通过调节 OPG/RANKL/RANK 通路促进成骨细胞增殖和抑制骨吸收[19]。

抑制血清中有机物和无机物的含量。临床上通过检测血液或尿液中的骨钙素、脱氧吡啶啉（DPD）、钙、磷等生化指标和其他物质，间接推断骨骼的各种代谢状态。杜仲提取物通过降低血清中骨钙素的含量，降低尿中 DPD、钙离子、磷离子的含量，调节去卵巢大鼠的骨代谢平衡，降低骨转换率，发挥抗骨质疏松的作用[20]。杜仲总黄酮对去卵巢大鼠骨组织可以抑制骨密度降低，减少骨矿物质和骨胶原的丢失，对骨组织具有保护作用[21]。杜仲籽可以降低去卵巢骨质疏松大鼠尿液中钙离子、磷离子、骨碱性磷酸酶的含量，血清中雌二醇含量和骨钙素显著升高，说明杜仲籽提取物具有调节骨质疏松动物的骨代谢，增加骨密度，提高骨骼强硬度，改善骨组织微结构的作用[22]。

2. 防治骨关节炎相关机制：

杜仲叶醇提取物对去势大鼠血清 IL - 6、TNF - α 表达水平有抑制作用，通过调节细胞因子的表达来降低破骨细胞增殖，抑制骨吸收，减少骨质的破坏，调节骨代谢平衡，提高骨密度[23-24]。杜仲皮、雄花醇提物可能通过抑制 Th2 类细胞因子，调节 Th1 /Th2 细胞因子平衡，下调 Th17 细胞，抑制炎症因子[25]。复方杜仲片能通过降低腰椎间盘突出症患者外周血中 IL - 6 浓度及下调其 mRNA 表达水平，抑制炎症渗出，通过改善微循环，达到治疗腰椎间盘突出症的目的[26]。杜仲醇提物及其萃取部位对类风湿性关节炎模型大鼠的骨破坏有一定的抑制作用，能够抑制类风湿滑膜增生及相应炎性细胞的浸润，降低血清中 IL - 6 和 IL - 17 mRNA 的表达水平，改善 RA 的关节炎症状，控制关节骨侵蚀效果显著[17-18]。杜仲黄酮可以减少 CIA 模型小鼠血清中的 IL - 1β、TNF - α 的含量[27]。杜仲醇提物可能通过调节 NF - κB 通路，调控下游炎症因子，抑制 NF - κB 受体 RANKL

与 RANKL 的结合，间接抑制 OC 的分泌，钝化 OC 的骨吸收功能[28]。桃叶珊瑚苷（AU）是杜仲抗炎作用的主要活性成分[29]。AU 抗炎作用的机制与抑制 NF－κB 的活性有关。AU 能抑制 IκB（Inhibitor of NF－κB，NF－κB 的抑制蛋白）的降解，降低 NF－κB 的活性，引起 TNF－α 和 IL－1β 表达下调，抑制炎症反应[2]。杜仲苷可抑制 IL－1β 激活软骨细胞内 NF －κB 通路，减少炎症因子的释放，抑制 IL－1β 诱导软骨细胞凋亡及相关的蛋白表达，减少骨破坏[30]。杜仲皮 70% 醇提物经乙酸乙酯萃取，用于类风湿关节炎大鼠可提高 OPG/RANKL 比值，抑制 NF－κB 信号通路的活化，减轻炎症因子浸润关节腔，有利于维持类风湿关节炎大鼠关节结构的完整性[18]。

参考文献

[1] 方宁，陈林攀，邓鸣涛，等．杜仲叶对 SD 大鼠成骨细胞增殖及骨钙素表达水平的影响［J］．时珍国医国药，2014，25（11）：2574 － 2576.

[2] PARK KS，CHANG IM. Anti-inflammatory activity of aucubin by inhibition of tumor necrosis factor -alpha production in RAW 264．7 cells［J］．Planta medica，2004，70（8）：778－779.

[3] 牟丽秋，杜俊，胡旖耘，等．杜仲中槲皮素、京尼平苷及桃叶珊瑚苷对小鼠成骨样细胞系 MC3T3 － E1 增殖和分化的影响［J］．药物评价研究，2015，38（2）：165－169.

[4] 袁真，闵珺，王恺，等．杜仲黄酮类 3 种药物成分治疗大鼠骨质疏松的比较研究［J］．中国骨质疏松杂志，2018，24（2）：244－248.

[5] 蔡建平，张贤，夏树林，等．杜仲对去势大鼠股骨重、矿物含量、胫骨抗弯力及血清碱性磷酸酶的影响［J］．时珍国医国药，2009，20（8）：1967－1969.

[6] 曹旭，向文英，陆苑，等．杜仲含药血清对成骨细胞的影响［J］．中华中医药杂志，2016，31（8）：3016 － 3019.

[7] 李振志．杜仲籽提取物对去势大鼠骨质疏松的作用机制研究［D］．西安：西北大学，2014.

[8] 张文博，张贤．缺氧培养下 M2 型巨噬细胞上清液及杜仲总黄酮对成骨细胞生物行为学的影响［J］．中国组织工程研究，2017，21（12）：1819－1825.

[9] 曾建春，樊粤光，刘建仁，等．杜仲含药血清诱导骨髓间充质干细胞定向分化蛋白质组学研究［J］．时珍国医国药，2010，21（2）：274－277.

[10] 陈林攀，邓鸣涛，杜川，等．杜仲叶提取物槲皮素通过激活 ERK 磷酸化促进 BMSCs 增殖的研究［J］．时珍国医国药，2014，25（12）：2845 － 2847.

[11] 胡倩影，尹瑞林，王一飞，等．杜仲中松脂素二葡萄糖苷和松脂素对成骨细胞中 OPG 和 RANKL 表达的影响［J］．中国实验方剂学杂志，2018，24

(10)：181－186.

[12] 刘跃辉，张波，李伟，等. 杜仲叶醇提取物对去卵巢骨质疏松大鼠骨代谢生化指标、骨密度、IL－6 及 TNF－α 的影响 [J]. 中医学报，2018，33 (3)：445－448.

[13] 仲蕾蕾，杨冰，黄晓斌，等. OPG/RANKL/RANK 系统在成骨细胞和破骨细胞相互调节中的作用 [J]. 中国骨质疏松杂志，2011，17 (11)：1010－1013.

[14] QI SS，ZHENG HX，CHEN C，et al. Du－Zhong (Eucommia ulmoides Oliv.) cortex extract alleviates lead acetate-induced bone loss in rats [J]. Biol trace elem res，2019 (187)：172－180.

[15] 徐祥赫，刘钊，王虹，等. 杜仲对 MC3T3－E1 成骨细胞及 OPG/RANKL 比值的影响 [J]. 天津医科大学学报，2013，19 (3)：203－205.

[16] 阳之韵，兰波，刘亭，等. 杜仲提取组分对 MC3T3－E1 Subclone 14 成骨细胞的影响 [J]. 贵阳医学院学报，2017，42 (5)：553－556.

[17] 陈晓俊. 杜仲提取物对 CIA 大鼠的骨保护作用及机制研究 [D]. 上海：上海中医药大学，2017.

[18] WANG JY，CHEN XJ，ZHANG L，et al. Comparative studies of different extracts from oliv. against rheumatoid arthritis in CIA rats [J]. Evid based complementalternat med，2018 (2018)：7379893.

[19] 李鹏. 杜仲籽粕提取物抗骨质疏松的作用机制研究 [D]. 西安：西北大学，2016.

[20] 骆瑶，陈兰英，官紫祎，等. 杜仲提取物对去卵巢骨质疏松大鼠骨代谢、骨密度及骨微结构的影响 [J]. 中药材，2016，39 (11)：2624－2628.

[21] 李三华，陈全利，杨加强. 杜仲总黄酮对去卵巢大鼠骨组织代谢的影响 [J]. 中国老年学杂志，2018，38 (13)：3198－3200.

[22] 李振志. 杜仲籽提取物对去势大鼠骨质疏松的作用机制研究 [D]. 西安：西北大学，2014.

[23] 白立炜，翁孝刚，索新华，等. 杜仲叶醇提物预防去势大鼠骨质疏松症的实验研究 [J]. 中国民康医学，2008，20 (15)：1715－1717.

[24] 李岩异，张卫婷. IL－6：TNF－α 之后的类风湿关节炎治疗关键靶点 [J]. 生物工程学报，2017，33 (1)：36－43.

[25] 王健英，陈晓俊，张磊，等. 杜仲皮、杜仲雄花醇提取物对模型小鼠气道变应性炎症的影响 [J]. 中国中医药信息杂志，2018，25 (3)：42－47.

[26] 陈鲁峰，王庆敏，高建平，等. 复方杜仲片对腰椎间盘突出症患者外周血中 IL－6 及其 mRNA 表达的影响 [J]. 中国中医骨伤科杂志，2009，17 (12)：21－23.

[27] 杨亚旭. 蜂毒素联合杜仲黄酮治疗类风湿关节炎的实验研究 [D]. 扬州：扬

州大学，2017.

[28] 姚血明，马武开，黄颖，等. NF - κB 信号与类风湿关节炎患者甲氨蝶呤耐药的研究进展 [J]. 贵阳中医学院学报，2017，39 (6)：86 - 89，94.

[29] HYUN - JA JEONG，HYUN - NA KOO，HO - JEONG NA，et al. Inhibition of tnf - α and il - 6 production by aucubin through blockade of nf - κb activation in rbl - 2h3 mast cells [J]. Cytokine，2002，18 (5)：252 - 259.

[30] 王胜楠. 杜仲苷对 IL - 1β 诱导的软骨细胞分解代谢和凋亡的影响及其作用机制 [D]. 广州：南方医科大学，2015.

续断 Xuduan （《神农本草经》）

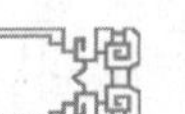

本品为川续断科植物川续断 *Dipsacus asper* Wall. Ex Henry 的干燥根。又名，接骨草、南草、鼓槌草、和尚头。秋季采挖，除去根头和须根，用微火烘至半干，堆置“发汗”至内部变绿色时，再烘干。如今，中药续断广泛分布于我国重庆、四川、湖北、湖南、云南、贵州、江西、河南、甘肃、西藏等地。

【性味归经】苦、辛，微温。归肝、肾经。

【功效】补肝肾，强筋骨，续折伤，止崩漏。

【应用】

常用于肝肾不足，腰膝酸软，风湿痹痛，跌扑损伤，筋伤骨折，崩漏，胎漏。酒续断多用于风湿痹痛，跌扑损伤，筋伤骨折。盐续断多用于腰膝酸软。

1. 阳痿不举，遗精遗尿

本品甘温助阳，辛温散寒，用治肾阳不足，下元虚冷，阳痿不举，遗精滑泄，遗尿尿频等症，常与鹿茸、肉苁蓉、菟丝子等壮阳起痿之品配伍，如鹿茸续断散；或与远志、蛇床子、山药等壮阳益阴，交通心肾之品同用，如远志丸；亦可与龙骨、茯苓等同用，用治滑泄不禁之症，如锁精丸。

2. 腰膝酸痛，寒湿痹痛

本品甘温助阳，辛以散寒，兼有补益肝肾、强筋壮骨、通利血脉之功。可与萆薢、杜仲、牛膝等同用，用治肝肾不足兼腰膝酸痛，如续断丹；亦可与防风、川乌等配伍，用治肝肾不足兼寒湿痹痛，如续断丸。

3. 跌打损伤，筋伤骨折

本品辛温破散之性，善能活血祛瘀；甘温补益之功，又能壮骨强筋，而有续筋接骨、疗伤止痛之能。用治跌打损伤，瘀血肿痛，筋伤骨折，常与桃仁、红花等配伍同用；或与当归、木瓜、黄芪等同用，治疗脚膝折损愈后失补，筋缩疼痛，如邱祖伸筋丹。本品活血祛瘀止痛，常配伍清热解毒之品，用治痈肿疮疡，血瘀肿痛。

4. 崩漏下血，胎动不安

本品补益肝肾，调理冲任，有固本安胎之功，可用于肝肾不足、崩漏下血、胎动不安等证；配伍侧柏炭、当归、艾叶等止血活血、温经养血之品，用治崩中下血久不止者；或以本品与桑寄生、阿胶等配伍，用治滑胎证，如寿胎丸。

【用法用量】 常用量9~15克，内服煎汤，或入丸散；外用鲜品适量，捣敷。

【使用注意】

初痢者，怒气郁者禁止服用。

婴幼儿慎食：虽然不会对婴幼儿造成明显影响，但由于婴幼儿还处于发育阶段，建议慎食。

【文献摘录】

《神农本草经》："主伤寒，补不足，金疮，痈疡，折跌，续筋骨，妇人乳难。久服益气力。"

《本草经集注》："味苦、辛，微温，无毒。主治伤寒，补不足，金疮，痈伤，折跌，续筋骨，妇人乳难，崩中漏血，金疮血内漏，止痛，生肌肉，及踠伤，恶血，腰痛，关节缓急。久服益气。"

《雷公炮制药性解》："主伤寒不足、折伤、金疮、诸痈肿、治尿血，益气力，续筋骨，散诸血，暖子宫，疗腰痛，缩小便，止梦泄，利关节，调血和血，生肌止痛。"

《玉楸药解》："入足厥阴肝经。行血破瘀，敛营补损。"

【化学成分】

本品主要包含三萜皂苷类、环烯醚萜类、生物碱类、酚醛酸类及其他成分，其中三萜皂苷类及环烯醚萜类物质含量较高。

【现代药理机制】

本品具有抗菌消炎、增强免疫调节、抗氧化及抗衰老、促进骨损伤愈合、抗早产流产的作用。对痈疡有排脓、止血、镇痛、促进组织再生的作用。此外，通过小鼠和鸡的动物试验，证明续断有抗维生素E缺乏症的作用。

【骨代谢相关药理机制】

1. 防治骨质疏松症相关机制：

OPG、RANK和RANKL形成的局部调节体系，在骨生长、发育、骨构塑以及骨重建中起着十分重要的作用[1]。RANK是从小鼠类巨噬细胞的破骨细胞前体细胞中复制出的破骨细胞分化因子受体，在破骨细胞的前体细胞、成熟破骨细胞、软骨细胞等中起重要作用。而RANKL则是OPG的配体之一，由317个氨基酸组成的多肽，属于TNF-α超家族成员Ⅱ型跨膜蛋白，在骨小梁、骨髓、骨髓基质细胞和成骨细胞中有高表达。RANKL本身就具有诱导破骨细胞分化发育的作用，能够促进骨的重吸收，是破骨细胞分化所必需的细胞因子；而RANK是RANKL的受体，二者结合后参与破骨细胞的分化，促进骨质的吸收；OPG则主要由成骨细胞分泌，特异性消除膜结合的可溶性RANKL抑制破骨细胞生成和成熟破骨细胞的活性。成骨细胞能分泌OPG和RANKL，OPG与RANKL竞争性结合 RANK 从而形成一个骨调节轴，OPG 的分泌促进成骨细胞的分化，而 RANKL 则促进破骨细胞的分化，OPG/RANKL 的比值决定着破骨细胞的分化、成熟及功能。

陶益等人[2]研究发现，生续断和酒制续断均能抑制破骨细胞生成及骨质吸收，同时显著提高 OP 模型大鼠血清 OPG 和 RANK 水平，降低 RANKL 水平。此外，徐鑫等人[3]研究发现，川续断总皂苷在促进大鼠成骨细胞 OPG mRNA 表达的同时，能够抑制 RANKL mRNA 的表达，且随着浓度增加，其抑制作用增强；使得 OPG/RANKL 值升高，在促进成骨细胞分化的同时，还抑制了破骨细胞的分化，使骨形成大于骨吸收，从而发挥治疗骨质疏松的作用。黄媛等人[4]的研究也证明，川续断皂苷Ⅵ作为川续断的主要活性成分，具有促进成骨细胞分化的作用，能有效地治疗骨质疏松，有较高的研究和开发价值。

2. 防治骨关节炎相关机制：

KOA 的发病与软骨细胞的自噬关系密切[5]，续断总皂苷能够明显地上调 KOA 模型中大鼠膝关节软骨细胞自噬的发生水平，自噬可双重作用于细胞活性及细胞功能，从而对软骨细胞起保护作用，阻止软骨细胞的炎性变性。刘亦斌等人[5]研究显示，Wnt/β－catenin 信号通路介导了软骨细胞的自噬作用，并参与了 KOA 的发生，而续断总皂苷能够明显地上调 KOA 模型中大鼠膝关节软骨细胞自噬的发生水平。商连斌等人[6]选用续断总皂苷对 KOA 模型大鼠进行干预，检测大鼠膝关节软骨组织中 PI3K、p－PI3K、Akt、p－Akt、mTOR、p－mTOR 的蛋白表达水平，从而探讨续断总皂苷调控 KOA 模型中大鼠膝关节软骨细胞自噬水平的作用机制。结果表明，KOA 大鼠软骨组织中受抑制的自噬可能是过度活化的 PI3K/AKT/mTOR 信号通路导致。

3. 改善椎体退行性病变相关机制：

目前，关于中药续断治疗椎体退行性病变的基础研究较少。但含续断的中药汤剂如活血益骨汤[7]、活血续断汤[8]等，在临床使用中，能发挥接骨续筋的功效，其不仅能促进患者体内的骨形成，同时还能降低体内炎症因子 CRP、IL－6 的水平。

4. 促进骨折愈合相关机制：

基于中药续断能有效促进大鼠成骨细胞增殖、分化，抑制凋亡，相关临床试验[9]则发现，续断水提液能够促进患者骨折部位骨基质钙沉积，提高骨痂质量，从而促进相关生长因子的分泌，加快骨折愈合。因此，续断在临床使用中，可大大缩短患者骨折的愈合时间，尤其对老年骨折以及骨折迟缓愈合效果更为明显。

参考文献

[1] 张晨，李燕，郭凤英，等．RANKL/RANK/OPG 信号通路调控磨损颗粒诱导

的小鼠炎性骨溶解［J］. 中国医科大学学报，2021，50（2）：130－134，140.

［2］陶益，陈西，任玉超，等．酒续断对骨质疏松型大鼠 OPG/RANK/RANKL 轴系统的调控研究［J］. 现代医药卫生，2016，32（8）：1127－1129.

［3］徐鑫，胡奎，薛雪梅，等．川续断总皂苷对大鼠成骨细胞增殖、分化及 OPG/RANKL mRNA 表达的影响［J］. 湖北中医药大学学报，2018，20（2）：10－13.

［4］黄媛，徐艳，易学良，等．川续断皂苷Ⅵ通过 JNK 信号通路促进骨髓间充质干细胞成骨分化［J］. 广州中医药大学学报，2018，35（5）：887－893.

［5］刘亦斌，李小军，刘强，等．Wnt/β－catenin 信号通路与自噬在骨关节炎软骨细胞中的相互作用［J］. 宁夏医科大学学报，2019，41（4）：325－331.

［6］商连斌，金连峰，王哲，等．续断总皂苷对膝骨关节炎大鼠软骨组织中 PI3K/AKT/mTOR 信号通路影响的实验研究［J］. 辽宁中医杂志，2021，48（5）：188－191，222.

［7］马晓飞，刘鹏，涂杨茂，等．活血益骨汤对脊柱骨折患者术后恢复的临床疗效及对血清中骨性标志物水平的影响［J］. 中医药信息，2018，35（3）：88－90.

［8］岳海振，马新强，蔡军．活血续断汤治疗脊柱骨折椎体成形术术后的临床观察［J］. 世界中西医结合杂志，2021，16（9）：1742－1745.

［9］何国萍．续断的药理作用与临床应用［J］. 中国药物滥用防治杂志，2010，16（2）：120－122.

补骨脂 Buguzhi （《雷公炮炙论》）

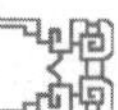

本品为豆科植物补骨脂 Psoralea corylifolia L. 的干燥成熟果实。秋季果实成熟时采收果序，晒干，搓出果实，除去杂质。

【性味归经】辛、苦，温。归肾、脾经。

【功效】温肾助阳，纳气，止泻。

【应用】

1. 用于阳痿遗精，遗尿尿频，腰膝冷痛

本品用于治疗肾虚阳痿，腰膝酸软冷痛，肾虚遗精，遗尿，尿频等。常与杜仲、菟丝子、桑寄生等药同用。

2. 温脾止泻

用于治疗脾肾阳虚引起的五更泄泻。如二神丸，用破故纸炒半斤，肉豆蔻生用四两，为末，肥枣丸，研膏，和丸梧子大。每空心米饮服五七十丸。加木香二两则为三神丸。

3. 纳气平喘

用于治疗肾不纳气之虚寒喘咳，常与五味子、山茱萸，茯苓等药同用。

4. 外用治白癜风，斑秃

【用法用量】内服：煎汤，1.5～3 钱；或入丸、散。外用：研末擦或酒浸搽。

【使用注意】阴虚火旺者忌服。

【文献摘录】

《药性论》："主男子腰疼，膝冷囊湿，逐诸冷痹顽，止小便利，腹中冷。"

《日华子本草》："兴阳事，治冷劳，明耳目。"

《开宝本草》："主五劳七伤，风虚冷，骨髓伤败，肾冷精流及妇人血气堕胎。"

《本草品汇精要》："固精气。"

《本草纲目》："治肾泄，通命门，暖丹田，敛精神。"

《玉楸药解》："温暖水土，消化饮食，升达脾胃，收敛滑泄、遗精、带下、溺多、便滑诸证。"

《医林纂要》："治虚寒喘嗽。"

【化学成分】

本品果实含挥发油约 20%、有机酸、甲基糖甙、碱溶性树脂、不挥发性萜类油、皂苷。种子含香豆精类补骨脂素和异补骨脂素共约 1.1%、黄酮类补骨脂黄酮、甲基补骨脂黄酮、异补骨脂黄酮和查耳酮类补骨脂查耳酮、异补骨脂查耳酮、单萜烯酚衍生物补骨脂酚；尚含挥发油、树脂、脂肪油。花含脂肪油、挥发油、甾醇、生物碱等。本植物还含棉子糖。

【现代药理机制】

本品能预防骨质疏松，对心血管系统有增加心肌营养性血流量的作用，对垂体后时素所致小鼠急性心肌缺血有保护作用，以及光敏作用，还有增强机体免疫功能，抗肿瘤、抗生育和抗衰老等作用，此外，补骨脂素对多种出血症（如子宫、牙龈、鼻出血）均有止血作用。

【骨代谢相关药理机制】

1. 防治骨质疏松症相关机制：

补骨脂素和异补骨脂素是补骨脂主要的活性成分。补骨脂素可以激活 BMP/Smads 信号通路，促进 BMP－2 及 BMP－4 的蛋白表达及 Smad 1/5/8 的磷酸化，并上调下游成骨细胞特异性转录因子（Osx）的表达，从而促进成骨细胞的增殖和分化[1]。成骨细胞增殖通常通过测量总细胞蛋白，碱性磷酸酶活性和 I 型胶原分泌或葡萄糖转运蛋白 3 抗原（Glucose transporter 3，GLUT3）表达来评估[2]。GLUT3 是一种对葡萄糖具有高亲和力的转运蛋白，对细胞增殖至关重要[3]。Bell 等人[4]观察到 GLUT3 在成骨细胞中表达，成骨细胞中的葡萄糖摄取是由 GLUT1 和 3 介导的研究表明，补骨脂素能增加成骨细胞特异性标志物，如 GLUT3、Runt 相关转录因子 2（Runt-related transcription factor 2，Runx2）、I 型胶原（Collagen－I，

COL－I)、骨钙素、骨涎蛋白和成骨等的基因表达水平，同时增强 ALP 活性，增加成纤维细胞集落形成，促进成骨细胞分化[5]。

异补骨脂素能促进小鼠 MC3T3－E1 细胞分泌 TGF－β1，并上调 Smad 4 基因表达水平，这表明异补骨脂素可通过激活 TGF－β1/Smad 4 信号通路，促进成骨细胞增殖和分化，增加骨胶原基质的含量，加快成骨细胞中钙盐沉积，进而产生抑制骨质疏松的作用[6]。此外，异补骨脂素能上调 MC3T3－E1 细胞胶原纤维表达，其通过激活 TGF－β1 信号通路，抑制负反馈调节因子 Smad 7 蛋白表达，最终促进Ⅰ型胶原合成[7]。因此，补骨脂素和异补骨脂素均是治疗 OP 的重要效应因子。

在骨吸收方面，补骨脂素能通过抑制 AP－1 和 Akt 通路的体外激活，降低破骨细胞磷酸化 c－Jun 氨基端激酶（c－Jun N－terminal kinase，JNK）的表达，进而改善破骨细胞分化和骨吸收[8]。此外，补骨脂素还能激活细胞外调节蛋白激酶、细胞外信号调节激酶（Extracellular-signal regulated kinase，ERK）信号，抑制破骨细胞形成，促进成骨细胞分化，从而促进骨折愈合[9]。

2. 防治骨关节炎相关机制：

现代医家创立了一系列含补骨脂的中药复方制剂治疗骨痹，如仙灵骨葆胶囊、骨痹通方、补肾活血方等[10－12]，临床疗效显著。

Wang 等人[10]通过随机对照临床研究发现，以补骨脂为主要成分的骨痹通方与盐酸氨基葡萄糖相比，能显著降低膝关节 OA 患者的西安大略大学和麦克马斯特大学关节炎指数评分及关节疼痛视觉模拟评分，并能减少抗炎止疼药的用量。补骨脂的主要成分之一补骨脂素防治 OA 的机制可能与上调 Runx2 基因和蛋白表达，激活 Wnt/β－catenin 信号通路，促进软骨细胞增殖有关[14－15]。

软骨细胞外基质合成与降解失衡是造成软骨变性、破坏的重要原因之一，MMPs 可能在其中起着决定性作用[16－17]。MMP－3 是重要的基质溶解酶，主要表达于退变的软骨细胞中，参与蛋白聚糖、纤维连接素、层黏蛋白等多种软骨基质的降解[16]。MMP－13 是最强效的Ⅱ型胶原裂解酶[16]，能降解软骨基质中含量最多的Ⅱ型胶原。罗静等人[13]首次采用补骨脂干预 IL－1β 诱导的 SW1353 细胞，观察补骨脂对该模型细胞 MMPs 及 NF－κB 表达的影响，发现补骨脂能降低 OA 细胞模型中 MMP－3、MMP－13 mRNA 和蛋白表达，补骨脂干预 OA 的作用机制可能与抑制 NF－κB 通路，下调 MMP－3、MMP－13 表达，抑制软骨基质降解，延缓软骨退变有关。

3. 防治骨质增生相关机制：

徐波[18]对经 X 线摄片及 CT 检查诊断为颈椎骨质增生且口服、静脉给药均效差的患者，用单味补骨脂研成细末加红糖口服，每日 3 次，每次 10 克，服 1 周后颈部明显感觉轻松，又服 1 个月后诸症减轻。后经多例治疗证实确有良效。

参考文献

[1] TANG D, YANG F, YANG Z, et al. Psoralen stimulates osteoblast differentiation through activation of BMP signaling [J]. Biochem biophys res commun, 2011, 405 (2): 256 - 261.

[2] ZOIDIS E, GHIRLANDA - KELLER C, SCHMID C. Stimulation of glucose transport in osteoblastic cells by parathyroid hormone and insulin - like growth factor I [J]. Mol cell biochem, 2011 (348): 33 - 42.

[3] MASIN M, VAZQUEZ J, ROSSI S, et al. GLUT3 is induced during epithelial - mesenchymal transition and promotes tumor cell proliferation in non - small cell lung cancer [J]. Cancer metab, 2014 (2): 11.

[4] BELL GI, BURANT CF, TAKEDA J, et al. Structure and function of mammalian facilitative sugar transporters [J]. J biol chem, 1993 (268): 19161 - 19164.

[5] LI FM, LI Q, HUANG XQ, et al. Psoralen stimulates osteoblast proliferation through the activation of nuclear factor - κB - mitogen - activated protein kinase signaling [J]. Exp ther med, 2017, 14 (3): 104 - 111.

[6] 王建华, 张军芳, 吕萍, 等. 异补骨脂素加锌对大鼠成骨细胞相关细胞因子表达影响的实验研究 [J]. 天然产物研究与开发, 2010, 22 (3): 403 - 407.

[7] ZHANG H, TA N. Effect of isopsoralen on Smad7 in osteoblastic MC3T3 - E1 cells [J]. Exp ther med, 2017, 14 (2): 1561 - 1567.

[8] CHAI L, ZHOU K, WANG S, et al. Psoralen and bakuchiol ameliorate M - CSF plus RANKL - induced osteoclast differentiation and bone resorption via inhibition of AKT and AP - 1 pathways in vitro [J]. Cellular physiol biochem, 2018, 48 (5): 2123 - 2133.

[9] TAN ZHANG, WQ HAN, ZHAO KX, et al. Psoralen accelerates bone fracture healing by activating both osteoclasts and osteoblasts [J]. FASEB J, 2019, 33 (4): 5399 - 5410.

[10] WANG F, SHI L, ZHANG Y, et al. A traditional herbal formula Xianling Gubao for pain control and function impro provement in patients with knee and hand osteoarthritis: a multi center, randomized, openlabel, controlled trial [J]. Evid based complement alternat med, 2018: 1827528.

[11] TAO QW, XU Y, JIN DE, et al. Clinical efficacy and safety of Gubitong recipe in treating osteoarthritis of knee joint [J]. Chin J integr med. 2009, 15 (6): 458 - 461.

[12] 郑陶, 许治国, 许志宇, 等. 补肾活血方治疗膝骨关节炎临床疗效 [J]. 中华中医药学刊, 2019, 37 (6): 1506 - 1509.

[13] 罗静，陈光耀，陈嘉琪，等. 补骨脂对骨关节炎软骨细胞模型基质金属蛋白酶及核因子 - κB 表达的影响 [J]. 中国中西医结合杂志，2021，41（12）：1490 - 1495.
[14] 李佳，朱爱松，谢晚晴，等. 关于补肾中药防治骨关节炎分子机制的体外实验研究 [J]. 中国骨质疏松杂志，2016，22（7）：877 - 882.
[15] ZHENG W, LIN P, MA Y, et al. Psoralen promotes the expression of cyclin D1 in chondrocytes via the Wnt/3 - catenin signaling pathway [J]. Int J mol med, 2017, 40 (5): 1377 - 1384.
[16] MEHANA EE, KHAFAGA AF, EL - BLEHI SS. The role of matrix metalloproteinases in osteoarthritis pathogenesis: an updated review [J]. Life sci., 2019 (234): 116786.
[17] SHI Y, HU X, CHENG J, et al. A small molecule promotes cartilage extracellular matrix generation and inhibits osteoarthritis development [J]. Nat commun, 2019, 10 (1): 1914.
[18] 徐波. 单味补骨脂治疗颈椎病 [J]. 中医杂志，2002，43（6）：412.

骨碎补 Gusuibu （《中国药典 2020 版》）

本品为水龙骨科植物槲蕨 *Drynaria fortunei*（Kunze）J. Sm. 的干燥根茎。全年均可采挖，除去泥沙，干燥，或再燎去茸毛（鳞片）。

【性味归经】苦，温。归肝、肾经。

【功效】疗伤止痛，补肾强骨；外用消风祛斑。

【应用】

用于跌扑闪挫，筋骨折伤，肾虚腰痛，筋骨痿软，耳鸣耳聋，牙齿松动；外治斑秃，白癜风。

1. 跌打损伤或创伤，筋骨损伤，瘀滞肿痛

本品能活血散瘀，消肿止痛，续筋接骨。以其入肾治骨，能治骨伤碎而得名，为伤科要药。可单用，跌打损伤者，配伍乳香、没药、自然铜、苏木、虎胫骨（狗胫骨代）等。

2. 肾虚腰痛脚弱，耳鸣耳聋，牙痛，久泄

本品苦温入肾，肾主骨，则强筋健骨。肾虚腰痛脚弱者，常配伍补骨脂、牛膝；肾虚耳鸣、耳聋、牙痛者，常配伍熟地、山药、山茱萸；肾虚久泻者，常配伍补骨脂、益智仁、吴茱萸等。

【用法用量】内服：煎汤，10～20 克；或入丸、散。外用：适量，捣烂敷或晒干研末敷；也可浸酒搽。

【使用注意】阴虚及无瘀血者慎服。

【文献摘录】

《药性论》:“使，能主骨中毒气，风血疼痛，五劳六极，口手不收，上热下冷，悉能主之。”

《开宝本草》:“味苦，温，无毒。主破血，止血，补伤折。”

《本草图经》:“骨碎补，入妇人血气药。蜀人治闪折筋骨伤损，取根捣筛，煮黄米粥，和裹伤处有效。人药中亦多使。”

《本草衍义》:“苗不似姜，姜苗如苇梢。此物苗，每一大叶两边，小叶槎牙，两两相对，叶长有尖瓣。余如经。”

《本草蒙筌》:“味苦，气温。无毒。补骨节伤碎，疗风血积疼。破血有功，止血亦效。本名曰胡孙姜，唐明皇以其主折伤甚验，故易名骨碎补也。”

【化学成分】

本品含柚皮苷，水解得槲皮素及D-葡萄糖和L-鼠李糖，含骨碎补双氢黄酮苷及多种四五三萜类化合物。应用薄层紫外分光光度法，测定槲蕨根茎中的柚皮苷的含量为1.00%。另含柚皮苷、21-何帕烯、环木菠萝固醇-乙酸酯、环水龙骨固醇乙酸酯、环鸦片甾烯醇乙酸酯、β-谷固醇、石莲姜素等。

【现代药理机制】

药理实验表明，柚皮苷有明显的促进骨损伤愈合的作用，是骨碎补的有效成分之一。本品能促进骨对钙的吸收，并提高血钙和血磷的水平，有利于骨折的愈合。同时，也具有一定的改善软骨细胞功能，推迟细胞退行性病变的作用。骨碎补中的双氢黄酮对小鼠有明显的镇痛和镇静作用。临床上用于退行性关节病，防治链霉素毒副反应等，还具有降血脂、强心、抑菌等作用。

【骨代谢相关药理机制】

1. 防治骨质疏松症相关机制：

尹文哲等人[1-2]研究在模拟微重力环境下，骨碎补对成骨细胞和破骨细胞共培养中成骨细胞分化影响及ALP、OPG、Runx2表达作用机制。结果显示，骨碎补能够显著促进ALP表达（$p<0.05$）；且中剂量骨碎补更能有效地促进成骨细胞成熟分化。早前有研究结果表明，骨碎补改善骨质疏松症状，与碱性磷酸酶密切相关[3]。在间充质干细胞成骨化过程中，碱性磷酸酶是成骨化的特异性因子，在体内可以调节骨形态发生，代表成骨细胞功能成熟和分化，同时亦能够增加破骨细胞和成骨细胞的协同活性，促进二者共同完成骨形态发生的过程。另外在黄翔宇[4]的研究中也发现，骨碎补总黄酮作为中药材骨碎补的有效成分，能够促进新骨形成，同时抑制骨的吸收，增加患者的骨密度。

而Xu[5]的研究则表明，骨碎补的有效成分柚皮苷能够促进骨髓基质细胞的分化与增殖，增加骨钙素的表达，从而能有效地逆转去卵巢大鼠的骨质疏松过程。另外，柚皮苷可使人源间充质干细胞（Human amniotic fluid - derived stem cells, hAFSCs）中的骨形态发生蛋白、β-catenin、细胞周期蛋白等表达升高，这提示了柚皮苷可能通过 BMP、Wnt - β - catenin 信号传导通路促进成骨细胞的分化，从而发挥治疗骨质疏松的作用。

2. 防治骨关节炎相关机制：

早前在李贺[6]的研究中可知，骨碎补总黄酮能抑制骨关节炎模型兔的白细胞介素（Interleukin - 1β，IL - 1β）、前列腺素 E2、一氧化氮的含量，下调关节软骨诱导型一氧化氮合酶（Nitric oxide synthase，NOS）的表达。单味中药骨碎补可降低肿瘤坏死因子 - α（Tumor neccosis factor - α，TNF - α）在骨关节炎关节软骨中含量，可通过抑制凋亡执行因子半胱天冬酶（Casepase - 3）起到抑制软骨细胞凋亡的作用。

3. 改善椎体退行性病变相关机制：

骨碎补中的总黄酮通过抑制破骨细胞活性以及骨吸收，改善骨代谢情况，从而改善椎体退行性病变。而且这些作用往往受多种信号通路的调控，如 VEGF/VEGFR - 2 信号通路以及 Wnt/β - catenin 信号通路[7]。

4. 防治骨质增生相关机制：

骨碎补通过改善动物的血液流变性和微循环状态，具有活血化瘀的作用，且能够有效地解除骨骼局部的瘀滞，这将有利于机体对钙的吸收，改善骨骼的代谢，从而防治骨质增生[8]。

参考文献

[1] 周群，曾弦，黄丹，等．骨碎补化学成分和生物活性研究进展［J］．世界科学技术 - 中医药现代化，2021，23（8）：2727 - 2741.

[2] 尹文哲，张小玲，叶义杰，等．骨碎补对微重力下共培养骨细胞中成骨细胞分化的影响［J］．中医药学报，2017，45（4）：16 - 20.

[3] 匡立华，贾庆运，谭国庆，等．骨碎补防治骨质疏松症的研究进展［J］．中国骨质疏松杂志，2015，21（8）：1000 - 1004.

[4] 黄翔宇，林立垚，郝敏，等．骨碎补总黄酮基于 Notch 信号通路改善骨质疏松的作用及机制［J］．中国老年学杂志，2021，41（19）：4361 - 4363.

[5] ZHANWANG XU. Naringin promotes osteoblast differentiation and effectively reverses ovariectomy - associated osteoporosis［J］. Journal of orthopaedic science，2013，18（3）：478 - 485.

[6] 李贺，王宸，陈昌红，等．骨碎补总黄酮治疗兔膝骨关节炎的实验研究［J］．现代医学，2010，38（3）：208 - 211.

[7] 谌顺清，梁伟，张雪姝，等．骨碎补化学成分和药理作用研究进展［J］．中国中药杂志，2021，46（11）：2737 - 2745.

[8] 李定，李悦，黄枫，等．骨碎补总黄酮在诱导膜技术中对骨缺损区域血管形

成和成骨质量的影响［J］. 中华中医药杂志，2019，34（11）：5086－5089.

鹿茸 Lurong （《神农本草经》）

本品为鹿科动物梅花鹿 *Cervus nippon* Temminck 或马鹿 *Cervus. elaphus* Linnaeus 的雄鹿头上未骨化的密生茸毛的幼角。前者习称“花鹿茸”，后者习称“马鹿茸”。主产于吉林、辽宁、黑龙江。夏、秋二季锯取鹿茸，经加工后，阴干或烘干。梅花鹿茸气微腥，味微咸；马鹿茸气腥臭，味咸。以质嫩、油润者为佳。切薄片或研成细粉用。

【性味归经】甘、咸，温。归肾、肝经。

【功效】补肾壮阳，益精血，强筋骨，调冲任，托疮毒。

【应用】

1. 肾阳不足，精血亏虚，阳痿遗精，宫冷不孕，羸瘦，神疲，畏寒，眩晕，耳鸣耳聋

本品甘咸性温，入肾经，禀纯阳之性，具生发之气，故能峻补肾阳，益精血，宜用于肾阳亏虚，精血不足，症见阳痿遗精，宫冷不孕，羸瘦，神疲，畏寒，眩晕，耳鸣，耳聋等，可本品单用或配入复方。如治阳痿不举，小便频数，《普济方》用本品与山药浸酒服；治精血耗竭，面色黧黑，耳聋目昏等，可与当归、熟地黄、枸杞子等配伍；治疗诸虚百损，五劳七伤，元气不足，畏寒肢冷，阳痿早泄，宫冷不孕，小便频数等证，亦常与人参、黄芪、当归同用，如参茸固本丸（《中国医学大辞典》）。

2. 肾虚腰脊冷痛，筋骨痿软

本品入肝肾经，既补肾阳，又强筋骨，常用于肾虚骨弱，症见筋骨痿软或小儿发育迟缓，齿迟、行迟、囟门闭合迟等，可与五加皮、熟地黄、山茱萸等同用，如加味地黄丸（《医宗金鉴》）。若与骨碎补、续断、自然铜等同用，可治骨折后期，愈合不良。

3. 冲任虚寒，崩漏带下

本品补肾阳，益精血而兼能固冲止带，宜于冲任虚寒，崩漏不止，虚损羸瘦，常与山茱萸、龙骨、续断等同用。若配桑螵蛸、菟丝子、沙苑子等，可治白带量多清稀，如内补丸（《妇科切要》）。

4. 阴疽内陷不起，疮疡久溃不敛

本品补阳气、益精血而有托毒生肌之效，宜于阴疽疮肿内陷不起或疮疡久溃不敛，常与熟地黄、肉桂、白芥子等配伍。

【用法用量】1～2 克，研末冲服。

【使用注意】服用本品宜从小量开始，缓缓增加，不可骤用大量，以免阳升风动，头晕目赤，或伤阴动血。凡热证、阴虚阳亢者均当忌服。

【文献摘录】

《本草纲目》:“善于补肾壮阳，生精益血，补髓健骨。”

《中药大辞典》:“壮元阳、补气血、益精髓、强筋骨。治虚劳羸瘦、精神倦乏、子宫虚冷等。”

《日华子诸家本草》:“补虚羸，壮筋骨，破瘀血，安胎下气，酥炙入用。”

【化学成分】

主要含雌二醇、胆固醇、雌酮、卵磷脂、脑磷脂、神经磷脂、磷脂酰胆碱、核糖核酸、脱氧核糖核酸、硫酸软骨素A、前列腺素等。还含蛋白质、多糖、氨基酸、脂肪酸及多种无机元素。

【现代药理机制】

鹿茸具有性激素样作用，能促进幼龄动物体重增长和子宫发育，显著增加未成年雄性动物（大、小鼠）的睾丸、前列腺、贮精囊等性腺的重量；能增强机体细胞免疫和体液免疫；对老年小鼠具有抗衰老作用；能促进造血功能；增强再生过程，促进伤口、骨折的愈合，有明显抗溃疡作用；可减轻心肌细胞损伤，扩张冠状动脉血管，增加心肌能量供应及保护心肌细胞膜完整性并促进心肌功能恢复，抗心肌缺血，提高耐缺氧能力，加快急性失血性低血压的恢复。并有抗诱变，抗炎，保肝，酶抑制，抗肿瘤等作用。

【骨代谢相关药理机制】

1. 影响骨发育的基因表达的相关机制：

鹿茸生长的过程为真皮组织、间充质组织、前成软骨组织、过渡组织和软骨组织。因此，考虑鹿茸的生长与骨发育相关基因的表达有关。赵佩等人[1]用荧光定量PCR方法检测不同重量鹿茸中与骨发育相关基因的表达情况，发现MMP14、COL11A1、PHOSPHO1、RHOA、COL1A2、SPARC、CTNNB1基因的表达存在显著差异，且骨发育相关基因表达与鹿茸重量呈显著正相关。据此推测，骨发育相关基因的高表达可能会促进软骨细胞分化、成熟，加速鹿茸骨化，以形成结实的密质骨。

2. 防治椎间盘退变相关机制：

马南延等人[2]基于“制则生化”的基本原理，采用双前肢去势法模型的方法，探究鹿茸不同成分对椎间盘退化的影响。发现鹿茸多肽能延缓双前肢去势法模型大鼠椎间盘的退变，且效果优于雷帕霉素；还能提高椎间盘髓核细胞内Akt及mTOR的活化量，增加对下游自噬相关因子的抑制作用，进一步减少髓核细胞内的过度自噬。另有研究发现，鹿茸多肽通过抑制软骨终板细胞的凋亡，促进其增殖，调控其相关基质蛋白及基质降解酶、凋亡因子的表达，改善基质的代谢，对退变的椎间盘终板软骨细胞可起保护作用[3]；还可通过一类分泌型糖蛋白家族/β连环蛋白信号通路抑制基质金属蛋白酶13、血小板反应蛋白解整合素金属肽酶4和血小板反应蛋白解整合素金属肽酶5表达，上调Ⅱ型胶原蛋白水平，可部分逆转β-catenin小鼠腰椎间盘骨赘的形成，改善小关节软骨组织浸润，增大软骨总面积，进而防治椎间盘退变[4]。

3. 防治骨质疏松相关机制：

鹿茸通过促进重组人骨形态发生蛋白－2、骨基质基因的表达及成骨活性，促进人骨肉瘤细胞的增殖、分化和矿化，进而促进生长期大鼠的纵向骨生长[5]。鹿茸中的血清与激素共同作用也可以有效增强骨髓间充质干细胞的增殖活性[6]，相关研究发现[7]，鹿茸多肽通过 TLR4 信号抑制骨髓巨噬细胞分化为破骨细胞，从而抑制绝经性骨质疏松的骨吸收。

PAP 是从鹿角中提取和纯化的，是一种著名的中国传统药物，被鉴定为对炎症和氧化损伤有帮助。以前的研究表明[8]，PAP 可以保护许多器官，包括大脑、肺和肝脏，免受炎症和氧化应激。然而，只有少数研究集中在 PAP 对骨功能的影响，以及与 NF－κB 途径相关的潜在分子机制。相关实验研究表明[9]，PAP 通过操纵胰岛素信号通路在体外促进成骨细胞增殖，分化和矿化。MAPK 和 PI3K/Akt 信号通路可能是 PAP 效应所涉及的机制。

4. 防治膝骨关节炎相关机制：

鹿茸中的不同成分，对骨关节炎的防治作用不同。卢贺通过动物实验，验证中药鹿茸在骨关节炎的软骨中 Smad 2、Smad 3 基因与蛋白表达量降低，Smad 6、Smad 7 基因及蛋白表达量升高，是通过促进 TGF－β/Smad 信号通路下游分子 Smad 2、Smad 3 表达，抑制 Smad 6、Smad 7 的表达，促进关节软骨的修复，从而对骨关节炎起到治疗作用[10]。还有研究发现[11]，ADAMTS－4/TIMP－3 系统与软骨修复有紧密联系，鹿茸通过抑制侵袭因子 ADAMTS－4 的分泌，促进保护因子 TIMP－3 的表达，从而阻止细胞外基质主要成分蛋白聚糖和Ⅱ型胶原蛋白的降解，对软骨起到修复作用。

参考文献

[1] 赵佩，王洪亮，王磊，等．骨发育相关基因表达水平与鹿茸重量的相关性分析［J］．畜牧与兽医，2021，53（7）：6－12.

[2] 马南廷．基于 mTOR 信号通路探讨鹿茸多肽对大鼠退变椎间盘髓核细胞自噬的影响［D］．沈阳：辽宁中医药大学，2021.

[3] 李文超，林一峰，沈国喜，等．鹿茸多肽对 IL－1β 诱导退变的椎间盘终板软骨细胞保护作用［J］．辽宁中医药大学学报，2019，21（9）：47－51.

[4] XIE WQ，ZHAO YJ，LI F，et al. Velvet antler polypeptide partially rescue facet joint osteoarthritis－like phenotype in adultβ－catenin conditional activation mice［J］．BMC complement altern med，2019（19）：191.

[5] KIM HK，KIM MG，LEEM KH. Comparison of the effect of velvet antler from different sections on longitudinal bone growth of adolescent rats［J］．Evid based

complement alternat med，2016（2016）：1927534.
［6］孟晨阳，薛飞，贾燕飞，等．鹿茸血清调控 miR－141 影响地塞米松对骨髓间充质干细胞的促增殖作用［J］．中国组织工程研究，2020，24（19）：2991－2996.
［7］李博．鹿茸多肽通过 TLR4 信号通路抑制破骨细胞生成和骨吸收［D］．长春：吉林大学，2021.
［8］WU T，YANG L，CHEN Y，et al. Pilose antler polypeptides ameliorates hypoxic－ischemic encephalopathy by activated neurotrophic factors and SDF1/CXCR4 axis in rats［J］．Acta biochim biophys sin（Shanghai）2018（50）：254－262.
［9］PING WANG，TIE－FENG SUN，GANG LI，et al. The separation of antler polypeptide and its effects on the proliferation and osteogenetic differentiation of bone marrow mesenchymal stem cells［J］．Evidence－based complementary and alternative medicine，2020（2020）.
［10］卢贺．OA 关键基因筛选及鹿茸的归经靶向治疗作用研究［D］．广州：广州中医药大学，2018.
［11］孙志涛，冯华龙，何升华，等．单味药鹿茸调节骨关节炎模型兔软骨细胞外基质主要成分 ADAMTS－4/TIMP－3 基因的表达［J］．中国组织工程研究，2018，22（32）：5133－5138.

仙茅 Xianmao （《海药本草》）

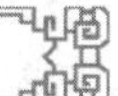

本品为石蒜科植物仙茅 *Curculigo orchioides* Gaertn. 的干燥根茎。主产于四川、云南、贵州，此外，广东、广西等地亦产。秋、冬二季采挖，除去根头和须根，洗净，干燥。

【性味归经】 辛、温，有毒。归肾、肝、脾经。

【功效】 补肾阳，强筋骨，祛寒湿。

【应用】

阳痿精寒，腰膝风冷，筋骨痿痹等。

本品辛热性猛，能补命门而兴阳道，除寒湿而暖腰膝，对肾阳不足、命门火衰所致的阳痿精寒、筋骨痿痹等证，常与淫羊藿等配合应用。

【用法用量】 内服：煎汤，1.5～3 钱，或入丸、散。外用：捣敷。

【使用注意】 凡阴虚火旺者忌服。

【文献摘录】

《海药本草》："主风，补暖腰脚，清安五脏，强筋骨，消食。""宣而复补，主丈夫七伤，明耳目，益筋力，填骨髓，益阳。"

《日华子诸家本草》："治一切风气，补五劳七伤，开胃下气。"

《开宝本草》："主心腹冷气不能食，腰脚风冷挛痹不能行，丈夫虚劳，老人失溺。”

《生草药性备要》：“补肾，止痛，治白浊，理痰火，煲肉食。十蒸九晒，用沙糖藏好，早晨茶送，能壮精神，乌须发。”

【化学成分】

仙茅中含有酚类及其苷、三萜及皂苷类、木脂素及其苷、黄酮类、生物碱类、脂肪族类及其他类成分。

【现代药理机制】

现代药理研究表明仙茅具有抗氧化、免疫调节、抗骨质疏松、补肾壮阳、肝保护、神经保护等活性。

【骨代谢相关药理机制】

1. 防治骨质疏松症相关机制：

仙茅提取物表现出良好的体内外抗骨质疏松活性。曹大鹏等人[1]以双侧卵巢切除法复制绝经后骨质疏松大鼠模型，发现仙茅提取物能够显著提高 OP 大鼠骨矿含量和骨矿密度；张乃丹等人[2]以新生大鼠颅盖骨来源的成骨细胞和由骨髓单核细胞诱导的破骨细胞为共育模型，发现仙茅酚苷类成分均可促进成骨细胞的骨形成，抑制破骨细胞的骨吸收，显示较好的抗骨质疏松作用。许红涛等人[3]用维甲酸复制大鼠 OP 造模，发现仙茅苯甲酸酯类酚苷能够显著提高 OP 大鼠骨密度和大鼠血清中骨钙素的水平，说明仙茅苯甲酸酯类酚苷具有抗骨质疏松作用。Liu 等人[4]也提出仙茅苷可以改善人体羊水细胞（hAFSC）的成骨作用，提示其在调节 hAFSC 成骨分化治疗骨病中的潜在应用。Wang 等人[5]报道酚类化合物具有促进成骨细胞增殖的作用。Wang 等人[6-7]发现酚苷类对 MC3T3 - E1 细胞具有抗骨质疏松活性的作用。

2. 防治骨关节炎相关机制：

Tan 等人[8]研究发现，仙茅苷在体内外具有显著的抗关节炎作用，其分子机制可能与 Janus 激酶（JAK）/信号传导和转录激活因子（STAT）/核转录因子 - κB（NF - κB）信号通路有关。结果显示仙茅苷可抑制 CIA 大鼠的足肿胀和关节炎评分，降低 CIA 大鼠血清 TNF - α、IL - 1β、IL - 6、IL - 10、IL - 12 和 IL - 17 水平，对 MH7A 细胞增殖的抑制作用也呈时间和浓度依赖性；下调 JAK1、JAK3、STAT3 的表达水平，上调胞浆 NF - κB、p65 及 IκB 的表达。

参考文献

[1] 曹大鹏．仙茅抗骨质疏松化学成分及品质评价研究［D］．长春：吉林农业大学，2008.

[2] 张乃丹，蒋益萍，薛黎明，等．仙茅酚苷类成分促进成骨细胞骨形成和抑制破骨细胞骨吸收［J］．第二军医大学学报，2016，37（5）：562 - 568.

[3] 许红涛，李媛，王寅，等. 仙茅苯甲酸酯类酚苷对维甲酸致大鼠骨质疏松症的影响 [J]. 中国药学杂志，2015，50（15）：1319－1323.

[4] LIU M，LI Y，YANG ST. Curculigoside improves osteogenesis of human amniotic fluid－derived stem cells [J]. Stem cells dev，2014，23（2）：146－154.

[5] WANG ZH，HUANG J，MA XC，et al. Phenolic glycosides from Curculigo orchioides Gaertn [J]. Fitoterapia，2013（86）：64－69.

[6] WANG ZH，GONG XY，ZHOU DJ，et al. Three new chlorophenolic glucosides from curculigo orchioides gaertn [J]. Phytochem lett，2018（26）：9－11.

[7] WANG ZH，MA XC，LI GY，et al. Four new phenolic glucosides from Curculigo orchioides Gaertn [J]. Phytochem lett，2014，9（3）：153－157.

[8] TAN S，XU J，LAI A，et al. Curculigoside exerts significant anti－arthritic effects in vivo and in vitro via regulation of the JAK/STAT/NF－κB signaling pathway [J]. Mol med rep，2019，19（3）：2057－2064.

肉苁蓉 Roucongrong （**《神农本草经》**）

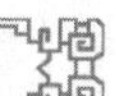

本品为列当科植物肉苁蓉 *Cistanche deserticola* Y. C. Ma 或管花肉苁蓉 *Cistanche tubulosa*（Schrenk）Wight 的干燥带鳞叶的肉质茎。主产于内蒙古、新疆、甘肃。春季苗刚出土时或秋季冻土之前采挖，除去茎尖。切段，晒干。本品气微，味甜、微苦。以条粗壮、密被鳞片、色棕褐、质柔润者为佳。切厚片，生用或酒炖（或酒蒸）用。

【性味归经】甘、咸，温。归肾、大肠经。

【功效】补肾阳，益精血，润肠通便。

【应用】

1. 肾阳不足，精血亏虚，阳痿不孕，腰膝酸软，筋骨无力

本品甘温助阳，质润滋养，咸以入肾，能补肾阳，益精血，但其作用从容和缓，难求速效。治男子五劳七伤，阳痿不起，小便余沥，常与菟丝子、续断、杜仲等同用；治肾虚骨痿，不能起动，可与杜仲、巴戟肉、紫河车等同用，如金刚丸（《张氏医通》）。

2. 肠燥便秘

本品甘咸质润，入大肠能润肠通便，治发汗太过、津液耗伤而致大便秘结，可与沉香、麻子仁同用，如润肠丸（《严氏济生方》）；治肾气虚弱，大便不通，小便清长，腰酸背冷，可与当归、牛膝、泽泻等同用，如济川煎（《景岳全书》）。

【用法用量】煎服，6～10 克。

【使用注意】本品能助阳、滑肠，故阴虚火旺、热结便秘、大便溏泄者不宜服用。

【文献摘录】

《神农本草经》:“主五劳七伤，补中，除茎中寒热痛，养五脏，强阴，益精气，妇人症瘕。”

《药性论》：“益髓，悦颜色，延年，治女人血崩，壮阳，大补益，主亦白下。”

《日华子诸家本草》:“治男绝阳不兴，女绝阴不产，润五脏，长肌肉，暖腰膝，男子泄精，尿血，遗沥，带下阴痛。”

【化学成分】

主要含松果菊苷、毛蕊花糖苷等苯乙醇苷类，表马钱子酸等环烯醚萜类，松脂醇等木质素类成分，以及生物碱、糖类、糖醇、固醇、微量元素等。《中华人民共和国药典》规定肉苁蓉含松果菊苷（$C_{35}H_{46}O_{20}$）和毛蕊花糖苷（$C_{29}H_{36}O_{15}$）的总量不得少于0.30%；管花肉苁蓉含松果菊苷（$C_{35}H_{46}O_{20}$）和毛蕊花糖苷（$C_{29}H_{36}O_{15}$）的总量不得少于1.5%。

【现代药理机制】

肉苁蓉对阳虚和阴虚动物的肝脾核酸含量有调整作用。有激活肾上腺、释放皮质激素的作用，可增强下丘脑－垂体－卵巢的促黄体功能，提高垂体对促黄体释放激素的反应性及卵巢对LH的反应性，而不影响自然生殖周期的内分泌平衡。肉苁蓉乙醇提取物在体外温育体系中能显著抑制大鼠脑、肝、心、肾、睾丸组织匀浆过氧化脂质的生成，并呈良好的量效关系。

【骨代谢相关药理机制】

1. 防治骨质疏松症相关机制：

肉苁蓉含多种活性成分，对骨质疏松的治疗发挥了重要作用。苯乙醇苷类化合物（PhGs）是肉苁蓉的主要活性成分[1]，其中以松果菊苷为指标性成分[2]。相关研究表明，松果菊苷能改善去卵巢大鼠股骨骨密度及骨微结构，同时显著提高骨保护素（OPG）水平、降低RANKL受体激活水平，进而有效治疗大鼠OP[3]。体外研究也显示，松果甘油能增加MC3T3－E1细胞的OPG/RANKL比值，促进骨再生[4]。

另外有研究[5]从肉苁蓉中提取并纯化了活性多糖，并证明其通过抑制破骨细胞的活性和功能来改善骨质流失。此外，活性多糖还可以通过干扰NF－κB和MAPKs信号通路来抑制RANKL诱导的破骨细胞分化和功能，从而影响下游NFATc1的激活。

2. 防治股骨头坏死相关机制：

股骨头坏死是由于股骨头血供中断或持续性受损，进而引发股骨头结构改变、功能障碍的一种骨科关节疾病。研究显示，肉苁蓉治疗股骨头坏死疗效确切[6]，但由于其成分复杂，具体作用机制尚不完全明确。高源等人[7]基于网络药理学的方法，从分子学角度揭示肉苁蓉治疗股骨头坏死的作用机制。

参考文献

[1] 谢峻，刘燕，柯江英，等. 苯乙醇苷合成的研究进展 [J]. 中草药，2019，50 (20): 5109-5116.

[2] 颜贵卉，田金虎，龙本文，等. 肉苁蓉中苯乙醇苷类成分的研究进展 [J]. 中南药学，2012，10 (9): 692-695.

[3] YANG X, LI F, YANG Y, et al. Efficacy and safety of echinacoside in a rat osteopenia model [J]. Evidence-based complementary and alternative medicine, 2013 (2013): 926928-926937.

[4] LI F, YANG YN, ZHU PP, et al. Echinacoside promotes bone regeneration by increasing OPG/RANKL ratio in MC3T3-E1 cells [J]. Fitoterapia, 2012 (83): 1443-1450.

[5] XIAO WEN, WEI YANYAN, YANG Fang, et al. Cistanche deserticola polysaccharide inhibits OVX-induced bone loss in mice and RANKL-induced osteoclastogenesis [J]. Journal of functional foods, 2021 (81).

[6] 李晓阳，李茜. 基于中医传承辅助系统的毕荣修教授治疗激素性股骨头坏死处方规律探析 [J]. 中国实验方剂学杂志，2016，22 (19): 177-181.

[7] 高源，季伟，肖丹，等. 基于网络药理学探讨“红花-桃仁”药对防治冠心病的作用机制 [J]. 世界科学技术-中医药现代化，2019，21 (10): 2180-2187.

阳起石 Yangqishi （《神农本草经》）

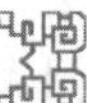

本品为硅酸盐类矿物焦闪石族透闪石，主含含水硅酸钙 [$Ca_2Mg_5(Si_4O_{11})_2(OH)_2$]。主产于湖北、河南、山西。全年均可采挖。去净泥土、杂质。本品气无，味淡。以色淡绿、有光泽、质松软者为佳。黄酒淬过，碾细末用。

【性味归经】 咸，温。归肾经。

【功效】 温肾壮阳。

【应用】 肾阳亏虚，阳痿不举，宫冷不孕　本品温肾壮阳起痿，宜于肾阳亏虚，男子阳痿遗精，女子宫冷不孕，崩中漏下，以及腰膝冷痛等症，可单用本品或入复方。如治阳痿阴汗，《普济方》用本品煅后研末，空心盐汤送服；治下元虚冷，精滑不禁，便溏足冷，《杂病源流犀烛》用本品煅后，与钟乳石等分为细末，加酒煮附子末，面糊为丸，空腹米汤送下；治精清精冷无子，可与鹿茸、菟丝子、肉苁蓉等配伍；治子宫虚寒不孕，可与吴茱萸、艾叶、阿胶等配伍。

【用法用量】 煎服，3~6克。

【使用注意】 阴虚火旺者忌用。不宜久服。

【文献摘录】

《药性论》："补肾气精乏，腰疼膝冷，湿痹，能暖女子子宫久冷，冷症寒瘕，止月水不定。"

《神农本草经》："主崩中漏下，破子脏中血，症瘕结气，寒热腹痛，阴痿不起，补不足。"

《日华子诸家本草》："治带下，温疫，冷气，补五劳七伤。"

【化学成分】 主要成分是含水硅酸钙。

【现代药理机制】 阳起石具有兴奋性机能的作用。

【骨代谢相关药理机制】

1. 补肾壮阳相关机制：

有研究发现，阳起石发于山东阳起山。冬天时山不积雪，夏天时，积雪融化升腾，形成云。故药性上升，凡阳气下陷，不举者，此药物升举阳气[1]。阳起石中含有多种微量元素，对于维持人体内分泌功能有着重要作用，在炮制、提取后，这些微量元素起到补肾壮阳等作用。而且阳起石煅红透后立即淬入黄酒中，有增强补肾壮阳之功效[2]。阳起石的补肾壮阳功效在临床上被广泛用于治疗阳痿。

2. 慢性筋骨病相关机制：

阳起石中含多种微量元素，多以可还原态、残渣态的铅、镉、砷、汞、铜为主。于中药外治法中，可对慢性筋骨病起到消炎、镇痛、消肿及延缓病理进程的作用[3]。

3. 防治肾阳虚相关机制：

大多数研究者认为探究肾阳虚的发病机理、药物对肾阳虚的作用机制以及肾阳虚动物模型的方法，主要从肾上腺、甲状腺、性腺三轴，反应免疫系统功能，反应肾功能的指标来入手。其中，反应下丘脑 - 垂体 - 肾上腺轴的生化指标主要包括 CaM 和 mRNA 增高、肾上腺皮质细胞减少、胸腺指数、肾上腺指数减少、血清 T3 和 T4 下降、血清 CORT 下降。反应下丘脑 - 垂体 - 甲状腺轴的生化指标有甲状腺分泌增加、钙调蛋白高表达、CAMP/CGMP 含量下降、甲状腺 T3 和 T4 下降、体温降低。反应免疫系统的指标主要有：IL - 6 和唾液溶菌酶增高、SIgA 下降、抗凋亡基因（TNFR2、Bcl - 2、CIAD1，CIAD2）低表达、促凋亡基因（Fas、Fasl、TNFR1、Bax）高表达。反应肾功能的指标主要有血肌酐和尿素氮同时增高，血清 ALT、UR、Cr、肌氨酸酐、酪氨酸含量的增高以及血清 ALB、MCV、睾丸指数的降低[4]。

肾阳虚证：肾的寒性较重，阳气不足；表现为足底凉，怕冷，睡眠差，小便不利，纳差，产后血晕等[5]。喻琴等人[6]通过动物实验，发现肾阳虚的大鼠激素分泌失调，排卵受到抑制；经阳起石治疗后大鼠血清中 LH、FSH 和 E2 含量显著上升。进而得出结论，阳起石对肾阳虚的动物的内分泌具有显著的调节作用，对生殖器官的发育及促进发情方面具有显著功效。此外，阳起石也不同程度地对动物卵巢中 LHR、FSHR、子宫组织中 ER 基因的表达水平起到显著提升的作用，这可能是阳起石治疗肾阳虚的主要机制。

参考文献

[1] 周广明，鞠萍，魏莉．中药治病意义深远［J］．基层医学论坛，2012，16（1）：100.

[2] 潘发波，杨胜琴，等．矿物药阳起石炮制前后 X 射线衍射分析［J］．亚太传统医药，2019，15（7）：80－84.

[3] 詹红生．中药外用治疗慢性筋骨病损的临床应用与研究［J］．老年医学与保健，2020，26（5）：718－721.

[4] 邹海淼，辛雪，孙伟，等．肾阳虚生化指标的现代研究进展［J］．现代生物医学进展，2015，15（30）：5989－5993.

[5] 龙泳伶．拆方肾气丸对肾阳虚雌鼠靶腺轴调控的实验及临床研究［D］．广州：广州中医药大学，2013.

[6] 喻琴，王东升，张世栋，等．阳起石、菟丝子与淫羊藿对肾阳虚大鼠性激素及其受体表达的影响［J］．中国兽医学报，2019，39（3）：535－540.

菟丝子 Tusizi （《神农本草经》）

本品为旋花科植物南方菟丝子 *Cuscuta australis* R. Br. 或菟丝子 *Cuscuta chinensis* Lam. 的干燥成熟种子。待秋季果实成熟时采收植株，晒干，打下种子，除去杂质。生于山坡路旁、田边、荒地及灌木丛中，多寄生于豆科、菊科、藜科植物上，尤以大豆上为常见。全国大部分地区均有分布。药材菟丝子主产于辽宁、黑龙江、吉林、内蒙古、山东、河北、山西等地。

【性味归经】辛、甘，平。归肝、肾、脾经。

【功效】补益肝肾，固精缩尿，安胎，明目，止泻；外用消风祛斑。

【应用】

用于肝肾不足，腰膝酸软，阳痿遗精，遗尿尿频，肾虚胎漏，胎动不安，目昏耳鸣，脾肾虚泻；外治白癜风。

1. 肾虚腰痛、阳痿遗精、尿频及宫冷不孕

本品性柔润，平补肝肾而不燥，为补肾缩尿，止遗精之常用药。用于治疗肾阴虚、肾阳虚证所致的肾虚腰痛、阳痿遗精等。又为平补阴阳之品，其补肾阳、益肾精的功效可以固精缩尿。配枸杞子、覆盆子、五味子、车前子（五子衍宗丸），治疗遗精滑精，白浊带下等；与桑螵蛸、肉苁蓉、鹿茸等同用，治小便过多或失禁，如菟丝子丸；与茯苓、石莲子同用，治遗精、白浊、尿有余沥，如茯苓丸。

2. 肝肾不足，目暗不明

本品滋补肝肾益精养血而明目，常与熟地、车前子同用，如驻景丸；明目益精长志倍力，久服长生耐老方，配远志、茯苓、人参、当归等。

【用法用量】内服煎汤：用量10～15克，或入丸，散。外用炒研调敷。

【使用注意】妇女症见崩漏或妊娠期禁忌，临床表现有阳强、小便短赤、大便燥结等阴虚火旺或有实热证者忌服。

【文献摘录】

《神农本草经》："味辛，平。主续绝伤，补不足，益气力，肥健。汁：去面皯。"

《名医别录》："味甘，无毒。主养肌，强阴，坚筋骨，主治茎中寒，精自出，溺有余沥，口苦，燥渴，寒血为积。"

《药性论》："治男子女人虚冷，添精益髓，去腰痛膝冷。又主消渴热中。"

《日华子诸家本草》："补五劳七伤，治鬼交泄精，尿血，润心肺。"

《开宝本草》："味辛，甘、平，无毒。养肌，强阴，坚筋骨，主茎中寒，精自出，溺有余沥。口苦，燥渴，寒血为积。"

《本草图经》："《抱朴子》取实一斗，酒一斗浸，曝干再浸又曝，令酒尽乃止，捣筛。每酒服二钱，日二服。此药治腰膝去风，兼能明目。久服令人光泽，老变为少。十日外，饮啖如汤沃雪也。"

【化学成分】

本品含有槲皮素、紫云英苷、金丝桃苷、槲皮素－β－O－D半乳糖－7－O－β－葡萄糖苷、山柰酚－3－O－β－D－吡喃葡萄糖苷、山柰酚、新菟丝子苷、菟丝子多糖等成分。又含菟丝子胺、菟丝子苷A、菟丝子苷B、熊果酚苷、绿原酸、咖啡酸、对－香豆酸。还含钾、钙、磷、硫、铁、铜、锰、硒、钼等微量元素，以及缬氨酸、蛋氨酸、异亮氨酸等人体必需氨基酸。

【现代药理机制】

本品具有抗衰老和增强免疫力的作用，能促进体液免疫，细胞免疫及网状内皮系统吞噬能力；对实验性心肌缺血以及肝损伤有较好的保护作用，对血流动力学、血液流变学有改善微循环作用；能有效延缓白内障形成；抑制胃肠道运动，对离体子宫表现兴奋作用；本品与抗炎类药物组成的制剂对粉刺及脂溶性皮炎有治疗作用。

【骨代谢相关药理机制】

1. 防治骨质疏松症相关机制：

赵梓铭[1]的研究表明，通过研究菟丝子醇提取物对绝经后骨质疏松症模型大鼠股骨组织miR－21－5p和FasL表达水平，发现菟丝子醇提取物可能是通过下调miR－21－5p的表达，从而引起FasL蛋白水平升高，最后发挥对绝经后骨质疏松症的治疗作用。

另外有研究发现[2]，菟丝子中的黄酮类成分能够显著降低去卵巢大鼠的骨钙、磷的流失速度，使骨钙、磷排出量能够保持在正常水平，有效防治去卵巢造成的骨质疏松症状。郭晓东[3]在对大鼠激素型 OP 经菟丝子黄酮干预的动物实验中指出，菟丝子黄酮能有效地抑制成骨细胞的凋亡，可能通过促进成骨细胞的功能活动，增加骨形成，从而对大鼠激素型 OP 起到保护骨的作用。

此外，赵素霞等人[4]的研究证明，菟丝子黄酮能够通过提高去卵巢大鼠 Wnt/β－catenin 通路相关因子 β－catenin 在血液中的表达水平，阻断 RANKL 与其受体 RANK 的结合，从而抑制破骨细胞分化成熟。此外又表明，菟丝子黄酮还能通过抑制 DKK－1 在体内的表达，增加成骨细胞的增殖分化。由此得知，菟丝子黄酮可以通过 Wnt/β－catenin 通路影响去卵巢大鼠的骨代谢。

2. 防治骨关节炎相关机制：

在刘映岐[5]的研究中，作者观察了单味中药菟丝子口服对早期膝骨关节炎的治疗效果。结果显示，菟丝子提取物能够有效地改善雄性 SD 大鼠 KOA 的软骨退变，其作用效果还强于氨基葡萄糖，对 KOA 的治疗效果明确。而当中，菟丝子对大鼠 KOA 发挥主要治疗作用的成分可能是菟丝子多糖。另外，临床观察则证明，在改善 KOA 患者病情方面，口服菟丝子免煎剂的治疗作用强于氨基葡萄糖，而且起效更快，因此可推断菟丝子在防治 KOA 方面有一定的优越性。

3. 改善椎体退行性病变相关机制：

菟丝子黄酮通过对 Wnt/β－catenin 通路相关因子的调控，一方面促进成骨细胞的增殖分化，另一方面抑制破骨细胞的分化成熟，从而调节骨代谢水平，改善患者的椎体退行性病变[4]。

参考文献

［1］赵梓铭．菟丝子醇提物对绝经后骨质疏松症大鼠 miR－21－5p、FasL 表达的影响［D］．昆明：云南中医药大学，2019.

［2］王永霞，马娜，钟兴明，等．菟丝子总黄酮对卵巢早衰大鼠卵巢功能的作用研究［J］．医学综述，2019，25（13）：2695－2699.

［3］郭晓东．菟丝子黄酮对大鼠激素型骨质疏松症防护作用及机制研究［J］．现代中西医结合杂志，2018，27（23）：2525－2528.

［4］赵素霞，刘会丽，江红．菟丝子黄酮通过调节 Wnt/β－catenin 信号通路干预去卵巢大鼠骨代谢的机制研究［J］．临床和实验医学杂志，2018，17（1）：25－28.

［5］刘映岐．菟丝子治疗膝骨性关节炎实验及临床验证研究［D］．成都：成都中医药大学，2017.

女贞子 Nuzhenzi （《神农本草经》）

本品首载于《神农本草经》，原名女真实，为木犀科木本植物女贞 *Ligustrum lucidum* Ait. 的干燥成熟果实。主产于浙江、江苏、湖南等地。冬季果实成熟时采收，稍蒸或置沸水中略烫后，干燥，生用或酒制用。本品气微，味微酸、涩。主要含三萜类、环烯醚萜类、脂肪酸、多糖等成分。

【性味归经】甘、苦，凉。归肝、肾经。

【功效】滋补肝肾，乌须明目。

【应用】肝肾阴虚证。

本品善补肝肾之阴，兼能清热，为清补之品。治肝肾亏虚，须发早白，头晕目眩，腰膝酸软，遗精耳鸣，与墨旱莲相须为用，如二至丸，临证常以本方为基础，酌加其他药以增效，若须发早白者，宜加补肾乌须发之品，如桑椹、制何首乌、黑芝麻等；若视物昏花者，宜加补肝肾明目药，如枸杞子、菟丝子、沙苑子等；若阴虚潮热心烦者，则加滋阴退虚热之品，如熟地黄、知母、地骨皮等。

【用法用量】煎服，6～12 克。补肝肾宜制用；清虚热宜生用。

【使用注意】脾胃虚寒泄泻及阳虚者忌用。

【文献摘录】

《本草纲目》："强阴，健腰膝，变白发，明目。"

《本草备要》："益肝肾，安五脏，强腰膝，明耳目，乌髭发。"

【化学成分】

主要含三萜类成分：齐墩果酸，乙酰齐墩果酸，熊果酸等；环烯醚萜苷类成分：女贞苷，特女贞苷等；黄酮类成分：外消旋圣草素，右旋花旗松素，槲皮素等；脂肪酸类成分：棕榈酸，硬脂酸等。还含挥发油、多糖等。

【现代药理机制】

女贞子煎剂、女贞子素、齐墩果酸均有良好的降血糖、降血脂、抗血小板聚集，抗血栓形成的作用。齐墩果酸还能提高细胞内 Ca^{2+} 水平，从而抑制人乳腺癌细胞（MCF－7）增殖，并能诱异其凋亡。女贞子能改善雌激素缺乏所引起的钙失衡状态，增强酪氨酸酶的活性和黑色素的合成，还具有保肝和免疫调节的作用；齐墩果酸具有广谱抗菌作用，对金黄色葡萄球菌、溶血性链球菌等多种细菌都有抑制作用。

【骨代谢相关药理机制】

1. 防治骨质疏松症相关机制：

女贞子可以促进成骨细胞的增殖，增加骨形成，改善骨代谢，发挥抗骨质疏松的作用。通过女贞子水提取物对老年大鼠骨保护作用的机制研究[1]，发现女贞子能够刺激骨髓间充质干细胞向成骨细胞分化[2]，抑制其向脂肪细胞和破骨细胞分化。通过对女贞子的体内、体外实验研究，发现女贞子可能是通过增加 BMSCs 细胞外基质、增加基质蛋白质合成、促进生长因子相关信号通路等途径，促进

BMSCs 向成骨细胞分化。女贞子可以明显刺激 ALP 活性，缩短 BMSCs 增殖分化时间，同时 BMSCs 向成骨细胞分化过程中的部分调控因子表达也出现上调，最终发挥抗骨质疏松的作用[3]。

女贞子可通过 OPG/RANKL/RANK 等多种信号通路促进 BMSCs 定向分化，促进成骨细胞增殖，抑制破骨细胞骨吸收，从而改善骨质量；在 RANKL 的受体活化诱导破骨细胞分化过程中，突触素 3A（Semaphorin 3A，Sema3A）、神经毡蛋白 -1（Neuropilin -1，NRP1）和丛蛋白 -A1（PlexinA1）的 mRNA 水平逐步提高，同时 Sema3A 及其受体 NRP1、PlexinA1 在破骨细胞也有所表达。这些研究提示，女贞子可能以神经肽类物质为媒介，通过神经调节影响骨代谢，改善骨质结构[4]。

2. 防治骨关节炎相关机制：

陈春雯等人[5]研究发现女贞子的潜在机制与软骨中 Col Ⅱ 表达的调节相关。以 100μg/mL 的女贞子提取物进行体外实验评估，RT - PCR 测定进一步阐明了女贞子不仅逆转了 MMP - 13、Col Ⅱ 和 Col Ⅹ 的异常表达，还恢复了 TNF - α 处理的软骨细胞中 Aggrecan 的表达。结果揭示了女贞子有抗 OA 作用，并阐明了与抑制软骨细胞肥大和分解代谢相关的分子机制。

参考文献

[1] KO CH, SIU WS, LAU CP, et al. Osteoprotective effects of Fructus Ligustri Lucidi aqueous extract in aged ovariectomized rats [J]. Chin med, 2010 (5): 39.

[2] 卞琴，黄建华，杨铸，等. 三种补肾中药有效成分对皮质酮致骨质疏松大鼠骨髓间充质干细胞基因表达谱的作用 [J]. 中西医结合学报，2011，9 (2): 179 - 185.

[3] 陈楠，李晓莉，张岩. 女贞子及其活性成分抗骨质疏松作用及途径研究进展 [J]. 中国药理学通报，2018，34 (8): 1057 - 1060.

[4] 陈儒骜，郭雨霏，董慧静，等. 女贞子防治骨质疏松作用的中医理论探讨 [J]. 中国中医基础医学杂志，28 (2): 1 - 10.

[5] 陈春雯，严波，单乐天，等. 女贞子提取物干预大鼠膝骨关节炎的实验研究 [J]. 中国中医急症，2020，29 (4): 579 - 583.

何首乌 Heshouwu （《日华子诸家本草》）

本品为蓼科植物何首乌 *Polygonum multiforum* Thunb. 的干燥块根。主产于河南、湖北、广东、广西、贵州。秋、冬二季叶枯萎时采挖，削去两端，洗净，个大的切成块，干燥，切厚片或块，称生何首乌。取生何首乌片或块，照炖法用黑豆汁拌匀，置非铁质的适宜容器内，炖至汁液吸尽；或照蒸法清蒸或用黑豆汁拌匀后蒸，蒸至内外均呈棕褐色，晒至半干，切片，干燥，称制何首乌。生何首乌气微，味微苦而甘涩，以切面有云锦状花纹、粉性足者为佳；制何首乌气微，味微甘而苦涩，以质坚硬，断面角质样，棕褐色或黑色者为佳。

【性味归经】苦、甘、涩，微温。归肝、心、肾经。

【功效】制何首乌：补肝肾，益精血，乌须发，强筋骨，化浊降脂。生何首乌：解毒，消痈，截疟，润肠通便。

【应用】

1. 血虚萎黄，眩晕耳鸣，须发早白，腰膝酸软，肢体麻木，崩漏带下

制何首乌功善补肝肾、益精血、乌须发、强筋骨，兼能收敛，不寒，不燥，不腻，为滋补良药。用治血虚萎黄，失眠健忘，常与熟地黄、当归、酸枣仁等同用；用治精血亏虚，腰膝酸软，肢木麻木，头晕眼花，须发早白及肾虚无子，常与当归、枸杞子、菟丝子等同用，如七宝美髯丹（《积善堂方》）；用治肝肾亏虚，腰膝酸软，头晕目花，眩晕耳鸣，常配桑椹子、杜仲、黑芝麻等；用治妇女肝肾亏虚之月经不调及崩漏等，可与当归、白芍、熟地黄等药同用。

2. 高脂血症

制何首乌能化浊降脂，用治高脂血症，可单用或与墨旱莲、女贞子等同用。

3. 疮痈，瘰疬，风疹瘙痒

生何首乌有解毒消痈散结之功。治疗瘰疬结核，可单用内服或外敷，或与夏枯草、土贝母等同用；治遍身疮肿痒痛，可与防风、苦参、薄荷等同用，煎汤外洗；用治湿热疮毒，黄水淋漓，可与苦参、白鲜皮等同用。

4. 久疟体虚

生何首乌有截疟之功。治疗疟疾日久，气血虚弱，可与人参、当归等补气养血药同用，如何人饮（《景岳全书》）。

5. 肠燥便秘

生何首乌有润肠通便之效。若年老体弱之人精血亏虚、肠燥便秘者，可单用或与肉苁蓉、当归、火麻仁等润肠通便药同用。

【用法用量】煎服，制何首乌 6～12 克，生何首乌 3～6 克。

【使用注意】本品制用偏于补益，且兼收敛之性，湿痰壅盛者忌用；生用滑肠通便，大便溏泄者忌用。何首乌可能有引起肝损伤的风险，故不宜长期、大量服用。

【不良反应】口服何首乌及其成方制剂可能有引起肝损伤的风险，超剂量、

长期连续用药、同时服用其他可导致肝损伤药品等可能会增加此风险，生何首乌较之制何首乌可能更易导致肝损伤。但总体来看所致肝损伤病例一般属轻、中度，多呈可逆性。停药、对症治疗后，预后多较好，虽有严重肝损伤的个案病例报告，但未见有迟发型肝毒性的文献报道。何首乌及其成方制剂所致肝损伤不良反应的临床表现主要有：全身乏力、消化道症状（食欲不振、厌油等）、黄疸表现（尿黄、目黄、皮肤黄染等）、实验室检查异常（胆红素及转氨酶升高等）。

【文献摘录】

《药品化义》："益肝，敛血，滋阴。治腰膝软弱，筋骨酸痛，截虚疟，止肾泻，除崩漏，解带下。"

《何首乌录》："主五痔，腰腹中宿疾冷气，长筋益精，能食，益气力，长肤，延年。"

《本草纲目》："此物气温味苦涩，苦补肾，温补肝，能收敛精气，所以能养血益肝，固精益肾，健筋骨，乌发，为滋补良药，不寒不燥，功在地黄、天门冬诸药之上。"

【化学成分】

生何首乌主要含蒽醌类、二苯乙烯苷类化合物，蒽醌类成分主要为大黄素、大黄酚、大黄素甲醚、大黄酸、大黄酚蒽酮等；二苯乙烯苷类成分主要为2，3，5，4′－四羟基二苯乙烯－2－O－β－D－葡萄糖苷，2′－O－单没食子酰基乙－2，3，5，4′－四羟基二苯乙烯－2－O－β－D－葡萄糖苷等。还含卵磷脂、粗脂肪等。制何首乌除含上述成分外，还含炮制过程中产生的糖的麦拉德反应产物2，3－二氢－3，5－二羟基－6－甲基－4氢－吡喃－4－酮，3，5－二羟基－2－甲基－4氢－吡喃－4－酮，5－羟甲基糠醛，琥珀酸等。《中华人民共和国药典》规定本品药材含2，3，5，4′－四羟基二苯乙烯－2－O－β－D－葡萄糖苷（$C_{20}H_{22}O_9$）不得少于1.0%，制何首乌不得小于0.70%；结合蒽醌以大黄素（$C_{15}H_{10}O_5$）和大黄素甲醚（$C_{16}H_{12}O_5$）的总量计，药材不得少于0.10%，生何首乌饮片不得小于0.05%；制何首乌含游离蒽醌以大黄素（$C_{15}H_{10}O_5$）和大黄素甲醚（$C_{16}H_{12}O_5$）的总量计，不得少于0.10%。

【现代药理机制】

生何首乌有促进肠管运动和轻度泻下作用，此外还有抗氧化、抗炎、抗菌、抗病毒、抗癌、抗诱变、保肝、降血脂、抗动脉粥样硬化、提高记忆等作用。制何首乌能增加老年小鼠和青年小鼠脑和肝中的蛋白质含量，抑制脑和肝组织中的B型单胺氧化酶活性；抑制老年小鼠的胸腺萎缩，提高老年机体胸腺依赖的免疫功能、抗骨质疏松水平，对抗环磷酰胺的免疫有抑制作用；降低急性高脂血症模型家兔的高胆固醇，使之恢复正常水平。

【骨代谢相关药理机制】

1. 防治骨质疏松症相关机制：

何首乌中抗骨质疏松的主要成分为二苯乙烯苷类、多糖、大黄素及微量元素钙，通过各成分协同作用，增加机体抗氧化酶活性、延缓肝肾衰老、增加机体骨钙含量及表现植物雌激素作用，从而有效预防骨质疏松[1]。吴晓青等人[2]研究发现，模型组小鼠 s－ALP，s－TRAP 显著升高（$p<0.05$），生、制何首乌各剂量组与模型组相比明显降低（$p<0.05$，$p<0.01$），结果表明维甲酸可造成高转换型骨质疏松。生、制何首乌正己烷提取物可显著降低小鼠血清 ALP 和 TRAP 的水平，提示生、制何首乌正己烷提取物可抑制骨吸收，减小骨丢失。生、制何首乌各剂量组能降低 s－BGP 水平，但与模型组比较无统计学差异。

研究表明[3]，生、制何首乌提取物对维甲酸致小鼠骨质疏松均具有治疗作用，其中制何首乌正己烷提取物能提高骨质疏松症小鼠的骨密度，改善骨小梁微结构退化，抑制高骨转换状态，增加钙吸收率，降低骨吸收，减缓雌激素水平降低。有人通过蛋白印迹分析不同炮制方法的何首乌骨重塑相关蛋白在人成骨肉瘤 Saos－2 细胞中的表达，结果发现制何首乌核转录因子－κB 受体活化因子配体表达降低，而骨保护素、碱性磷酸酶、Runt 相关转录因子 2 和成骨相关转录因子表达增加，有助于抑制破骨细胞的分化，从而减轻骨吸收，明显提高其对成骨细胞的活化作用[4]。有学者研究表明，PM 能够通过激活 ERK 信号通路，从而促进 BMSCs 成骨的分化，进而促进骨形成，缓解因失重导致的骨质疏松[5]。

2. 促进成骨细胞增殖与分化相关机制：

成骨细胞和破骨细胞之间的平衡是骨代谢的关键组成部分之一。如果破骨细胞骨吸收过度或成骨细胞骨形成不足，则无法维持骨稳态。相关研究表明[6]，TSG 干预可以促进成骨前体细胞分化以及细胞外基质矿化，形成更大的钙结节沉积；可以促使成骨前体细胞分化能力增强，在胞内产生大量的活性 ALP/AKP；可以促进成骨前体细胞增殖，无明显的细胞毒性作用；可以通过促进 Wnt/β－catenin 信号通路核心蛋白 β－catenin 与下游 cyclin－D1 表达来促进成骨细胞增殖与分化。Kim Dae Uk 等人通过研究发现 C－SBBJPM 和 K－SBBJPM 处理显著降低了 RANKL 的表达，而 C－RPM、C－SBYPM 和 K－RPM、K－SBYPM 没有改变 RANKL 在 Saos－2 细胞中的表达，猜测在成骨细胞分化阶段，ALP、Runx2 和 Osterix 以及成骨细胞特异性转录因子从成骨细胞中释放出来，导致骨形成诱导[7]。

参考文献

[1] 王卓，钟凌云，解杨，等．基于“生熟异用”何首乌的研究进展及其质量标志物（Q－Marker）的预测分析［J］．中草药，2022，53（3）：882－897.

[2] 吴晓青，陈晓珍，刘睿颖，等．生、制首乌正己烷提取物对维甲酸致小鼠骨质疏松的防治作用［J］．天然产物研究与开发，2018，30（12）：2175－2179.

[3] 孙艳涛，王冰，康廷国．何首乌－牛膝药对提取物抗维甲酸诱导的小鼠骨质

疏松药效物质基础研究［J］. 时珍国医国药，2020，31（4）：842－844.
[4] KIM DU，CHUNG JY，JIN SC，et al. Effects of processed polygonum multiflorum with KIOM patent on bone remodeling－related protein expression in human osteoblastlike Saos－2 Cells［J］. Evid based complementary altern med，2020（2020）：1－6.
[5] 刘轩辰，帖晓瑛，刘玉林，等. 何首乌提取物对失重小鼠骨质疏松和骨髓间充质干细胞成骨分化的影响［J］. 吉林大学学报（医学版），2021，47（6）：1386－1396.
[6] 郑明轩. 基于Wnt/β－catenin 通路探讨二苯乙烯苷影响绝经后大鼠骨折愈合的分子机制［D］. 沈阳：辽宁中医药大学，2020.
[7] KIM DAE UK，CHUNG JAE YOON，JIN SEONG CHUL，et al. Effects of processed polygonum multiflorum with KIOM patent on bone remodeling－related protein expression in human osteoblast－like Saos－2 cells.［J］. Evidence－based complementary and alternative medicine：eCAM，2020（2020）.

熟地黄 Shudihuang （**《本草图经》**）

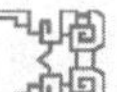

本品首载于《本草图经》，为玄参科一年生草本植物地黄 *Rehmannia glutinosa* Libosch. 的块根，经加工炮制而成。主产于河南省温县、博爱、武陟等地。通常以黄酒为辅料，经反复蒸晒至内外色黑油润，质地柔软黏腻。切片用。或炒炭用。本品味甜。主要含环烯醚萜类、糖类、氨基酸等。

【性味归经】甘，微温。归肝、肾经。

【功效】补血滋阴，填精益髓。

【应用】

1. 血虚证

本品甘补质润，为补血要药。治血虚萎黄、眩晕、心悸、失眠及月经不调、经闭、崩中漏下等，常与补血药配伍，如四物汤，以之与当归、白芍等同用；若气血两虚，兼见气短、倦怠者，与补气血药配伍，如《正体类要》八珍汤，以之配伍人参、当归等，气血双补作用更强。本品能促进骨髓造血功能，临床配伍当归、紫河车等，治疗再生障碍性贫血、白细胞缺乏症、原发性血小板减少症等证属血虚者，如血宝胶囊。

2. 肝肾阴虚证

本品善滋肝肾之阴，尤以滋肾见长，为治肝肾阴虚证要药。治肝肾阴虚之腰膝酸软、遗精、盗汗，耳鸣、耳聋及消渴等，常配伍补肝肾药，如《小儿药证直诀》六味地黄丸，以之与山药、山茱萸等同用；若治阴虚骨蒸潮热，每与滋阴、清热药配伍，如《丹溪心法》大补阴丸，与知母、黄柏、龟甲等同用；治肾阴亏虚，胃火上攻所致头痛、牙痛，宜与清胃降火药配伍，如《景岳全书》玉女煎，以之与石膏、牛膝等同用。

3. 肾精亏虚证

本品有较强的填补精髓作用。治肾精不足之腰膝酸软、眩晕耳鸣、须发早白等，每与补肾益精之品配伍，如《医方集解》七宝美髯丹，配伍何首乌、牛膝、菟丝子等，治精血亏虚、须发早白；又如《医方集解》虎潜丸，以之配龟甲、锁阳、狗脊等，治疗肝肾不足，五迟五软。

【用法用量】煎服，9～15克。熟地黄炭能止血，血虚出血证宜制炭用。

【使用注意】本品性质黏腻，易腻膈碍胃，宜与陈皮、砂仁等同用，以免影响消化功能。凡气滞痰多、脘腹胀满、食少便溏者慎用。

【文献摘录】

《珍珠囊》："主补血气，滋肾水，益真阴。"

《本草纲目》："填骨髓，长肌肉，生精血，补五脏、内伤不足，……利耳目，黑须发，男子五劳七伤，女子伤中胞漏，经候不调，胎产百病。"

【化学成分】

熟地黄含较少量的环烯醚萜类成分，已分离得到：益母草甙（leonuride），桃叶珊瑚甙（aucubin），梓醇（catalpol），地黄甙（rehmannioside）A、B、C、D，美利妥双甙（melit－toside），地黄素（tehmaglutin）A、D，地黄氯化臭蚁醛甙（gluti－noside）等。又含单萜成分：焦地黄素（jioglutin）A、B、C，焦地黄呋喃（jiolutin）A、B、C，焦地黄内酯（jioglutolide），焦地黄呋喃（jiofuran），地黄苦甙元（rehmapicrogenin）等。又含氨基酸，其组成与干地黄比较，不含赖氨酸（lysine）且含量均相应减少。也含糖类，其中单糖的含量比鲜地黄中多两倍以上。另含三羟基－β－紫罗兰酮（TCMLIBihy droxy－β－ionone），5－羟基野菰酸（5－c－hydroxyaegineticacid），琥珀酸（suscinicacid），5－氧脯氨酸（5－oxoproline），5－羟甲基糠酸（5－hydroxymethylfuroicacid），尿嘧啶（uracil），尿核甙（uridine）等。又从石油醚提取物中分离得到：亚油酸（linoleicacid），棕榈酸（palmiticacid），硬脂酸（stearicacid），花生酸（arachidicacid），山萮酸（behenicacid），十五酸（pentadecanoicacid），棕榈油酸（palmitoleicacid），内豆蔻酸（myristicacid），十九碳酸（nonade－canoicacid），二十一碳酸（heneicosanoicacid），二七碳酸（margaricacid）。

【现代药理机制】

本品水煎液能促进失血性贫血小鼠红细胞、血红细胞的恢复，地黄煎剂具有对抗地塞米松对垂体－肾上腺皮质系统的抑制作用，并能促进肾上腺皮质激素的合成；醇提物能增强免疫功能，促进血凝和强心。此外，本品还有降血糖、防治骨质疏松、调节免疫、抗衰老、抗焦虑、改善学习记忆等作用。

【骨代谢相关药理机制】

1. 防治骨质疏松症相关机制：

大量研究表明，熟地黄具有促进 OB 增殖，抑制破骨细胞增殖的作用[1]。熟地黄主要有效活性成分环烯醚萜类化合物梓醇和苯乙醇苷类化合物毛蕊花糖苷、松果菊苷等在其中发挥重要作用。

武密山等人[2]研究表明，梓醇可以提高成骨细胞株 MC3T3－E1 的增殖和分化能力。贾英民等人[3]研究表明，梓醇在 1×10^{-5}mol/L 和 1×10^{-3}mol/L 范围对体外培养 SD 大鼠成骨细胞的增殖、分化及成骨作用相对显著，尤其在 1×10^{-3} mol/L 浓度下作用最显著，且具有时效及量效关系。赖满香等人[4]证实，梓醇在成骨－破骨（OB－OC）共育体系中能够调节 OC 介导的骨吸收和 OB 介导的骨形成之间的平衡，并可提高 OB 碱性磷酸酶（ALP）的活性，上调 ERβ－mRNA 的表达水平。LEE 等人[5]研究发现，毛蕊花糖苷能够明显抑制破骨细胞的分化和形成，减少骨质流失。田原等人[6]研究发现，熟地黄中松果菊苷可能通过 BMP2－Smad－Runx2 信号通路发挥成骨诱导作用。

此外，熟地黄还能促进骨髓间充质干细胞分化与增殖。赖满香等人[7]研究发现，地黄多糖可以促进 SD 大鼠 BMSCs 增殖和成骨分化，其最佳浓度均为 50μg/mL。

2. 防治骨关节炎相关机制：

骨关节炎（OA）是一种常见的关节退行性疾病，其主要病理特征为关节软骨细胞凋亡和细胞外基质的进行性降解[8]。熟地黄多糖能促进 OA 软骨细胞的增殖、抑制凋亡，其机制可能与调控 miR－140 及炎性因子 IL－1β 和 TNF－α 的表达有关[9]。

参考文献

[1] 周国威，夏天卫，文志，等．熟地黄治疗痹证的中医认识及药理学研究进展［J］．中医药导报，2019，25（20）：125－128.

[2] 武密山，赵素芝，李恩，等．地黄活性成分梓醇对小鼠成骨细胞 MC3T3－E1 增殖、分化和矿化的影响［J］．中国药理学通报，2010，26（4）：509－513.

[3] 贾英民，李瑞玉，武密山，等．地黄梓醇对原代培养 SD 乳大鼠成骨细胞成骨活性的影响研究［J］．现代中西医结合杂志，2015，24（23）：2524－2526.

[4] 赖满香，杨丽，张荣华．梓醇对 OB－OC 共育体系中 OB、OC 活性及 OBERα、βmRNA 表达的影响［J］．中国病理生理杂志，2015，31（7）：1242－1246.

[5] LEE SY，LEE K S，YI SH，et al. Acteoside suppresses RANKL-mediated osteoclastogenesis by inhibiting c-Fos induction and NF－κB pathway and attenuating ROS production［J］. PLoS one，2013，8（12）：e80873.

[6] 田原．松果菊苷诱导骨髓间充质干细胞向成骨细胞分化及作用机制研究

[D]. 沈阳：辽宁中医药大学，2015.
[7] 赖满香，任宏，阮志燕. 地黄多糖对SD大鼠骨髓间充质干细胞骨向诱导的实验研究 [J]. 广州医科大学学报，2014，42（6）：25－29.
[8] 严雪港，鲍同柱. 骨关节炎软骨细胞凋亡研究进展 [J]. 陕西医学杂志，2010，39（3）：354－356.
[9] 张明焕，毛文，刘雷，等. 熟地黄多糖对骨关节炎软骨细胞增殖、凋亡及炎性因子的影响及其机制 [J]. 中国老年学杂志，2021，41（7）：1491－1494.

龟甲 Guijia （《神农本草经》）

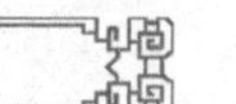

本品为龟科动物乌龟 *Chinemys reevesii*（Gray）的背甲及腹甲。又名龟板。主产于浙江、湖北、湖南等地。全年均可捕捉，以秋、冬二季为多。杀死，或用沸水烫死，剥取甲壳，除去残肉。晒干，以砂炒后醋淬用。

【性味归经】 甘、咸，微寒。归肝、肾、心经。

【功效】 滋阴潜阳、益肾健骨，养血补心，固经止崩。

【应用】

1. 阴虚内热，阴虚阳亢，虚风内动

本品甘能养阴、归肝肾经，能滋补肝肾，而以滋补至阴之水为主。适用于肝肾阴虚而引起上述诸证。治阴虚内热，骨蒸盗汗、遗精者，常配伍熟地黄、知母、黄柏等，如大补阴丸。治阴虚阳亢，头晕，本品兼能潜阳，标本兼治，常与牛膝、白芍等同用，如镇肝熄风汤。本品性微寒，兼退虚热、用于温病后期，热灼阴伤，虚风内动，神倦瘛疭者，常与生地黄、牡蛎、鳖甲等配伍，如三甲复脉汤、大定风珠。

2. 肾虚骨痿，囟门不合

本品能滋补肝肾，强筋健骨，又补血滋阴。用于肾虚筋骨痿弱行走乏力诸证，常与熟地黄、锁阳、牛膝等同用，如虎潜丸。治小儿先天不足，阴血亏虚，鸡胸、龟背、囟门不合诸证，本品又有培补先天，促助发育之能，常与紫河车、鹿茸山药等同用。

3. 阴血亏虚、失眠、健忘

本品归于心肾、又可以养血补心，安神定志。用于阴血亏虚，心肾失养之惊悸、失眠、健忘，常与石菖浦、远志、龙骨等同用，如孔圣枕中丹。

4. 阴虚血热、崩漏、月经过多

本品性偏寒凉，入下焦滋阴制火，还能固经止崩，故多用于阴虚血热，冲任不固之崩漏、月经过多等。常与白芍、黄芩、生地黄等同用，如固经丸。《备急千金要方》还以本品与牡蛎同用，以治崩中漏下、赤白带下等证。

此外，本品滋养肝肾，培补真阴而能明目，可用于治疗肝肾阴虚，目暗不明等症。

【用法用量】 煎服，9～24克。本品经砂炒醋淬后，有效成分更容易煎出；并除去腥气、便于制剂。

【使用注意】 脾胃寒湿者忌。孕妇慎用。

【文献摘录】

《神农本草经》："主漏下赤白，破症瘕，痎疟，五痔，阴蚀，湿痹，四肢重弱，小儿囟不合。"

《本草纲目》："其甲以补心，补肾，补血，皆以养阴也。"

【化学成分】 本品含有骨胶原，以及天门冬氨酸、苏氨酸、蛋氨酸、苯丙氨酸、亮氨酸等多种氨基酸，另含脂肪、钙盐及磷等。

【现代药理机制】 本品煎液有改善甲亢阴虚模型、兴奋子宫、抗突变、增强巨噬细胞吞噬功能的作用。

【骨代谢相关药理机制】

1. 防治骨质疏松症相关机制：

李晶峰等人基于网络药理学分析出龟甲抗骨质疏松靶基因GO富集，表明其主要与对类固醇激素的反应、上皮细胞增殖的调控、脂质定位的调节等相关。得出龟甲治疗骨质疏松的作用机制呈多靶点、多途径的特性，不仅影响骨代谢相关途径，还可影响体内多种代谢途径的结论[1]。任辉团队测得龟板组骨密度、骨小梁厚度、骨矿物质含量、骨表面积等指标明显高于骨质疏松模型组，骨小梁间距、血清骨代谢指标Ⅰ型前胶原氨基端前肽（PINP）和β－胶原降解产物（β－CTX）水平、破骨细胞相关因子（CTSK）的mRNA表达水平明显低于模型组，推测补肾中药龟板可能通过降低骨转换有效改善激素性骨质疏松[2]。

临床验方（处方含有龟甲）针对糖尿病引起的骨质疏松症治疗后，骨密度明显上升，且治疗效果优于西药组，两组患者抗氧化能力提高、超氧化物歧化酶活性显著上升，丙二醛含量显著下降，有抑制骨质疏松的作用[3]。张志达等人观察龟甲对糖皮质激素性骨质疏松大鼠腰椎、胫骨骨密度和骨强度的作用差异，给药3个月后龟甲组腰椎骨密度改善率为8.08%，胫骨骨密度改善率为8.30%，腰椎骨强度改善率为44.67%，胫骨骨强度改善率为30.58%。结论为龟甲对糖皮质激素性骨质疏松大鼠腰椎、胫骨骨密度和骨强度均有改善作用，且对腰椎骨强度的改善作用优于胫骨，对二者骨密度的改善作用则相当[4]。

2. 防治骨关节炎相关机制：

常茹等人观察龟甲胶联合塞来昔布胶囊治疗肝肾亏虚型膝骨关节炎的临床疗效，发现龟甲胶联合塞来昔布胶囊治疗肝肾亏虚型膝骨性关节炎有良好的临床效果，可促进关节功能恢复和缓解疼痛，在一定程度上提高患者的生活质量[5]。林嘉辉团队得出龟甲胶和鹿角胶都能有效减少豚鼠骨关节炎软骨细胞JNK及p38MAPK基因的表达对软骨细胞作用为促增殖，对其凋亡产生抑制，从而在一定程度上减缓骨关节炎的病损进展的结论[6]。于洋洋选取黑龙江中医药大学附属第一医院膝骨关节炎患者144例，采用随机数表的方法将其随机分为2组，选用中心随机系统进行远程随机隐匿，1组为中药组72例、2组为玻璃酸钠组72例，中药组口服鹿角、龟板散剂玻璃酸钠组膝关节腔注射玻璃酸钠，共治疗12周，以Lequesne指数对治疗4周、12周后膝关节疼痛程度及功能改善做出评价并计算有效率。发现鹿角、龟板治疗膝骨关节炎的初期效果与玻璃酸钠相似，持续治疗对疼痛减轻及功能改善效果显著[7]。

3. 改善椎体退行性病变相关机制：

龟甲能通过调节骨代谢来改善椎体退行性病变。在这项研究中豚鼠骨关节炎软骨细胞增殖与丝裂素活化蛋白激酶（p38 MAPK）和c－Jun氨基末端激商(JNKA）基因表达密切相关，p38 MAPK和JNK基因表达量与软骨细胞增殖呈负相关，龟甲胶能有效调控骨关节炎软骨细胞p38 MAPK与JNK基因，促进软骨细胞增殖，抑制其凋亡，从而减缓骨关节炎的损伤进展[8]。龟甲胶能上调豚鼠骨关节炎软骨细胞丝裂原活化蛋白激酶（MK）的基因表达，促进软骨细胞的增殖，受损软骨得到修复，延缓骨关节炎进程[9]，且龟甲胶促进软骨细胞增殖的作用强于盐酸氨基葡萄糖[10]。同时龟鹿二仙胶可以显著地促进大鼠软骨细胞Caspase-, Bax, p53增殖，上调B淋巴细胞瘤－2（Bcl－2）的表达，抑制凋亡，同时龟甲可提高软骨细胞蛋白黏多糖的表达（促进软骨细胞Ⅱ型胶原型胶原的合成），以促进软骨细胞增殖，发挥该作用的物质以龟甲胶为主[11]。龟甲胶可上调关节软骨细胞ERK12和MEK12的表达水平，促进骨关节炎软骨细胞的增殖，且龟甲胶(滋肾阴）作用强于鹿角胶（补肾阳）[12]。吴静应用RT－PCR的方法，用不同浓度的龟甲提取物（三环倍半萜）作用于BMSCs，在不同的时间点检测软骨分化相关基因的变化，确定了提取物诱导BMSCs向软骨分化的作用，并证实提取物诱导BMSCs向软骨分化与SHH信号通路有关[13]。

4. 防治骨质增生相关机制：

龟甲能通过调节骨代谢来改善骨质增生。研究发现龟甲可诱导MSCs向成骨细胞地方向分化，表现为ALP活性升高和形成钙沉积。实验发现龟甲能明显促进骨钙素（BGP）升高，表明龟板能促进BMSCs向成骨细胞方向分化[14]。龟甲有效成分可靶向维生素D受体（VDR）促进BMSCs成骨分化，VDR在BMSCs向成骨分化过程中起到重要的作用，其过表达质粒有协同龟板提取物促进BMSCs向成骨分化的作用，VDR基因沉默抑制龟甲提取物，诱导BMSCs向成骨分化[15]，其机制是通过抑制miRNA－351的表达来促进成骨基因的转录水平，研究发现在VDR调控成骨分化过程中形成“中药小分子物质－mRNA－mRNA－lncRNA的多元调控网络”[16]。

另外一项研究中发现龟甲的有效成分通过提高分化抑制因子（D1）和视黄酸受体（RARα）的表达来促进BMSCs增殖，RARα、lD1可能是龟甲提取物促进BMSCs增殖的两个药理靶点[17]，其又可通过抑制骨形态发生蛋白4（BMP－4）

的表达，促进 BMSCs 的增殖，并可调节 BMP－4 的表达，防止 BMSCs 的过度增殖[17]。脂肪酸、甾酮等可能是龟甲提取物中起到调控 BMSCs 增殖作用的物质，而脂肪酸类的含量高低与抑制 BMSCs 增殖有密切关系[18]，促进 BMSCs 增殖是多个分子共同作用的结果，而并不是单个分子的作用。促进 BMSCs 增殖过程中龟甲血清浓度与增殖细胞核抗原（PCNA）蛋白表达呈正相关，说明龟甲促进 BMSCs 增殖作用可能与上调 PCNA 表达也相关[19]。

参考文献

[1] 李晶峰，李春楠，杨小倩，等．基于网络药理学对龟甲抗骨质疏松的作用机制研究［J］．中国骨质疏松杂志，2020，26（12）：1760－1767.

[2] 任辉，张志达，梁德，等．龟板改善激素性骨质疏松大鼠骨量、骨微结构、骨生物力学和骨代谢的机制探讨［J］．当代医药论丛杂志，2016，31（5）：1858－1862.

[3] 张颖，于文浩，王秀玲．糖尿病性骨质疏松患者血清自由基代谢与糖骨康的影响［J］．中国组织工程研究与临床康复，2008（7）：1251－1254.

[4] 张志达，任辉，沈耿杨，等．龟甲对糖皮质激素性骨质疏松大鼠腰椎和胫骨骨密度、骨强度的影响［J］．中医杂志，2018，59（7）：617－620.

[5] 常茹，陈美丽，何文智，等．龟甲胶联合塞来昔布胶囊治疗肝肾亏虚型膝骨性关节炎临床观察［J］．亚太传统医药，2021，17（10）：89－92.

[6] 林嘉辉，陈炳艺，龙美兵，等．龟甲胶和鹿角胶含药血清对豚鼠骨关节炎软骨细胞 JNK 及 p38 MAPK 基因表达的影响［J］．中国中医骨伤科杂志，2016，24（10）：1－4.

[7] 于洋洋，朴勇洙．鹿角、龟板治疗膝骨关节炎的临床观察［J］．世界最新医学信息文摘，2016，16（A2）：111－112.

[8] 陈泽华，林家辉、陈炳艺，等．龟甲胶、鹿角胶含药血清对豚鼠骨关节炎软骨细胞 MK 表达的影响［J］．中国中医骨伤科杂志，2015，23（9）：5－7.

[9] 陈炳艺，陈泽华，林嘉辉，等。龟甲胶、鹿角胶调控 MK 基因表达促进豚鼠 OA 软骨细胞增殖的研究［J］．中国骨质疏松杂志，2016（22）：805－808.

[10] 陈泽华，林海英，李楠．综述细胞外信号调节酶 1/2 信号通路与肝肾亏虚型骨关节炎的相关性［J］．中华中医药杂，2015，30（9）：3207－3210.

[11] 陈泽华．龟甲胶、鹿角胶含药血清对豚鼠关节软骨细胞活性的影响［D］．福州：福建中医药大学，2016.

[12] 黎晖，周健洪，陈东风，等．龟板对大鼠骨髓间充质干细胞向成骨分化的影响．［J］．中药新药与临床药理杂志，2005（3）：159－161.

[13] 吴静．龟板和强肌健力饮对骨髓间充质干细胞增殖与软骨分化的影响

[D]. 广州：广州中医药大学，2010
[14] 侯秋科．维生素 D 受体介导龟板诱导的骨髓间充质干细胞向成骨分化 [D]. 广州：广州中医药大学，2010.
[15] 侯秋科．龟板有效成分促间充质干细胞成骨分化的 miRNA－VDR 网络机制 [D]. 广州：广州中医药大学，2016.
[16] 宋述财，许华，周健洪，等．龟甲提取物对骨髓间充质干细胞增殖过程中核受体的影响 [J]. 广州中医药大学学报，2006（2）：95－99，111.
[17] CHEN DF, DU SH, ZHANG HL, et al. Autocrine BMP4S gnawing involves effect of cholesterol myristate on proliferation of mesenchymal stem cells [J]. Steroids, 2009（12）：1066－1072.
[18] 王春燕，曾和平，陈薇．调控鼠骨髓间质干细胞增殖的中药龟板化学成分的 GC－MS 测定 [J]. 华南师范大学学报（自然科学版），2007（1）：89－97.
[19] 郑庆元，余伟吉，杜少辉，等．龟板含药血清对骨髓间充质干细胞增殖细胞核抗原表达的影响 [J]. 中华中医药学刊，2008（2）：268－270.

当归 Danggui （《神农本草经》）

本品为伞形科植物当归 *Angelica sinensis* (Oliv.) Diels 的干燥根。秋末采挖，除去须根及泥沙，待水分稍蒸发后，捆成小把，上棚，用烟火慢慢熏干。主产于甘肃、云南等地，四川、陕西、湖北等地也有。除去杂质，洗净，润透，切薄片，晒干或低温干燥；或者取净当归片，照酒炙法炒干。

【性味归经】 归肝、心、脾经。

【功效】 补血活血，调经止痛，润肠通便。

【应用】

当归最早记载于《神农本草经》，认为其具有“补五脏，生肌肉”的作用，后又有学者认为其是“补血圣药”。

1. 血虚诸症

用于血虚萎黄，眩晕心悸，月经不调，经闭痛经，虚寒腹痛，肠燥便秘，风湿痹痛，跌打损伤，痈疽疮疡。

2. 血虚便溏

健脾止泻，润肠通便。土炒后，既能补血又不致滑肠，适用于血虚便溏的患者。取当归片，用伏龙肝细粉炒至表面挂土色，筛去多余土粉，取出，放凉。

【用法用量】 6～12 克。内服：煎汤，1.5～3 钱；浸酒、熬膏或入丸、散。

【使用注意】 湿阻中满及大便溏泄者慎服。

【文献摘录】

《本草经集注》：“恶闾茹。畏菖蒲、海藻、牡蒙。”

《药对》：“恶湿面，畏生姜。”

《神农本草经疏》："肠胃薄弱，泄泻溏薄及一切脾胃病恶食、不思食及食不消并禁用之，即在产后胎前亦不得入。"

《本草汇言》："风寒未清，恶寒发热，表证外见者，禁用之。"

【化学成分】

根含挥发油，甘肃岷县产者含0.4%，四川汶县产者含0.7%。挥发油的主要成分有：亚丁基苯酞、邻羧基苯正戊酮及δ2′4－二氢酞酐。

【现代药理机制】

当归主要有抗骨质疏松、抗炎、促进造血功能、抗肿瘤、保肝护肾、增强免疫功能、调节心脑血管、子宫平滑肌和平喘等。

【骨代谢相关药理机制】

1. 防治骨质疏松症相关机制：

当归具有抗炎、抗OP、抗氧化等药理作用[1]。当归中蒿本内酯（LIG）活性成分可以下调OP模型大鼠NF－κB的表达，抑制IL－1β、ICAM－1、TNF－α、COX－2、NOS、MDA和中性粒细胞浸润[2]，证明了LIG可以通过抗炎来有效治疗OP。DONG等人[3]通过对120只OVX大鼠的研究发现，每天以0.3 g/kg剂量的当归提取物灌胃，持续4周，可增加OVX大鼠股骨的BMD，与17β－雌二醇有相似治疗OP的效果。此外，当归提取物也显著保留了OVX诱导的血清中ALP和骨钙蛋白的过表达。本研究结果表明，当归提取物可抑制OVX大鼠的骨丢失，并没有不良毒性[4]。彭斯伟等人[5]提出当归给药8周可有效上调血清雌二醇水平，降低骨碱性磷酸酶（BALP）与骨总碱性磷酸酶（TALP）的比值，尤其是细小颗粒的当归，能更好地促进骨形成。结果显示小颗粒的当归可逆转雌激素缺乏引起的低BMD以及骨小梁和皮质骨丢失，因此小颗粒的当归可减弱生物力学损伤。CHOI等人[6]认为细小颗粒的当归疗效更好可能与其自身一些活性物相关，如当归萃取物紫花前胡素与紫花前胡醇。

KIM等人[7]在体外研究中发现，紫花前胡素抑制了与RANKL信号通路直接正相关的转录因子NFATc1，从而减少破骨细胞的分化。此外，紫花前胡素可通过下调树突状细胞－特异性跨膜蛋白和β3整联蛋白的基因，导致破骨前体细胞的融合和迁移减少，而对破骨细胞表现出显著的抑制作用[8]。

另外，当归中的活性成分β－谷甾醇可能通过改变体外成骨活性而改善骨脆性和骨折形态。

2. 防治骨关节炎相关机制：

Caveolin－1/p38 MAPK信号通路的激活在软骨细胞损伤机制中发挥着重要作用。当软骨和滑膜损伤时，其分泌的炎症因子肿瘤坏死因子－α（TNF－α）、白细胞介素－1β（IL－1β）可以激活p38 MAPK信号通路，促进基质金属蛋白酶－13（MMP－13）的表达。而MMP－13是诱发或加重软骨破坏的关键酶[9-10]。有研究发现，当归可以明显降低OA大鼠滑膜Caveolin－1/p38 MAPK通路的信号因子 MMP－13 含量，且给药大鼠的膝关节病理改善显著，关节面光滑平整，软骨细胞形态得到好转[11]。Wnt/β－catenin 信号通路及其相关产物可以影响软骨细胞的分化、成熟与凋亡。临床试验观察表明，当归提取物及其复方可以抑制 Wnt/β－catenin 信号通路，改善关节功能，缓解关节疼痛[12－13]。

有实验通过体外模拟氧化环境，给予当归多糖干预大鼠关节软骨细胞，结果发现，当归多糖通过提高超氧化物歧化酶的活性，诱导超氧自由基发生歧化反应，清除 OA 引起的过量超氧自由基，对软骨细胞起到抗氧化、抗坏死作用，从而保护软骨细胞[14]。另外 TGF－β 信号通路可以调节软骨细胞的分化功能。多项实验研究发现，当归注射液及其提取物可以降低 TGF－β1 的表达水平[15－16]。

有研究证明当归多糖可以显著减少 IL－1β 和 TNF－α 的释放，从而减轻炎症反应。例如当归与其他药配伍都可以缓解炎症因子。比如当归与黄芩组合的药对通过影响 IL－1β 的表达来调节免疫功能[18]。当归贝母苦参煎剂、当归拈痛汤可以通过减少炎症细胞因子 IL－1β 的产生来治疗慢性炎症[19－20]。当归还可以通过抑制免疫细胞来缓解滑膜病变，多项实验发现，当归及其药对可以通过抑制 Th17 免疫应答，进而减少促炎因子 IL－17 等的产生[21－22]。

OA 的发生也跟肥胖有关系。国外研究发现，RBP4 是 OA 软骨细胞中最突出表达的脂肪因子，RBP4 浓度和 OA 经典生物标记呈正相关，并与 OA 患者的 MMPs 相关[23]。实验表明，使用当归复方对糖尿病患者进行治疗，结果 RBP4 含量明显改变，患者的糖脂代谢得到恢复[24]，证明当归可以通过调节脂肪因子功能改善肥胖。

（编写人员：李 艳 邹卓伶 钟文强）

参考文献

[1] 赵静，夏晓培．当归的化学成分及药理作用研究现状［J］．临床合理用药杂志，2020，13（6）：172－174.

[2] MAZ J，BAI LH. The anti－inflammatory effect of Z－ligustilide in experimental ovariectomized osteopenic rats［J1. Inflammation，2012. 35（6）：1793－1797.

[3] CHAUHAN SSHARMA A，UPADHYAY NK，et al. In－vitro osteoblast proliferation and in－vivo anti－osteoporotic activity of Bomba xceiba with quantification of Lupeol，gallic acid andB－sitosterol by HPTLC and HPLCJ［J］. BMC complement altern med，2018，18（1）：233.

[4] DONG LYUN K. Anti－osteoporotic effects of Angelica sinensis（oliv）Diels extract on ovariectomized rats and its oral toxicity in rats［J］. Nutrients，2014，6（10）：4362－437.

[5] 彭斯伟，宋敏，范凯，等．单味中药治疗肾虚型骨质疏松症机制研究状况

[J]. 中国临床药理学杂志，2022，38（1）：76－80.

[6] CHOI KO，LEE I，PAIK SYR，et al. Ultrafine Angelica gigas powder normalizes ovarian hormone levels anc has antiosteoporosis properties in ovariectomized rats：part icle size effect [J]. J med food，2012，15（10）：863－872.

[7] KIM KJY，EON JT，CHOI SW，et al. Decursin inhibits osteo－clastogenesis by downregulating NFATc1 and blocking fusion of pre－osteoclasts [J] Bone，2015，81（81）：208－216.

[8] KONG LB，ZHAO QP，WANG XD，et al. Angelica sinensis extract inhibits RANKL－mediated osteoclastoger hesis by down－regulated the expression of NFATc1 in mouse bone marrow cells [J]. BMC complement alternat med，2014，14（1）：1－7.

[9] 王象鹏，谢文鹏，毕亦飞，等. 基于 p38MAPK 信号通路分析皮素保护骨性关节炎关节软骨的机制 [J]. 中国实验方剂学杂志，2021，27（7）：169－177.

[10] 马崇文，张小辉，杨信信，等. MMP13 在骨关节炎发病机制中的研究进展 [J]. 中国矫形外科杂志，2019，27（19）：1773－1776.

[11] 陈蔚东，蒋青，陈东阳，等. p38 阻断剂对鼠关节炎软骨细胞金属蛋白酶表达的作用 [J]. 中国医学科学院学报，2007，29（6）：777－781，834.

[12] 孙亮亮，章煌杰，鲁琛，等补肾活血中药“杜仲－当归”治疗骨性关节炎的作用及机制研究 [J]. 中华中医药学刊，2019，37（11）：2639－2644，2826－2828.

[13] 齐嵘嘉. 人参皂苷 Rg1 通过 FOXO1 转录因子预防 D－半乳糖诱导的小鼠脂肪性肝病 [D]. 重庆：重庆医科大学，2020.

[14] 韦国雨，陈清雄，唐永亮，等. 基于 Wnt－β－catenin 信号调控 BMP－2 表达探讨当归四逆汤防治类风湿关节炎临床研究 [J]. 中华中医药学刊，2017，35（1）：243－246.

[15] 庄超. 当归多糖对大鼠软骨细胞氧化应激保护作用的实验研究 [D]. 南京：南京医科大学，2017.

[16] 骆亚莉，安方玉，李能莲，等. 当归多糖及小分子提取物对 TGF－betal 诱导的 HELF 表达 α－SMA、CTGF 的影响 [J]. 中药药理与临床，2017，33（3）：73－78.

[17] 杨晶，刘涛，颜红，等. 当归挥发油藁苯内酯对大鼠前列腺增生前列腺组织 TGF－31 表达的影响 [J]. 中国医药指南，2015，13（1）：52－53.

[18] 杨桢，任慧利，徐莉莉，等. 当归散对低容受性小鼠子宫内膜 IL－1 β 表达的影响及相关模型中医内涵探讨 [J]. 辽宁中医药大学学报，2011，13（8）：92－94.

[19] 何丽清. 当归贝母苦参煎剂对实验性慢性细菌性前列腺炎大鼠前列腺中 IL－

1β 的影响［J］. 中华中医药学刊，2010，28（7）：1524－1526.
［20］沈维增，吕红梅，陈晓峰，等．当归拈痛汤对急性痛风性关节炎大鼠血清白细胞介素 1β 和肿瘤坏死因子 α 的影响［J］. 中华中医药学刊，2012，30（2）：398－399.
［21］裴现伟，张国秋．OA 滑膜炎的认知和治疗［J］. 临床医药文献电子杂志，2020，7（16）：194.
［22］马婷婷，冯兴中，王学艳．当归对阴虚哮喘 Balb/c 小鼠 Th1/Th2 及 Th17/Treg 的影响及机制研究［J］. 中国中药杂志，2017，42（4）：758－762.
［23］SCOTECE M，KOSKINEN－KOLASA A，PEMMARI A，et al. Novel adipokine associated with OA：retinol bindin q protein 4（RBP4）is produced by cartilage and is correlated with MMPs in osteoarthritis patients［J］. Inflamm res，2020，69（4）：415－421.
［24］尚源融，徐家云，尚向娜．当归补血汤联合贝那普利对糖尿病肾病患者肾功能及 RBP4、HbA1C 含量变化的影响［J］. 中医药信息，2020，37（3）：88－91.
［25］徐晓，李兴福，欧阳侃，等．雌激素与雷洛昔芬治疗骨关节炎的实验研究［J］. 中华骨与关节外科杂志，2019，12（4）：290－293，303.
［26］尚修帅，金文杰，陶海荣．雌激素与神经生长因子在骨关节炎疼痛中的作用机制［J］. 国际骨科学杂志，2017，38（1）：38－41.
［27］李明曦．从炎性细胞因子与 Dickkopf－1 变化研究补肾活血方对绝经后膝骨关节炎的干预作用［D］. 北京：北京中医药大学，2015.
［28］陶仕英．二仙汤及活性成分植物雌激素样作用机制研究［D］. 北京：北京中医药大学，2011.
［29］陈志维．加味当归补血片防治绝经后骨质疏松症的网络药理学及实验研究［D］. 广州：广州中医药大学，2019.
［30］王凯．固本增骨方治疗骨质疏松症的网络药理学研究［D］. 兰州：甘肃中医药大学，2020.
［31］杨菲．基于雌激素受体探讨藁本内酯对骨形成的影响及其相关机制［D］. 南京：南京中医药大学，2019.
［32］张威，郑洪新．补肾健骨中药防治骨质疏松机制研究概况［J］. 实用中医内科杂志，2018，32（11）：74－77.

2 补肾祛风湿药

凡以祛除风湿、解除痹痛为主要作用，临床用于治疗痹症的药物均被称为祛风湿方药。本类药物大多味苦、辛，性温或平，入肝、脾、肾经，辛能祛风，苦能燥湿，温以散寒。

故此，本章节中所提及的药物，以祛风散寒除湿为主要功效，部分方药还能舒筋活络、止痛以及强筋骨。根据现代药理学研究，祛风湿方药一般都具有抗炎镇痛、免疫调节、免疫抑制等药理作用，研究表明上述药理作用是祛风湿方药祛除风湿、解除痹痛的药理学基础。因此，在临床上主要用于风湿痹证引起的肢体疼痛，关节不利，肿大，筋脉拘挛，腰膝酸软等。

昆明山海棠 Kunmingshanhaitang （《滇南本草》）

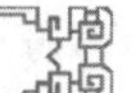

本品为卫矛科植物昆明山海棠 *Tripterygium hypoglaucum*（Levl.）Huch. 的干燥根。主产于四川、云南、贵州等地。秋季采挖，切片，晒干。生用。

【性味归经】 苦、辛，微温。有大毒。归肝、脾、肾经。

【功效】 祛风除湿，活血止痛，续筋接骨。

【应用】

1. 风湿痹痛

本品辛散苦燥温通，可祛风湿，通经络而止痛。治风寒湿痹日久，关节肿痛麻木，单用酒浸、煎服，或与鸡血藤等配伍。

2. 跌打损伤，骨折

本品辛散苦泄，能活血通络，消肿止痛，续筋接骨。治跌打损伤，骨折肿痛，可单用外敷，或与天南星、半夏、川芎等同用。

【用法用量】 煎服，6～15 克，宜先煎。或酒浸服。外用适量。

【使用注意】 孕妇及体弱者忌服。

【文献摘录】

《滇南本草》："治筋骨疼痛，风湿寒痹，麻木不仁，瘫痪痿软，湿气流痰。"

【化学成分】

本品主要含 3－O－乙酰基齐墩果酸、雷酚萜（Triptonoterpene，2）、3－氧代齐墩果酸、β－谷甾醇、木栓酮、β－谷甾醇棕榈酸酯、雷公藤红素、大黄素、雷公藤内酯甲、雷藤二萜醌 B、Ent－kauran－16β，19－diol、Quinone21、β－香树精、β－香树精乙酸酯、雷公藤甲素、雷酚内酯、齐墩果酸、β－胡萝卜苷等。

【现代药理机制】

本品有抗炎、解热、镇痛、抗癌、抗菌杀虫、抗生育作用。

【骨代谢相关药理机制】

1. 防治骨质疏松症相关机制：

骨是一个处于动态变化的多功能器官，骨的重塑主要分为骨形成与骨吸收两部分，骨吸收的过度强化会导致人体骨质流失以及骨质疏松症的发生。骨质吸收与 NF－κB 和 CD4＋T 细胞的功能相关。雷公藤甲素能够通过抑制 RANKL/RANK

信号通路来抑制风湿性关节炎引起的骨质吸收[1]。2014 年研究报道，雷公藤甲素能够抑制 RANKL 诱导的破骨细胞生成[2]，2015 年有研究进一步说明雷公藤甲素能够抑制 RANKL 引起的 NF－κB 表达，进而抑制破骨细胞形成[3]。另外，研究证明雷公藤甲素能够抑制 Th17 细胞分化，从而抑制胶原诱导的关节炎相关的骨质吸收。最近研究报道体外 TP 能够增强调节性 T 细胞功能而抑制破骨分化[4]。

2. 防治骨关节炎相关机制：

卢珑等人[5]采用醋酸扭体法、热板法和热辐射法比较紫荆皮、紫金皮、昆明山海棠 3 种中药的镇痛效果，结果显示，昆明山海棠镇痛效果最佳[5]。母传贤等人研究发现，昆明山海棠可能通过降低促炎因子白细胞介素 IL－12 和 IL－23，升高抑制炎因子 IL－37，抑制炎性细胞浸润及血管增生，下调基质金属蛋白酶－13 表达而对胶原诱导性关节炎（CIA）大鼠炎症表现出抑制作用[6]。昆明山海棠有效成分雷藤甲素能有效抑制巨噬细胞炎症蛋白、嗜酸粒细胞趋化因子和单核细胞趋化蛋白的表达，发挥抗炎作用[7]。胡伟锋等人通过实验研究发现，雷公藤内酯醇可降低 RA 大鼠模型血清中的炎症因子；并通过网络药理学方法阐明雷公藤内酯醇的抗炎机制有二：其一是通过调节丝裂原活化蛋白激酶信号传导通路抑制炎症细胞因子的产生，其二是调节血管内皮生长因子信号传导通路在病变关节中抑制细胞因子的表达[8]。另外，雷公藤内酯醇可能通过下调 p38 MAPK 信号通路中脊髓背角的磷酸化水平，使星形胶质细胞和小胶质细胞的活性减弱，发挥镇痛作用[9]。雷公藤内酯醇还可能通过抑制佐剂性关节炎（AA）大鼠脊髓背根神经节中单核细胞趋化蛋白－1 及趋化因子受体－2 的表达，发挥镇痛作用[10]。TANG 等人研究发现，雷公藤内酯醇可能通过抑制 JAK－STAT3 信号通路的传导，阻止星形胶质细胞的激活而起到镇痛作用，并呈现出剂量依赖性[11]。刘彤云等人研究发现，复方昆明山海棠可能是通过抑制细胞间黏附分子－1 的表达减少白细胞和血管内皮的黏附，从而发挥抗炎镇痛作用[12]。另有研究表明，复方昆明山海棠还可通过抑制环加氧酶和脂加氧酶活性，抑制花生四烯酸诱导的局部炎症反应[13]。

3. 改善椎体退行性病变相关机制：

昆明山海棠中主要活性成分雷公藤甲素通过调节骨代谢来改善椎体退行性病变。莫淡雅等通过观察实验小鼠关节的 X 线片发现，雷公藤甲素可抑制滑膜增生，拮抗软骨破坏，并能提高骨密度，预防骨质疏松[14]。昆明山海棠可通过降低 HF－1 的表达，抑制血管翳的生成，从而起到保护关节的作用。另外，雷公藤甲素可明显降低滑膜组织中血管内皮生长因子（VEGF）及关节滑液中 IL－6 水平，以及大鼠滑膜中新生血管的生成，抑制滑膜细胞的增殖，表现了对滑膜和软骨组织的保护作用[15－16]。

4. 防治骨质增生相关机制：

昆明山海棠中主要活性成分雷公藤甲素通过调节骨代谢来改善骨质增生。

LIU 等人研究发现，雷公藤甲素能够通过在 mRNA 和蛋白水平上减少关节腔中破骨细胞、降低核转录因子 - κB 受体活化因子配体（RANKL）和核转录因子 - κB 受体激活剂（RANK）及上调护骨素（OPG）的表达，并且在人成纤维滑膜细胞和外周血单核细胞共培养中得到证实，说明雷公藤甲素能够通过阻止骨组织破坏、缓解关节炎、抑制破骨细胞的形成达到保护关节的目的[18]。冯小可等人亦通过实验研究证实，雷公藤红素在抑制 RANKL 表达的同时升高 OPG 表达，抑制下游破骨细胞的分化激活，从而起到保护关节的作用[19]。

参考文献

[1] LIU C, ZHANG Y, KONG X, et al. Triptolide prevents bone destruction in the collagen - induced arthritis model of rheumatoid arthritis by targeting RANKL/RANK/OPG signal pathway [J]. Evid based complement alternat med, 2013 (2013): 626038.

[2] PARK B. Triptolide, a diterpene, inhibits osteoclastogenesis, induced by RANKL signaling and human cancer cells [J]. Biochimie, 2014 (105): 129.

[3] HUANG J, ZHOU L, WU H, et al. Triptolide inhibits osteoclast formation, bone resorption, Rankl - mediated NF - κB activation and titanium particle - induced osteolysis in a mouse model [J]. Mol cell endocrinol, 2015 (399): 346.

[4] XU H, ZHAO H, LU C. Triptolide inhibits osteoclast differentiation and bone resorption in vitro via enhancing the production of IL - 10and Tgf - beta1 by regulatory T cells [J]. Mediators inflammation, 2016 (2016): 8048170.

[5] 卢珑，沈丽，王雪妮，等．紫荆皮、紫金皮、昆明山海棠镇痛作用比较研究[J]．天津中医药大学学报，2012，31 (3): 163 - 165.

[6] 母传贤，刘国玲．昆明山海棠对 CIA 大鼠足爪组织 MMP - 13 蛋白表达及血清和足爪组织中 IL - 12、IL - 23 和 IL - 37 水平的影响 [J]．中国病理生理杂志，2015，31 (11): 2090 - 2095.

[7] 樊丹平，郭晴晴，郑康，等．雷公藤甲素对胶原诱导关节炎大鼠 MIP - 1α、Eotaxin 和 MCP - 1 表达的影响 [J]．世界科学技术中医药现代化，2016，18 (6): 1027 - 1032.

[8] 胡伟锋，王昌兴．雷公藤内酯醇对类风湿关节炎大鼠的治疗作用及其网络药理学研究 [J]．中国全科医学，2016，19 (12): 1408 - 1413.

[9] 王健，张春奎，张青，等．雷公藤内酯醇（T10）通过抑制脊背角内 p38 - MAPK 的磷酸化发挥镇痛作用的机制研究 [J]．神经解剖学杂志，2016，32 (1): 18 - 24.

[10] 张旭东，杨若松，陈伟，等．雷公藤内酯醇对佐剂性关节炎大鼠脊髓背根

神经节中 MCP－1 及 CCR2 表达的影响［J］. 中成药，2016，38（6）：1390－1393.

［11］TANG J，LI ZH，GE SN，et al. The inhibition of spinal astrocytic jak2－stat3 pathway activation correlates with the analgesic effects of triptolide in the rat neuropathic pain model［J］. Evid based complement alternat med，2012，2012（1）：1－13.

［12］刘彤云，钱丽芬，万屏，等. 复方昆明山海棠对 TNF－α 诱导的人血管内皮细胞 ICAM－1 表达影响的试验研究［J］. 皮肤病与性病，2012，34（2）：63－65.

［13］马珊珊，何黎，赵远，等. 复方昆明山海棠颗粒对花生四烯酸致大鼠炎症模型的初步研究［J］. 云南中医中药杂志，2012，33（2）：57－58.

［14］莫淡雅，刘春芳，林娜. 雷公藤甲素对胶原诱导性关节炎小鼠关节破坏的影响［C］. 武汉：全国中药学术研讨会论文集，2009：403－409.

［15］袁桂峰，陈森洲，梁爽，等. 昆明山海棠对 CIA HIF－1α 的影响［J］. 华夏医学，2012，25（1）：6－11.

［16］骆耐香，陈森洲，李莎莎，等. 昆明山海棠对胶原诱导型关节炎大鼠的作用及可能机制［J］. 现代免疫学，2012，32（4）：287－292.

［17］王伟东，陈如平，肖鲁伟，等. 雷公藤甲素对类风湿关节炎滑膜新生血管中血管内皮生长因子、白细胞介素－6 抑制机理的探讨［J］. 中医正骨，2012，24（2）：3－5.

［18］LIU C，ZHANG Y，KONG X，et al. Triptolide prevents bone destruction in the collagen－induced arthritis model of rheumatoid arthritis by targeting rankl/rank/opg signal pathway［J］. J evid based complement alternat med，2013，2013（1）：626038.

［19］冯小可，谈文峰，王芳，等. 雷公藤红素对类风湿关节炎滑膜成纤维细胞中 RANKL、OPG 及炎性因子表达的影响［J］. 南京医科大学学报（自然科学版），2013，33（6）：759－765.

五加皮 Wujiapi（《神农本草经》）

本品为五加科植物细柱五加 *Acanthopanax gracilistylus* W. W. Smith 的干燥根皮。主产湖北、河南、安徽，陕西、四川、江苏、广西、浙江等地亦产。夏、秋二季采挖根部，洗净，剥取根皮，晒干。

【性味归经】辛、苦，温。归肝、肾经。

【功效】祛风湿，补肝肾，强筋骨。

【应用】

治下焦痹湿风寒，苦辛兼备，强腰膝虚羸痿，肝肾咸温，五加皮其树一枝五叶，有交加之象，故名。辛苦温无毒，入肝肾，祛散下焦风寒湿痹，腰膝疼痛，香港脚痿弱等证。邪去则肝肾强，筋骨利，故能益精补虚。此物虽无纯补之功，亦无损正之害，是以有久服轻身之说也。如肝肾虚，下部无风寒湿邪而有火者勿用。

【用法用量】内服：煎汤，1.5～3钱；浸酒或入丸、散。外用：捣敷。

【使用注意】阴虚火旺者慎服。

【文献摘录】

《本草纲目》："治风湿痿痹，壮筋骨。"

《本草再新》："化痰除湿，养肾益精，去风消水，理脚气腰痛，治疮疥诸毒。"

《陕西中草药》："活血消肿。治风湿关节痛，阴囊湿疹，跌打损伤，水肿，小便不利。"

《云南中草药》："治跌打损伤，骨折，疮毒，疟疾。"

《本草求真》："五加皮，脚气之病，因于风寒湿三气而成，风胜则筋骨为之拘挛。湿胜则筋脉为之缓纵，男子阳痿囊湿，女子阴痒虫生，小儿脚软。寒胜则血脉为之凝滞，筋骨为之疼痛，而脚因尔莫行。服此辛苦而温，辛则气顺而化痰，苦则坚骨而益精，温则祛风而胜湿，凡肌肤之瘀血，筋骨之风邪，靡不因此而治。盖湿去则骨壮，风去则筋强，而脚安有不理者乎。但此虽属理脚之剂，仍不免有疏泄之虞，须于此内参以滋补之药，则用之历久而不变矣。"

【化学成分】

细柱五加根皮含丁香甙（syringin），刺五加甙（eleutheroside）B1，即是异春皮定-α-D-葡萄糖甙（isofraxidin-α-D-glucoside），右旋芝麻素（sesamin），16α-羟基-（-）-贝壳松-19-酸［16α-hydroxy-（-）-kauran-19-oic acid），β-谷甾醇（β-sitosterol），β-谷甾醇葡萄糖甙（β-sitosterol glucoside），硬脂酸（stearc acid），棕榈酸（palmitic acid），亚麻酸（linolenic acid）及维生素A、B_1等。还包含挥发渍，内有4-甲基水杨醛（4-methyl salicylaldehyde）等成分。

无梗五加根及根皮含左旋芝麻素、左旋洒维宁（savinin），还含无梗五加甙（acanthoside）A、B、C、D、K_2、K_3，其中甙A和甙C的结构尚不清楚，甙B和甙D分别是丁香树脂酚（syrinaresinol）的单葡萄糖甙和双葡萄糖甙，它们都属于木脂体类，甙K_2和甙K_3则都属于三萜类。又含β-谷甾醇，胡萝卜甙（daucosterin）即β-谷甾醇葡萄糖苷，豆甾醇（stig-masterol），菜油甾醇（campesterol），水深性多糖和碱性多糖，强心苷及微量挥发油。

【现代药理机制】

五加皮水提取物有抑制肿瘤细胞增殖、抗衰老、减肥和保肝的作用；五加皮正丁醇提取物有抗炎镇痛的作用；五加皮乙醇提取物对环氧化酶有抑制作用。

【骨代谢相关药理机制】

1. 抗炎镇痛作用：

王家冲等人[1]对大鼠角叉菜胶性足肿胀进行试验以及对小鼠采用热板镇痛法，腹腔注射给予五加皮正丁醇提取物（相当于2 kg/L)，发现给药组的大鼠足肿胀程度明显低于对照组，而小鼠的痛阈值明显高于对照组，说明五加皮正丁醇提取物有抗炎镇痛的作用。

2. 祛风湿作用：

邱建波等人[2]测定新生小公牛主动脉内皮细胞6 - Keto - PGF1α，小鼠腹腔巨噬细胞3H - PGE2和大鼠胃壁组织6 - Keto - PGF1α的含量，表明五加皮乙醇提取物（相当于1 kg/L）对COX - 1和COX - 2都有抑制作用，并且剂量相同时，对COX - 2的抑制率大于COX - 1。五加皮乙醇提取物抑制环氧化酶作用可能是其祛风湿的机理之一。

参考文献

[1] 王家冲，水新薇，王冠福．南五加根皮正丁醇提取物的抗炎镇痛作用［J］．中国药理学通报，1986，2（2）：21 - 23.

[2] 邱建波，龙启才，姚美村．五加皮对环氧化酶的影响［J］．中国中药杂志，2006，31（4）：316 - 318.

桑寄生 Sangjisheng （《中华人民共和国药典》2020年版）

本品为桑寄生科植物桑寄生 *Taxillus chinensis*（DC.）Danser的干燥带叶茎枝。冬季至次春采割，除去粗茎，切段，干燥，或蒸后干燥。主要分布于我国台湾、福建、广东、广西等地。寄生于多种树上。

【性味归经】苦、甘，平。归肝、肾经。

【功效】

祛风湿，补肝肾，强筋骨，安胎元。用于风湿痹痛，腰膝酸软，筋骨无力，崩漏经多，妊娠漏血，胎动不安，头晕目眩。

【应用】

1. 风湿痹证

本品苦能燥，甘能补，祛风湿又长于补肝肾、强筋骨，对痹证日久，伤及肝肾，腰膝酸软，筋骨无力者尤宜，常与独活、杜仲、牛膝、桂心等同用，如独活寄生汤。

2. 崩漏经多，妊娠漏血，胎动不安

本品能补肝肾，养血而固冲任，安胎。治肝肾亏虚，月经过多，崩漏，妊娠下血，胎动不安者，每与阿胶、续断、当归、香附等配伍，如桑寄生散；或配阿胶、续断、菟丝子，如寿胎丸。

【用法用量】 用量9~15克，煎服。

【使用注意】

1. 本品味甘，性平，功效补益肝肾，故肝郁气滞，腹胀纳呆者不宜单味药服用。

2. 外感热病未解者、体内火热炽盛者不宜单味药服用。

3. 本品有降低血压的作用，故较严重的低血压患者不宜大量长期服用，以免加重症状。

4. 本品含有槲皮素，与含各种金属离子的西药，如氢氧化铝制剂、钙制剂、亚铁制剂等配伍应用可形成络合物而影响吸收。

【文献摘录】

《神农本草经》："主腰痛，小儿背强，痈肿，安胎，充肌肤，坚发、齿，长须眉。"

《名医别录》："主金疮，去痹，女子崩中，内伤不足，产后余疾，下乳汁。"

《药性论》："能令胎牢固，主怀妊漏血不止。"

《日华子诸家本草》："助筋骨，益血脉。"

《滇南本草》："生槐树者，主治大肠下血、肠风带血、痔漏。生桑树者，治筋骨疼痛，走筋络，风寒湿痹。生花椒树者，治脾胃寒冷，呕吐恶心翻胃；又用治梅疮毒，妇人下元虚寒或崩漏。"

《本草蒙筌》："散疮疡，追风湿，却背强腰痛。"

《生草药性备要》："消热，滋补，追风"，"养血散热，作茶饮，舒筋活络"。

《玉楸药解》："治痢疾。"

【化学成分】

本品含黄酮类化合物，主要为广寄生苷、槲皮素及槲皮苷；叶中含金丝桃苷。另含萹蓄苷、右旋儿茶酚、槲皮素、槲皮苷等成分。

【现代药理机制】

本品具有降压、增加冠脉血流量、改善心肌收缩力作用，还有利尿、抗病原微生物作用，尚能抑制乙型肝炎病毒。桑寄生水浸出液、乙醇-水浸出液和30%乙醇浸出液均对麻醉动物有降压作用；注射液对正常和颤动的豚鼠心脏冠状血管有舒张作用。此外，本品还具利尿和抗病毒作用。

【骨代谢相关药理机制】

目前，临床上多用以桑寄生为君药的独活寄生汤，治疗骨关节炎、腰椎间盘突出症和骨质疏松症等疾病。当中，对肝肾亏虚型的骨伤科顽固疾病的治疗效果更为明显[1]。独活寄生汤能影响骨代谢，抑制破坏骨细胞的生成及活性，有效提高活性多肽水平，调节钙磷代谢，减少钙、离子的流失，从而促进骨形成与骨愈合。

1. 防治骨质疏松症相关机制：

早期研究[2]发现，桑寄生水煎液可抑制骨吸收，提高骨质量，改善骨代谢的负平衡状态，从而达到治疗骨质疏松的作用。李小芬等人[3]运用网络药理学的方法预测桑寄生“补肝肾，强筋骨”的作用靶点及相关信号通路，为桑寄生传统功效的阐释提供参考。其结果显示，经条件筛选后最终得到8个活性化合物，358个靶点蛋白，其中RAC－α丝氨酸/苏氨酸蛋白激酶、表皮生长因子受体、转录因子AP－1和雌激素受体等靶点可能是桑寄生“补肝肾，强筋骨”的关键靶点。通过网络药理学分析结果表明，Akt1、SRC、EGFR、TNF、JUN、PTGS2、ESR1可能为桑寄生“补肝肾，强筋骨”的潜在靶点。其中，雌激素受体（Estrogen receptor，ESR）可延长破骨细胞的存活时间、减少其凋亡，抑制破骨细胞的活性和分化，最终实现抑制破骨细胞的骨吸收，发挥防治骨质疏松症的作用。

杨帆等人[4]用独活寄生汤联合西药阿仑膦酸钠来治疗骨质疏松症患者，治疗1个月后，患者的骨密度、体内的ALP水平均较治疗前有所升高，全血黏度高切、全血黏度低切及血清TNF－α、IL－6、IL－1水平均降低，而且其效果优于单纯使用阿仑膦酸钠，提示独活寄生汤联合西药阿仑膦酸钠可更有效地改善患者骨代谢、血液流变学和血清炎症因子水平，药物安全有效。

另外，萹蓄苷、槲皮苷被认为是桑寄生发挥祛风湿功效的代表性成分[5－6]。而在大鼠骨质疏松模型影响实验中，桑寄生水煎液对于大鼠骨质疏松模型具有很好的治疗以及减轻其骨质疏松发生的作用，能够增加大鼠的骨密度，提高大鼠体内血清中骨钙素、碱性磷酸酶的含量。

2. 防治骨关节炎相关机制：

临床研究[7]发现，独活寄生汤能够通过调节膝关节炎中IL－1的水平而修复关节软骨，同时通过抑制基质金属蛋白酶－1的激活和硫酸葡萄糖氨基聚糖的降解来保护关节，因此对于治疗髌骨软化灶具有很好的临床疗效。而在李光明等人[8]的研究中，主要探讨了独活寄生汤对髋骨关节炎患者的临床疗效及相关作用机制。其结果显示，独活寄生汤口服联合玻璃酸钠关节腔内注射治疗髋骨关节炎有较好的治疗作用，与玻璃酸钠联用，可有效缓解临床症状，减轻髋骨关节炎患者的炎症反应。其作用可能是抑制白细胞介素（Interleukin，IL）－6、基质金属蛋白酶3、肿瘤坏死因子（Tumor necrosis factor，TNF）－α的产生，从而减少炎性因子对软骨细胞的破坏。独活寄生汤可通过抑制IL－6、MMP－3及TNF－α产生等，减少炎性因子对软骨细胞等的破坏，促进软骨细胞增殖、抑制软骨细胞凋亡、减轻病变周围组织炎性细胞的浸润、镇痛，从而发挥防治骨关节炎的作用。

3. 改善椎体退行性病变相关机制：

通过降低炎性因子IL－1、IL－6的水平，减少炎症反应，从而改善患者椎体退行性病变[9]。

4. 防治骨质增生相关机制：

通过促进患者体内 OPG 蛋白的表达水平，降低炎性因子水平，从而防治骨质增生[7]。

参考文献

[1] 李立章，夏玉苹，巫文鑫，等．中药桑寄生的应用特点与临床研究概况［J］．广西医学，2021，43（22）：2733－2737.

[2] 李永华，阮金兰，陈士林，等．中国桑寄生科 Loranthaceae 药用植物资源学研究进展［J］．世界科学技术（中医药现代化），2009，11（5）：665－669.

[3] 李小芬，方镕泽，冯华，等．基于网络药理学探讨桑寄生“补肝肾、强筋骨”的作用机制［J］．中国民族民间医药，2021，30（6）：16－26.

[4] 杨帆，张静，俞烨晨，等．独活寄生汤联合阿仑膦酸钠对骨质疏松症患者骨代谢指标、血液流变学以及血清炎症因子的影响［J］．现代生物医学进展，2020，20（23）：4501－4504，4509.

[5] 周帅琪，梁龙，于杰，等．基于网络药理学探讨独活－桑寄生治疗骨质疏松症的活性成分及生物学基础［J］．中国骨质疏松杂志，2020，26（11）：1584－1591.

[6] 汪晶．桑寄生研究概况［J］．实用中医内科杂志，2018，32（1）：74－77.

[7] 朱开昕，苏本伟，赵明惠，等．中药桑寄生强筋骨的研究进展［J］．中国处方药，2018，16（7）：25－26.

[8] 李光明，张春建，阮成群，等．独活寄生汤治疗髋关节炎的临床疗效分析及机制探讨［J］．中华中医药学刊，2021，39（3）：229－232.

[9] 王红丽．桑寄生总黄酮补肝肾、强筋骨作用及药性研究［D］．郑州：河南中医药大学，2018.

千年健 Qiannianjian （《柑园小识》）

本品为天南星科平丝芋属植物千年健 *Homalomena occulta*（Lour.）Schott 的干燥根茎。分布于广东、海南、广西、云南等地。春、秋二季采挖，洗净，除去外皮，晒干。

【性味归经】苦，辛，温。归肝、肾经。

【功效】祛风湿；舒筋活络；止痛；消肿。

【应用】

1. 祛风湿，强筋骨

用于风湿痹痛、腰酸脚软、手足拘挛麻痹等症。常与桑寄生、虎骨、牛膝等配合应用，如疏风定痛丸。治疗由于风寒湿邪引起的痹症，腰腿酸痛，四肢麻木。方中千年健祛风湿，强筋骨，止痹痛，为君药。配桂枝，桂枝辛温，辛去风寒，温通经脉，千年健亦辛温，补肝肾、强筋骨，性善下行。二药合用，温寒燥湿，活血止痛。配杜仲，杜仲甘温，补肝益肾，养筋壮骨，二药相合，肝充筋健，肾充骨强。

2. 止痛，散结消肿

配干姜：治脾胃虚寒、脘腹冷痛、食少不运、呕吐泄泻。二药相须为用，温中逐寒，和胃止痛，虚寒去、脾胃健、脘痛消、吐泻止。治风火毒盛，稽留肌表，血郁热聚，症见焮红肿痛，腐肉溃破。

【用法用量】内服：煎汤，1.5~3钱；或浸酒。外用：研末调敷。

【使用注意】阴虚内热者忌用。

【文献摘录】

《本草正义》："千年健，今恒用之于宣通经络，祛风逐痹，颇有应验。盖气味皆厚，亦辛温走窜之作用也。"

《柑园小识》："可入药酒，风气痛老人最宜。"

《本草纲目拾遗》："壮筋骨，浸酒；止胃痛，酒磨服。"

《本草再新》："治痈痿疮疽，杀虫败毒，消肿排脓。"

《饮片新参》："入血分，祛风湿痹痛，强筋骨，治肢节酸疼。"

《中药材手册》："治风气痛，筋骨痿软，半身不遂。"

【化学成分】千年健含约0.69%的挥发油，被鉴定的成分有α-蒎烯，β-蒎烯柠檬烯，芳樟醇，α-松油醇，橙花醇，香叶醇，丁香油酚，香叶醛，β-松油醇，异龙脑，松油烯-4-醇，文藿香醇。

【现代药理机制】

我国千年健的植物资源丰富，药用历史悠久，临床应用广泛。从传统用于风寒湿痹、腰膝冷痛、拘挛麻木、筋骨痿软，到现代用于风湿及类风湿性关节炎、骨折、跌打损伤、骨质疏松等，千年健具有较大的开发、利用前景。前人研究表明，千年健的主要化学成分为挥发油和倍半萜类化合物，此外还有酚酸类、生物碱、脂肪酸等，具有抗炎镇痛、抗阿尔兹海默症、抗骨质疏松、抗病原微生物、抗氧化、抗肿瘤等药理活性。

【骨代谢相关药理机制】

1. 防治骨质疏松症相关机制：

胡永美等人[1]从千年健中分离得到7种倍半萜类和1种酯类化学成分，并进行体外实验，研究氯仿萃取部位和倍半萜类化学成分对成骨细胞增殖、分化和矿化的影响，实验结果证明，千年健中倍半萜化合物日本刺参二醇、日本刺参萜酮、千年健醇C、Bullatantriol对成骨细胞增殖、分化具有明显的促进作用。而日本刺参二醇和氯仿提取物则表现出对成骨细胞矿化有明显活性。张颖等人[1]建立骨吸收大于骨形成的高转换型骨质疏松症模型，研究千年健对去卵巢大鼠骨质疏松症的治疗作用。实验表明，千年健既能抑制骨吸收，又能抑制骨形成，千年健水煎剂可升高 Wistar 大鼠胫骨骨小梁体积百分比、成骨细胞、骨髓基质细胞、大鼠护骨素及其 mRNA 的表达，降低胫骨骨小梁吸收表面百分比、胫骨骨小梁形成表面百分比、骨小梁矿化率、骨皮质类骨质平均宽度、细胞核因子－κB 受体活化因子配基及其 mRNA 表达。

2. 防治类风湿性关节炎相关机制：

千年健中的挥发油和芳樟醇对佐剂性关节炎（Adjuvant arthritis，AA）模型大鼠的胸腺脾脏、踝关节的病理改变有缓解作用，且可调整 AA 大鼠血清中白细胞介素－1β（Interleukin－1β，IL－1β）、IL－2、IL－6、IL－10 等细胞因子水平，调控踝关节中 NF－κB /p65 蛋白的表达，从而减轻 AA 大鼠的体重下降、足肿胀和痛阈值降低[10]。胡远等人[11]的实验证明，各剂量千年健挥发油可降低 AA 大鼠原发性和继发性关节肿胀度、降低血清中 IL－1β 和肿瘤坏死因子－α 水平、升高大鼠胸腺指数，使大鼠关节周围组织炎性细胞浸润减轻，形态得到改善。

参考文献

[1] HU YM, LIU C, CHENG KW, et al. Sesquiterpenoids from Homalomena occulta affect osteoblast proliferation, differentiation and mineralization in vitro [J]. Phytochemistry, 2008, 69 (12): 2367－2373.

[2] HU YM, LIU C, CHENG KW, et al. Sesquiterpenoids from Homalomenocculta affect osteoblast proliferation, differentiation and mineralization in vitro [J]. Phytochemistry, 2008, 69 (12): 2367－2673.

[3] AREND WP, DAYER JM. Cytokines and cytokine inhibitors or antagonists in rheumatoid arthritis [J]. Arthritis rheum, 1990, 33 (3): 305.

[4] TYLER JA. Chondrocyte－mediated depletion of articular cartilage proteoglycans in vitro [J]. Biochem J, 1985, 225 (2): 493.

[5] TYLER JA. Articular cartilage cultured with catabolin (pig interleukin 1synthesizes a decreased number of nomal proteoglycan mo lecules [J] Biochem J, 1985, 227 (3): 869.

[6] 张静，孟楣，王晓玉，等．新风胶囊对佐剂性关节炎模型大鼠的抗炎作用 [J] 中国药房，2015，26（22）：3083.

[7] 罗伦才，童妍，季小平，等．刺三甲醇提物对 AA 大鼠血清中炎性因子含量的影响 [J]．中国药房，2015，26（34）：4779.

[8] 李霞，孙健，范成明．细胞因子与类风湿关节炎 [J] 大连大学学报，2000，21（4）：102.

[9] PEACOCK DJ, BANQUERIGO ML, BRAHN E. Angiogenesis inhibition suppresses collagen arthritis [J]. J exp med, 1992, 175 (4): 1135.
[10] 何丹. 千年健质量标准、药效物质及作用机理研究 [D] 成都：电子科技大学, 2018.
[11] 胡远，李晋奇，张舒涵，等. 千年健挥发油对佐剂性关节炎模型大鼠的药效作用及其机制研究 [J]. 中国药房, 2016, 27 (10): 1353.

雪莲花 Xuelianhua （《本草纲目拾遗》）

本品首载于《本草纲目拾遗》，为菊科多年生草本植物绵头雪莲花 *Saussurea laniceps* Hand. -Mazz. 、鼠曲雪莲花 *Saussurea gnaphaloides* (Royle) Sch. -Bip、水母雪莲花 *Saussurea medusa* Maxim. 等的带花全株。主产于四川、西藏、新疆等地。6—7 月间，待花开时拔取全株，除去泥土，晾干。切段，生用。本品气清香，味微苦。主要含生物碱、黄酮类、酚类、挥发油、内酯、甾体类、多糖及还原性物质。

【性味归经】 辛、甘、微苦，温。归肝、肾经。

【功效】 祛风湿，强筋骨，补肾阳，调经止血。

【应用】

1. 风湿痹证

本品辛散苦燥，温通甘补，既能祛风湿，又能补肝肾、强筋骨。尤宜于治寒湿痹证及风湿日久，肝肾亏损，腰膝软弱者，可单用泡酒服，或与其他祛风湿、补肝肾、强筋骨药同用以增强疗效，如五加皮、桑寄生、狗脊等。现代研究报道，本品具有抗炎、镇痛、抑制免疫功能的作用，临床以本品制成雪莲注射液，或配川乌、羌活等制成复方雪莲胶囊，治疗风湿性、类风湿性关节炎、强直性脊柱炎、创伤性关节炎中属寒湿痹证者。

2. 阳痿

本品能补肾壮阳。治肾虚阳痿，腰膝酸软，筋骨无力，可单用或与冬虫夏草酒浸饮。

3. 月经不调，经闭痛经，崩漏带下

本品能补肾阳、调冲任、止血。治疗下元虚冷、寒凝血脉之月经不调、经闭痛经、崩漏带下，可单用蒸服或与党参等炖鸡食。现代研究报道，本品具有兴奋子宫平滑肌的作用，临床单取本品用白酒或黄酒泡服，治疗妇女月经失调、闭经、胎衣不下等证中属寒凝血瘀者。

【用法用量】 煎服，6～12 克。外用适量。

【使用注意】 孕妇忌服。

【文献摘录】

《本草纲目拾遗》：“《柑园小识》：除冷疾，助阳道”，“能补阳益阴，治一切寒症”。

《修订增补天宝本草》：“治虚劳吐血，腰膝软，红崩白带，能调经种子。”

【化学成分】

1. 绵头雪莲花

全草含东莨菪素（scopoletin），伞形花内酯（umbelliferone），对－羟基苯乙酮（p－hy－droxyacetophenone），正三十一烷（n－hentriacontane），大黄素甲醚（physcion）和β－谷甾醇（β－istosterol）。2－D－葡萄糖甙（chrysoeriol－7－O－β－D－glucoside），芹菜素－7－O－β－D－葡萄糖甙（api－genin－7－O－glucoside），吡喃葡萄糖甙［luteolin－7－O－α－Drhamnopyra－nosyl（1→2）－β－D－glucopyranoside］，芹菜素－7－O－α－L－吡喃鼠李糖基（1→2）－β－D－吡喃葡萄糖甙［apigenin－7－O－α－L－rhamnopyranosyl（1→2）－β－D－glucopyranoside］，槲皮素－3－O－β－D－吡喃葡萄糖甙（quercetin－3－O－β－D－glucopyranoside），芹菜素（apigenin），木犀草素（luteolin），牛蒡甙（arctiin）。水母雪莲还含雪莲多糖（saus－surea polysaccharide）。从全草中分出结构尚未清楚的雪莲黄酮甙（saussurea flavone glucoside）A1、A2、A3、A4、A5。

2. 丛株雪莲花（Saussurea tridactyla Sch. －Bip. var. maid－ugonla S. W. Liou）

全植物含芹菜素，芹菜素－7－β－D－葡萄糖甙，伞形花内酯，伞形花内酯－7－β－D－葡萄糖甙（umbelliferone－7－β－D－ glucoside ），东莨菪素，对－羟基苯乙酮，3－吲哚乙酸（3－indolylacetic acid），秋水集郎册碱（colchicine）及β－谷甾醇。

【现代药理机制】

雪莲煎剂、乙醇提取物、总黄酮、总生物碱有显著的抗炎作用、降压作用；注射液、总黄酮有较强的镇痛作用；煎剂有免疫与抗氧化作用，对小鼠中枢神经系统有明显的抑制作用，对子宫有兴奋作用，且可终止妊娠；煎剂可增强心脏收缩力，增加心输出量，但对心率无明显影响，而总生物碱则对心脏有抑制作用，使心肌收缩力减弱，心率减慢；煎剂、总生物碱对肠有抑制作用，并能明显对抗肠肌强直性痉挛。

【骨代谢相关药理机制】

防治类风湿性关节炎相关机制：

类风湿性关节炎（Rheumatoid arthritis，RA）临床主要表现为慢性、对称性、多关节滑膜炎，属于自身免疫性炎症疾病[1]。魏荷琳等人[2]通过对大鼠足跖肿胀度及关节炎指数（AI）的观察研究得出，绵头雪莲花水提物对大鼠佐剂性关节炎具有改善作用，且疗效与剂量成正相关关系，其抗炎机制可能与其抑制IL－2、升高IL－10的分泌有关。

参考文献

[1] ZHANG Y, CHEN L , XU W, et al. Therapeutic effects of total alkaloids of Tripterygium wilfordii Hook f. on collagen - induced arthritis in rats [J]. Journal of ethnopharmacology, 2013, 145 (3).

[2] 魏荷琳，封家福，江滔．绵头雪莲花对佐剂性关节炎大鼠的抗炎作用研究 [J]. 产业与科技论坛，2020，19 (10)：48 -51.

鹿衔草 Luxiancao （《滇南本草》）

本品为鹿蹄草科植物鹿蹄草 *Pyrola calliantha* H. Andres 或普通鹿蹄草 *Pyrola decorata* 的干燥全草。鹿衔草主产于华东、西南及河北、山西、陕西、甘肃、青海、河南、湖北、湖南、西藏等地；本品为紫红色或紫褐色的短段，茎、叶、花的混合物。全年均可采挖，除去杂质，晒至叶片较软时，堆置至叶片变紫褐色，晒干。

【性味归经】 性温，味甘、苦。归肺、胃、肝、肾经。

【功效】 补虚益肾，祛风除湿，活血调经，止咳止血。

【应用】 肾虚腰痛，风湿痹痛，筋骨痿软，吐血，衄血，崩漏，外伤出血。

【用法用量】 内服：煎汤，15～30 克；研末，6～9 克。外用：适量，捣敷或研撒，或煎水洗。

【使用注意】 孕妇及内有湿热者慎服。

【文献摘录】

《滇南本草》："添精补髓，延年益寿。治筋骨疼痛、痰火之证，煎点水酒服。"

《植物名实图考》："治吐血、通经有效。《安徽志》：性益阳，强筋，健骨，补腰肾，生津液。"

《陕西中草药》："补肾壮阳，祛风除湿，调经活血，收敛止血。治虚劳咳嗽，肾虚盗汗，腰膝无力，风湿性及类风湿性关节炎，崩漏，白带，结膜炎。"

【化学成分】

含 N - 苯基 -2 - 泰胺（N - phenyl - 2 - maphthylamine）、伞形梅笠草素（chi-maphilin）、高熊果酚苷（homoarbutin）、没食子酸（gallic acid）、原儿茶酸（protocatechuicacid）、鹿蹄草素、槲皮素（quercetin）、没食子鞣质（gallotannin）、肾叶鹿蹄草苷（renifolin）、6 - O - 没食子酰高熊果酚苷（6 - O - galloylhomoarbutin）、金丝桃苷（hyperin）、没食子酰金丝桃苷（galloylhyperin）。

【现代药理机制】

鹿衔草水提液可明显增加血管灌注液流量，尤其对抗心脏血流量收缩，其血管扩张作用和毛冬青呈协同作用。鹿衔草中的 2" - O - 没食子酰基金丝桃苷对心肌缺d再灌注损伤具有保护作用。鹿衔草还有降压作用。鹿衔草素抑菌谱广，对革兰阳性菌和革兰阴性菌的体外抑菌效果均超过青霉素。鹿衔草水煎剂对二甲苯致小鼠耳郭肿胀及醋酸致腹腔毛细血管通透性提高有明显抑制作用，说明鹿衔草对炎症早期渗出有对抗作用。2" -O-没食子酰基金丝桃苷可抗氧化、清除脂质过氧自由基和抑制脂质过氧化活性。鹿衔草提取液经过LSA-5B大孔树脂用体积分数20%乙醇洗脱的水溶性部分对高脂血症小鼠三酰甘油有显著的降低作用。鹿衔草醇提物对Hela肿瘤细胞生长增殖具有非常显著的抑制作用，IG_{50}为95.40mg/mL，且具有明显的剂量依赖性。鹿衔草氧仿部位和正T醇部位能推进体外培养成骨细胞，从而促进成骨细胞增殖。雌性小鼠每日服鹿衔草（品种未鉴定）煎剂，共10日，第5日与雄鼠合笼共1月，抑制生育率达100%。服药10~30日，可抑制发情，引起子宫与卵巢萎缩，对体重则无影响。鹿衔草对肾形蛋白尿有抑制作用。鹿衔草醇提物对辐射小鼠免疫系统有一定的防护作用。

【骨代谢相关药理机制】

1. 防治类风湿性关节炎相关机制：

相关研究表明[1]，鹿衔草水煎剂能明显对抗佐剂性关节肿胀，对棉球肉芽肿可明显抑制，说明有甾体类抗炎药的作用，能抑制组织增生和肉芽形成[2]。

2. 防治骨质疏松症相关机制：

补肾中药鹿衔草水提液的干预使去卵巢大鼠血清E2水平有所回升，且血清BGP、ALP、BALP及尿D-Pyr/Cr值均显著下降，鹿衔草水提液在一定程度上提高去卵巢大鼠雌激素水平，降低骨转换、骨形成，减弱骨吸收[3]。

有研究表明[4-5]，BALP在骨质疏松症发病活动期有显著增高，是成骨细胞活性增加的重要标志，其定量测定和动态观察可为骨质疏松症的早期诊断提供有效依据。有些学者通过动物实验[6]，研究表明鹿衔草是通过骨碱性磷酸酶的水平促进骨形成，改善骨代谢，进而治疗绝经后的骨质疏松症。

3. 防治膝关节炎相关机制：

鹿衔草含有多种成分，对于治疗膝关节炎等疾病有良好效果。通常与其他作用相似的中药组成方剂，加强疗效。如养血汤，具有祛风湿、止痹痛、补肝肾、活血补血的功效。其功效可以认为与IL-6，AktI，VEGFA，TNF，TP53，PTGS2，CASP3，EGFR，JUN，MMP9，MAPK1，ILIB12个靶点有关[7]。研究表明[8-9]，膝骨关节炎的发生与PI3K-Akt信号通路有关，动物实验中，发现抑制PI3K-Akt信号通路能减轻大鼠炎症反应，进一步研究发现PI3K-Akt信号通路的激活可以增加基质金属蛋白酶的产生，导致OA的进展，而抑制PI3K-Akt信号通路则减弱OA的发展[10-11]。

参考文献

[1] 国家药典委员会. 中华人民共和国药典 [M]. 一部. 北京：中国医药科技出版社，2015.

[2] 林家冉，王新茹，顾成娟. 露蜂房、鹿衔草、豨莶草治疗类风湿性关节炎——仝小林三味小方撷萃 [J]. 吉林中医药，2020，40 (12)：1547 - 1549.

[3] 李超雄，吴银生，林向全，等. 鹿衔草水提剂对去卵巢模鼠骨代谢的影响 [J]. 福建医药杂志，2016，38 (4)：49 - 51，182.

[4] 于学美，崔西泉，董军，等. 益气补肾活血方对失用性骨质疏松模型大鼠 BMD、BGP、BAP 的影响 [J]. 世界中西医结合杂志，2014，9 (5)：480 - 482.

[5] 李旭斌，王桂敏. 二仙汤对去势后大鼠骨质疏松的影响研究 [J]. 中国中药杂志，2014，39 (15)：2960 - 2963.

[6] 陈翔，段晓敏，林煜，等. 鹿衔草对去卵巢大鼠骨形成的促进作用 [J]. 福建中医药，2016，47 (3)：12 - 13，34.

[7] FU X, GONG LF, WU YF, et al. Urolithin A targets the PI3K/AKT/NF - kappaB pathways and prevents IL - Ibeta - induced inflammatory response in human osteoarthritis: in vitroand in vivo studies [J]. Food funct., 2019, 10 (9): 6135 - 6146.

[8] WU Z, LUAN Z, ZHANG X, et al. Chondro - protective effects of polydatin inosteoarthritis through its effect on restoring dysregulated autophagy via modulating MAPK and PI3K/AKT signaling pathways [J]. Sci rep., 2019, 9 (1): 13906.

[9] XUE J, SHI Z, ZOU J, et al. Inhibition of PI3K/AKT/mTOR signaling pathway promotes autophagy of articular chondrocytes and attenuates inflammatory response in rats with osteoarthritis [J]. Biomedicine & pharmacotherapy, 2017 (89): 1252 - 1261.

[10] XIE L, XIE H, CHEN C, et al. Inhibiting the PI3K/AKT/NF - kappaB signal pathway with nobiletin for attenuating the development of osteoarthritis: in vitro and in vivo studies [J]. Food funct., 2019, 10 (4): 2161 - 2175.

[11] 李玉鹏. 基于网络药理学的养血汤治疗膝骨关节炎的作用机制研究 [D]. 广州：广州中医药大学，2020.

香加皮 Xiangjiapi （《中药志》）

本品为萝藦科植物杠柳 *Periploca sepium* Bge. 的干燥根皮。主产于河北、河南、山西等地。春、秋二季采挖，剥取根皮，阴干或晒干。切厚片。生用。

【性味归经】 辛、苦，温。有毒。归肝、肾、心经。

【功效】利水消肿，祛风湿，强筋骨。

【应用】

1. 水肿，小便不利

本品有利水消肿作用。治水肿，小便不利，可单用、亦可与陈皮、大腹皮、茯苓皮等配用，如五皮饮。本品入心经，有强心利尿作用，故尤宜用于下肢浮肿，心悸气短者。

2. 风寒湿痹

本品辛散苦燥温通，有祛风湿而通痹止痛之功。用治风寒湿痹，关节拘挛疼痛，常与杜仲、羌活、穿山龙等配用。

3. 腰膝酸软

本品入肝、肾二经，能强筋壮骨。常与怀牛膝、杜仲、桑寄生等配用，治疗肝肾不足，筋骨不健，腰膝酸软，脚痿行迟。

【用法用量】煎服，3~6 克。浸酒或入丸、散，酌量。

【使用注意】本品有毒，不宜过量服用。

【文献摘录】

《四川中药志》：“镇痛，除风湿，治风寒湿痹，脚膝拘挛，筋骨疼痛。”

【化学成分】

本品主要含多种苷类化合物，其中最主要的是强心苷杠柳毒苷和皂杠杠柳苷。此外，还含有 4－甲氧基水杨醛、葡糖苷、香树脂醇、β－香树脂醇、α－香树脂醇、乙酸酯、β－香树醇乙酸酯、β－谷固醇等。

【现代药理机制】本品醇提取物有强心、升压作用。强心苷剂量过量中毒可引起心律失常，甚至死亡。此外，尚有抗炎、兴奋神经系统、抗肿瘤作用。

【骨代谢相关药理机制】

香加皮有祛风湿、强筋骨之功能，故对于关节拘挛疼痛，或筋骨痿软行迟，香加皮常与穿山龙、木瓜、怀牛膝等同用，共奏祛风湿，舒筋活络之效；香加皮配独活，祛风胜湿，效力增强，尤宜于肾阳不足，风寒湿痹，腰膝酸痛；香加皮有利水消肿作用，一般单用，或与陈皮、大腹皮、茯苓皮等配伍，加强利尿消肿作用；香加皮配杜仲，治疗肾阳不足，寒湿痹证；香加皮配桑螵蛸，用于肾虚阳痿，梦遗肾精，尿精遗溺；香加皮配淫羊藿，既可治疗肾阳不足之阳痿遗溺，又可用于风寒湿痹；香加皮配茯苓，温阳利水，治疗心阳不足，气喘水肿。

其现代药理研究机制表明香加皮杠柳苷元对体外培养的致敏大鼠肥大细胞的组胺释放有显著的抑制作用，口服给予杠柳苷元可使致敏小鼠显著减少肥大细胞的组胺释放[1]。鉴于肥大细胞脱颗粒及组胺释放在炎症反应中的作用，可认为杠柳苷元是香加皮具有抗炎作用的有效成分之一，可使组胺释放浓度降低（69.4 ± 8.6）%，且具有明显的剂量依赖性[1]。因此，杠柳苷元应该是香加皮产生抗炎作用的物质基础。同时研究还表明，α－香树脂醇（α－smyrin）、α－香树脂醇醋酸酯（α－smyrin acetate）、β－香树脂醇醋酸酯（β－smyrin acetate）对于实验性关节炎均有一定的抑制作用，并发现该抗炎作用与肾上腺皮质具有相关性[2]。

（编写人员：李　艳　杨玉梅　林映冰）

参考文献

[1] 顾卫，赵力建，赵爱国．杜柳苷元对肥大细胞脱颗粒及释放组胺影响的研究［J］．中国药房，2008，19（3）：166－168.

[2] 王本祥．现代中药药理学［M］．天津：天津科学技术出版社，1997.

3 补肾活血药

活血药是以通利血脉、促进血行、消散瘀血为主要作用的一类中药，又称活血祛瘀药、活血化瘀药。根据药物作用的强弱和主治病症的不同，活血药可分为活血化瘀药和破血消症药两类。

活血类药物多辛散温通、善走血分，有疏通血脉、促进血行、活血化瘀、破血消症、调经止痛、散瘀消肿及化瘀止血、祛瘀生新等作用。在中医学上“骨痹”发病原因多与肾亏劳损、外伤和感受寒湿有关。选择与众多祛风除湿、温经散寒、软坚消肿、活血镇痛的中药相配伍可以有效地补肾健骨、宣痹止痛。血瘀与微循环障碍之间有密切的联系，在骨骼系统中，血瘀造成骨小梁内微循环障碍，不利于细胞进行物质交换，而致骨骼失养，脆性增加。活血化瘀在防治骨质疏松中有重要作用。药理研究表明活血化瘀中药不仅可以改善微循环和血液流变学，而且具有类性激素作用，通过调节体内激素及其受体水平来防治骨代谢失衡疾病。

土鳖虫 Tubiechong （《神农本草经》）

本品为鳖蠊科昆虫地鳖 *Eupolyphaga sinensis* Walker 或冀地鳖 *Steleophaga plancyi*（Boleny）的雌虫干燥体。河南及湖北各地皆产。捕捉后，置沸水中烫死，晒干或烘干。

【性味归经】咸，寒；有小毒。归肝经。

【功效】破瘀血，续筋骨。

【应用】

土鳖专主血症，心主血，肝藏血，脾裹血，故三入之。今跌打损伤者，往往主此，或不效则加而用之。殊不知有瘀血作疼者，诚为要药；倘无瘀血，而其伤在筋骨脏腑之间，法当和补。愚者不察，久服弗已，其流祸可胜数耶。

【用法用量】1～3 钱。

【使用注意】 孕妇忌服。

【化学成分】

土鳖虫的主要化学成分为氨基酸，氨基酸的含量约占土鳖虫的40%。在其中含有的17种游离及水解氨基酸中，有7种氨基酸是人体所必需的。在挥发油中鉴定出了20个组分，占其挥发油总量的80%，其中含量最高的是萘，约占22.16%，另外各种脂肪醛和芳香醛约占24.95%。卢丹等人从土鳖虫的正己烷及正丁醇萃取物中分得5个化合物，分别为二十八烷醇、β-谷甾醇、十八烷基甘油醚（鲨肝醇）、尿嘧啶和尿囊素。

【现代药理机制】

土鳖虫是中国传统的中药材，具有多种活性成分和广泛的药理作用，临床上用于治疗软组织损伤、促进骨骼愈合及肺间质纤维化等疾病，具有溶解血栓、抗凝血、抗肿瘤、促进骨折愈合、调节血脂、耐缺氧等十分广泛的药理作用。

【骨代谢相关药理机制】

对骨髓间充质干细胞的影响：

仲卫红等人[1]通过土鳖虫含药血清对激素诱导骨髓间充质干细胞成脂和成骨分化影响的研究结果表明，土鳖虫含药血清在抑制成脂分化的同时也促进了成骨分化，这一研究结果为应用土鳖虫来治疗激素性股骨头坏死提供了理论依据。李树强等人[2]利用土鳖虫含药血清对激素诱导骨髓间充质干细胞成骨分化的影响进行了研究，结果表明，土鳖虫含药血清可逆转激素诱导下的骨髓间充质干细胞（BMSCs）内碱性磷酸酶含量、骨钙素及Ⅰ型胶原mRNA表达降低的现象，说明土鳖虫具有抑制激素诱导下的BMSCs成骨分化减少的作用。

参考文献

[1] 仲卫红. 土鳖虫含药血清对激素诱导骨髓间充质干细胞成脂和成骨分化差异蛋白组学的影响［D］. 福州：福建中医药大学，2011.

[2] 李树强，于涛，齐振熙. 土鳖虫对激素诱导骨髓间充质干细胞成骨分化的影响［J］. 中国骨伤，2010，23（12）：921-924.

水蛭 Shuizhi （《神农本草经》）

本品为水蛭科动物蚂蟥 *Whitmania pigra* Whitman、水蛭 *Hirudo nipponica* Whitman 或柳叶蚂蟥 *Whitmania acranulata* Whitman 的干燥全体。夏、秋二季捕捉，用沸水烫死，晒干或低温干燥。

【性味归经】 咸、苦，平；有小毒。归肝经。

【功效】 破血通经，逐瘀消症。

【应用】

用于血瘀经闭，症瘕痞块，中风偏瘫，跌扑损伤。

1. 血瘀经闭，症瘕积聚

本品咸苦入血，破血逐瘀力强，主要用于血滞经闭，症瘕积聚等证。常与虻虫相须为用，也常配三棱、莪术、桃仁、红花等药用，如抵当汤；若兼体虚者，可配人参、当归等补益气血药，如化症回生丹。

2. 跌打损伤，心腹疼痛

取本品的破血逐瘀之功，亦常用于跌打损伤，可配苏木、自然铜等药用，如接骨火龙丹。治瘀血内阻，心腹疼痛，大便不通，则配伍大黄、牵牛子，如夺命散。

【用法用量】

煎服，1.5~3克；研末服，0.3~0.5克。以入丸、散或研末服为宜。或以鲜活者放置于瘀肿局部吸血消瘀。

【使用注意】

体弱血虚、孕妇、妇女月经期及有出血倾向者禁用。

【文献摘录】

《神农本草经》："主逐恶血，瘀血，月闭，破血逐瘀，无子，利水道。"

《本草拾遗》："人患赤白游疹及痈肿毒肿，取十余枚令啖病处，取皮皱肉白，无不差也。"

《名医别录》："堕胎。"

《本草衍义》："治折伤。"

《汤液本草》："水蛭，苦走血，咸胜血，仲景抵当汤用虻虫、水蛭，咸苦以泄畜血，故《经》云有故无殒也。"

【化学成分】

本品主要含蛋白质。亦含铁、锰、锌等多种微量元素。新鲜水蛭唾液中含有一种抗凝血物质名水蛭素。

【现代药理机制】

本品水煎剂有强抗凝血作用，能显著延长纤维蛋白的凝聚时间，水蛭提取物、水蛭素对血小板聚集有明显的抑制作用，可以抑制大鼠体内血栓形成，对弥漫性血管内凝血有很好的治疗作用。水蛭煎剂能改善血液流变学，降血脂，消退动脉粥样硬化斑块，增加心肌营养性血流量，对抗垂体后叶素引起的心率失常或明显的T波、ST段的变化。水蛭能够促进脑血肿吸收，减轻周围脑组织炎症反应及水肿，缓解颅内压升高，改善局部血循环，保护脑组织免遭破坏。对皮下血肿也有明显抑制作用。水蛭水煎剂对肾缺血有明显的保护作用，能降低血清尿素氮、肌酐水平，对升高的血清肿瘤坏死因子有明显的降低作用。水蛭素对肿瘤细胞也有抑制作用。此外，水蛭水煎剂尚有终止妊娠的作用。

【骨代谢相关药理机制】

1. 防治骨关节炎相关机制：

在早前的研究中[1]，从瘀论治的思路探讨中认为骨关节炎是“痹多加瘀血”所致，骨关节炎的病因病机大致为风寒湿阻，肝肾亏虚，跌扑损伤，情志不畅，与“痹多加瘀血”有密切的关系。由于水蛭的唾液含有不同的止疼剂、麻醉剂和类似于组织胺的化合物，这些有效物质具有消炎散肿定痛、清除毒素的作用，且与经典的双氯芬酸止痛相比基本无副作用[2]。临床上，通常将2～3只医蛭置于关节炎患者的患处，持续治疗1周后，疼痛明显能够减轻[2,3]。但由于目前关于水蛭疗法对骨代谢方面效用的发现较少，因此对于骨关节炎的潜在作用及其药理学特性仍需进一步明确。

2. 防治骨折愈合相关机制：

在骨折早期使用中药水蛭，可减少TGF－β1 mRNA的表达，同时减少血小板的凝集，而体内的Ⅲ型前胶原mRNA表达水平也会相应减弱，由此说明炎症反应程度及血肿量的降低[4]。而在骨折中期或后期使用水蛭，会使体内的VEGF－mRNA表达水平增高，从而促进血管生成而加速骨愈合，通过两者的双向调节来促进骨折周围损伤组织的修复以及促进伤口的愈合[5]。

3. 防治股骨头坏死相关机制：

郭雪峰等人[6]通过网络药理学方法，探讨了水蛭防治股骨头坏死（ONFH）的潜在作用机制。结果显示，通过条件筛选共获得水蛭活性化合物13个，其后挖掘出342个可能的作用靶点。除此之外，该研究还筛选出与ONFH疾病发生或发展相关的靶点328个，并挖掘出水蛭与ONFH的交集核心靶点28个。结合GO及KEGG通路富集结果分析，水蛭治疗ONFH可能涉及PPAR信号通路、TNF信号通路、AMPK信号通路、TLR信号通路、NF－κB信号通路等。上述通路不仅直接参与骨细胞的增殖、凋亡及分化，调节成骨、破骨代谢平衡，还能通过调节免疫、炎症、自噬等干预和影响骨微环境。由此推测，水蛭主要可能通过影响骨髓间充质干细胞分化，调节成骨细胞与破骨细胞的生理活动，从而达到防治ONFH的目的。但由于网络药理学方法只是在分子机制上进行的预测分析，具体药物的作用机制仍需进一步验证。

参考文献

[1] 黄杨竣，周红海，李季霖，等．浅析水族医学治疗骨折疾病的临床特色［J］．中国民族医药杂志，2021，27（11）：68－71.

[2] 杨波，康武林，李珣，等．水蛭在骨伤科的应用进展［J］．西部中医药，2018，31（4）：124－127.

[3] 于秀丽．骨质疏松症与骨性关节炎中医治疗方剂用药规律比较分析［J］．临

床医药文献电子杂志，2018，5（62）：70，75.
[4] JUNREN C, XIAOFANG X, HUIQIONG Z, et al. Pharmacological activities and mechanisms of hirudin and its derivatives—a review [J]. Front pharmacol, 2021 (12): 660757.
[5] 刘璇，高美凤，孔毅. 水蛭化学成分及药理作用的研究进展 [J]. 药物生物技术，2017，24（1）：76－80.
[6] 郭雪峰，侯德才，柳椰. 基于网络药理学探讨水蛭防治股骨头坏死的作用机制 [J]. 中华中医药学刊，2021，39（1）：235－237，307－309.

牛膝 Niuxi （《神农本草经》）

牛膝为苋科牛膝属植物 *Achyranthes bidentata* Bl. 的干燥根，始载于《神农本草经》，列为上品。冬季茎叶枯萎时采挖，除去须根及泥沙，捆成小把，晒至干皱后，将顶端切齐，晒干。主产河南。

【性味归经】 苦、酸，平。归肝、肾经。

【功效】 强筋骨，补肝肾，活血通经，利尿通淋，引血（火）下行。

【应用】

牛膝疏利水道，治小便淋涩疼痛，疗膝胫痿痹拘挛，通女子经脉闭结，起男子宗筋软缩，破坚症老血，消毒肿恶疮、木器刺伤。捣敷金疮，溃痈排脓。坠胎下衣、喉痹舌疮、扑伤打损、瘾疹风癞皆效。

【用法用量】 内服：煎汤，3～5 钱；浸酒、熬膏或入丸、散。外用：捣敷。

【使用注意】 凡中气下陷，脾虚泄泻，下元不固，梦遗失精，月经过多，及孕妇均忌服。

【文献摘录】

《滇南本草》："止筋骨疼，强筋舒筋，止腰膝酸麻，破瘀坠胎，散结核，攻瘰疬，退痈疽、疥癞、血风、牛皮癣、脓窠。"

《本草备要》："酒蒸则益肝肾，强筋骨，治腰膝骨痛，足痿筋挛，阴痿失溺，久疟，下痢，伤中少气，生用则散恶血，破症结，治心腹诸痛，淋痛尿血，经闭难产，喉痹齿痛，痈疽恶疮。"

【化学成分】

根含三萜皂苷：齐墩果酸 α－L－吡喃鼠李糖基－β－D－吡喃半乳糖甙（oleanolic acid α－L－hamnopyranosyl－β－D－galac－topyranoside）。又含多种多糖：一种是从根的水浸液中用丙酮沉出的具有抗肿瘤活性的多糖；一种是由6个葡萄糖残基和3个甘露糖残基构成的水溶性寡糖 AbS，有显著的增强免疫功能的活性；另一种是具有免疫活性的肽多糖 ABAB，系由葡萄糖醛酸（glucuronic acid）、半乳精（galactose）、半乳糖醛酸（galacturonic acid）、阿拉伯糖（arabinose）和鼠李糖（rhamnose）按摩尔比 12∶2∶1∶1∶1所组成的，肽的含量为

24.7%，主要由甘氨酸（glycine）、谷氨酸（glutamic acid）、天冬氨酸（aspartic acid）和丝氨酸（serine）组成，相对分子质量为23000。还含蜕皮甾酮（ecdysterone），牛膝甾酮（inokosterone），红苋甾酮（rubro - sterone）以及精氨酸（arginine），甘氨酸，丝氨酸，天冬氨酸，谷氨酸，苏氨酸（threonine），脯氨酸（proline），酪氨酸（tyrosine），色氨酸（typtophan），缬氨酸（valine），苯丙氨酸（phenylalanine），亮氨酸（leucine）和生物碱类及香豆精类化合物。

【现代药理机制】

牛膝总皂苷是牛膝的主要活性成分，具有抗炎、抗氧化、抗凋亡等作用。

【骨代谢相关药理机制】

1. 抑制促炎因子：

高坤等人[1]对患KOA的新西兰兔灌胃给予牛膝总皂苷，结果其滑膜液中的促炎因子（IL - 1α、IL - 1β、IL - 10、TNF - α）和一系列趋化因子（CCL3、IL - 8、CXCL9）表达明显降低。孙雪莲等人[2]研究发现牛膝总皂苷灌胃给药能降低KOA兔膝关节液IL - 1β水平，在光镜和透射电镜下观察到牛膝总皂苷能够保护软骨细胞。余阖等人[3]发现牛膝总皂苷灌胃后，KOA兔的关节粘连度有所改善，关节液中TNF - α、IL - 1β水平降低。那莎等人[4]研究表明，牛膝总皂苷可以剂量依赖性降低痛风性关节炎大鼠关节渗出液中IL - 1β、IL - 18、IL - 6水平以及痛风炎性体NALP3、凋亡执行蛋白Caspase - 1的含量，IL - 6、IL - 8也是KOA病程发展中发挥重要作用的细胞因子，效应和TNF - α、IL - 1β类似。牛膝总皂苷治疗KOA的机制之一可能是通过抑制促炎因子表达，从而抑制软骨基质降解、软骨细胞凋亡、关节结构重构等KOA的病理生理过程。

2. 调控软骨细胞活性

软骨细胞是软骨中唯一的细胞，能产生大量的Ⅱ型胶原、蛋白聚糖等胞外基质，治疗KOA的关键是保护软骨细胞。谢获[5]发现牛膝总皂苷能降低KOA兔的膝关节液中一氧化氮（NO）水平，抑制磷脂酰肌醇 - 3激酶和蛋白激酶B（PI3K/Akt）信号通路中的Akt第308位的苏氨酸磷酸化，并抑制软骨细胞凋亡。同时该研究团队发现[6]含有牛膝总皂苷的当归注射液也可抑制软骨细胞凋亡，机制可能也与PI3K/Akt信号通路有关。马笃军等人[7]研究发现牛膝总皂苷灌胃能增强KOA兔软骨细胞活力和增殖水平，并降低缺氧诱导因子1α（HIF - 1α）、血管内皮因子（VEGF）的mRNA水平，上调Ⅱ型胶原mRNA水平，而HIF - 1α和VEGF对软骨发育、重建发挥重要的调控作用，HIF - 1α可能是KOA病程发展的启动因素之一，通过HIF - 1α，牛膝总皂苷可能增强软骨细胞对缺氧的耐受能力。根据软骨营养来自关节液的理论，研究者将KOA模型兔的软骨细胞进行原代培养，并在培养基中加入含牛膝总皂苷的关节液，可使细胞活力增加且早期和晚期细胞凋亡率下降，Ⅱ型胶原表达增加[8]。在含牛膝总皂苷血清的培养基中进行原代培养的兔膝软骨细胞活力增加而凋亡抑制，并且转化生长因子β1（TGF -

β1) mRNA 含量增加，凋亡执行蛋白 Caspase－3 表达降低[9]。张小鸿[10]发现牛膝总皂苷能减少 IL－1β 引起的软骨细胞凋亡，机制可能与 NF－κB 信号通路相关。

3. 抑制基质降解：

实验表明牛膝总皂苷能缓解软骨退变，提高软骨细胞Ⅱ型胶原蛋白 mRNA 及蛋白的表达[2,8]。KOA 实验兔经牛膝总皂苷灌胃后，其关节液中的炎性因子与 MMP－1、MMP－2、MMP－3 的表达明显降低[1,3]。孙雪莲等人[9]还发现牛膝总皂苷能提高 TGF－β1 的表达，而 TGF－β1 能促进Ⅱ型胶原合成并抑制 MMPs 表达，从而减少基质的降解，TGF－β1 还能促进软骨细胞增殖。还有研究[10]表明，牛膝总皂苷还能降低 KOA 大鼠血清 IL－1β 和 NO 水平，抑制软骨蛋白聚糖降解，并使经 IL－1β 处理的软骨细胞 MMP－3、MMP－9 和环氧化酶 2（COX－2）表达降低。NO 能使软骨细胞凋亡，并导致软骨下骨功能紊乱和软骨基质降解。

4. 减轻滑膜炎症：

对滑膜进行抗炎治疗，能抑制部分患者膝骨关节组织结构退变[11]。牛膝总皂苷能有效缓解膝关节滑膜炎症，降低滑膜组织和滑膜液的炎性因子，减轻滑膜炎性细胞浸润，抑制血管增生，缓解滑膜组织充血水肿[1,3,4]。肖伟等人[12]的一项随机临床试验表明，牛膝醇提物（主要含有皂苷与多糖类活性成分）可有效减轻 KOA 患者负重痛，降低滑膜炎评分及减少关节积液。骨关节炎患者的关节组织中 COX－2 含量较高，其合成的前列腺素 E2 能促进软骨基质降解、软骨细胞凋亡、炎性因子产生和血管增生，甚至激活破骨细胞，从而破坏软骨和骨质[13－14]。牛膝总皂苷可以抑制由 IL－1β 诱导的软骨细胞 COX－2 表达，从而保护关节组织。

5. 抗骨质疏松：

目前骨质疏松症的防治主要以抑制骨吸收为主，牛膝中的三萜皂苷类成分可以抑制破骨细胞形成从而发挥抗骨质疏松的作用。于大永[15]等以牛膝中三萜皂苷进行抑制破骨细胞形成的实验显示竹节参苷Ⅳα、竹节参苷Ⅳα 丁酯、竹节参苷Ⅳα 甲脂、竹节参苷Ⅴ、木鳖子皂苷Ⅰb 有较强的抑制活性，且抑制作用具有可逆性。李建新等人[11]发现牛膝醇提液的乙酸乙酯、正丁醇部位具有骨吸收亢进抑制作用，活性成分为三萜皂苷类，并以齐墩果酸的葡萄糖酸苷活性最强；其中正丁醇部位对大鼠双侧卵巢摘除模型的骨密度降低具有明显的防治作用，且未见雌激素样副作用。

参考文献

[1] 高坤，张勇，陈大宇，等. 牛膝总皂苷干预兔膝骨关节炎滑膜液来源细胞因子的表达［J］. 中国组织工程研究，2019，23（33）：5317－5321.

[2] 孙雪莲，刘渊，周红海，等. 牛膝总皂苷对兔膝骨关节炎软骨组织形态变化及关节液中 IL－1β、TGF－β1 含量的影响 [J]. 中药新药与临床药理，2016，27 (3)：321－326.

[3] 余阗，彭力平，马笃军，等. 牛膝总皂苷对实验兔膝骨关节炎滑膜组织的影响 [J]. 中国中医骨伤科杂志，2017，25 (6)：1－5.

[4] 邢莎，段陈方圆，王璐，等. 牛膝总皂苷对大鼠急性痛风性关节炎的防治作用及机制研究 [J]. 中国临床药理学与治疗学，2017，22 (9)：966－971.

[5] 谢获. 牛膝总皂甙对兔早期骨关节炎及 PI3K/AKT 通路的影响 [D]. 遵义：遵义医学院，2011.

[6] 杨安群，谢获. 当归－牛膝对兔骨关节炎 PI3K/AKT 通路的影响 [J]. 放射免疫学杂志，2012，25 (5)：526－529.

[7] 马笃军，彭力平，余阗，等. 牛膝总皂苷对骨关节炎模型兔软骨修复及低氧诱导因子 1 信号通路的影响 [J]. 中国组织工程研究，2019，23 (27)：4332－4337.

[8] 马笃军，彭力平，曹亚飞，等. 牛膝总皂苷含药关节液对骨关节炎体外软骨细胞增殖及凋亡的实验研究 [J]. 中国中医骨伤科杂志，2019，27 (3)：1－5.

[9] 刘渊，孙雪莲，周红海，等. 牛膝总皂苷含药血清对兔膝软骨细胞增殖与凋亡的实验研究 [J]. 时珍国医国药，2015，26 (10)：2382－2385.

[10] 张小鸿. 牛膝总皂苷保护软骨细胞作用及其机制研究 [D]. 厦门：华侨大学，2014.

[11] MATHIESSEN A，CONAGHAN PG. Synovitis in osteoarthritis：current understanding with therapeutic implications [J]. Arthritis res ther，2017，19 (1)：18.

[12] 肖伟，彭力平，林栋栋，等. 牛膝醇提物透入疗法对膝骨性关节炎的疗效观察 [J]. 中国中医骨伤科杂志，2015，23 (8)：37－40.

[13] 陈浩雄，徐宁达，彭力平，等. 中药治疗膝骨关节炎软骨修复实验研究进展 [J]. 现代中西医结合杂志，2014，23 (25)：2843－2845.

[14] MARTEL-PELLETIER J，PELLETIER JP，FAHMI H，et al. Cyclooxygenase－2 and prostaglandins in articular tissues [J]. Semin rthritis rheum，2003，33 (3)：155－167.

[15] ROEMER FW，GUERMAZI A，FELSON DT，et al. Presence of MRI－detected joint effusion and synovitis increases the risk of cartilage loss in knees without osteoarthritis at 30－month followup：the MOST study [J]. Ann rheum Dis，2011，70 (10)：1804－1809.

附子 Fuzi （《中华人民共和国药典》2020 年版）

本品为毛茛科植物乌头 *Aconitum carmichaelii* Debx. 子根的加工品。6 月下旬至 8 月上旬采挖，除去母根、须根及泥沙，习称“泥附子”，加工成下列品种。

1. 盐附子

选择个大、均匀的泥附子，洗净，浸入食用胆巴的水溶液中过夜，再加食盐，继续浸泡，每日取出晾晒，并逐渐延长晾晒时间，直至附子表面出现大量结晶盐粒（盐霜）、质地变硬为止，习称“盐附子”。

2. 黑顺片

取泥附子，按大小分别洗净，浸入食用胆巴的水溶液中数日，连同浸液煮至透心，捞出，水漂，纵切成厚约 0.5 厘米的片，再用水浸漂，用调色液使附片染成浓茶色，取出，蒸至出现油面、光泽后，烘至半干，再晒干或继续烘干，习称“黑顺片”。

3. 白附片

选择大小均匀的泥附子，洗净，浸入食用胆巴的水溶液中数日，连同浸液煮至透心，捞出，剥去外皮，纵切成厚约 0.3 厘米的片，用水浸漂，取出，蒸透，晒干，习称“白附片”。

以上均主产于四川、陕西等地。

4. 淡附片

取盐附子，用清水浸漂，每日换水 2～3 次，至盐分漂净，置锅内与甘草、黑豆加水同煮透，至切开后口尝稍有麻辣感为度，取出，去甘草、黑豆，刮去皮，切为两瓣，置锅内加水煮约 2 小时，取出，晾晒，反复闷润数次，润透后切片，晒干。（每盐附子 100 斤，用甘草 5 斤，黑豆 10 斤）

5. 炮附片

取盐附子洗净，清水浸泡一夜，除去皮脐，切片，再加水泡至口尝稍有麻辣感为度，取出，用姜汤浸 1～3 天，然后蒸熟，再焙至七成干，倒入锅内用武火急炒至烟起，以微鼓裂为度，取出放凉。

【性味归经】辛、甘，大热；有毒。归心、肾、脾经。

【功效】回阳救逆，补火助阳，逐风寒湿邪。

【应用】

1. 亡阳虚脱，肢冷脉微

有较强之回阳作用。用于畏寒、肢冷、脉微欲绝之虚脱，常配伍人参，或干姜、甘草。

2. 肾阳虚衰，阳痿宫冷

附子辛热，其性走而不守，能通行十二经，故凡阳气不足之证均可用之，尤能补益肾阳。补肾阳常配伍肉桂。

3. 寒湿痹痛

本品大热，祛寒力强，故能治寒邪内侵之胃腹疼痛、泄泻，以及寒湿阻络之痹痛。

【用法用量】内服：煎汤，1～3钱；或入丸，散。外用：研末调敷。

【使用注意】阴虚阳盛，真热假寒及孕妇均禁服。

【文献摘录】

《神农本草经》："主风寒咳逆邪气，温中，金疮，破症坚积聚，血瘕，寒湿踒躄，拘挛膝痛，不能行步。"

《名医别录》："脚疼冷弱，腰脊风寒，心腹冷痛，霍乱转筋，下痢赤白，坚肌骨，强阴，又堕胎，为百药长。"

《本草拾遗》："醋浸削如小指，纳耳中，去聋。去皮炮令坼，以蜜涂上炙之，令蜜入内，含之，勿咽其汁，主喉痹。"

《主治秘要》："去脏腑沉寒；补助阳气不足，温热脾胃。"

李杲："除脏腑沉寒，三阴厥逆，湿淫腹痛，胃寒蛔动；治经闭；补虚散壅。"

【化学成分】

附子含乌头碱，中乌头碱，次乌头碱，塔拉乌头胺，和乌胺即消旋去甲基衡州乌药碱，棍掌碱氯化物，异飞燕草碱，苯甲酰中乌头碱，新乌宁碱，附子宁碱，北乌头碱，多根乌头碱，去氧乌头碱，附子亭碱，准噶尔乌头碱尿嘧啶，江油乌头碱，新江油乌头碱，去甲猪毛菜碱等。

【现代药理机制】

本品能预防骨质疏松、抗炎、镇痛、镇静、降血糖，以及对心血管系统有强心和升压作用；对心率和心律失常也有一定的治疗作用。去甲乌药碱能加速心率，对实验性缓慢型心律失常有改善作用。临床观察也证实去甲乌药碱对缓慢型心律失常有明显的治疗作用。另外附子有扩张外周血管的作用，附子注射液和水溶部分对急性心肌缺血有明显的保护作用。此外，附子也能增强免疫。

【骨代谢相关药理机制】

1. 防治骨质疏松症相关机制：

吴俊琪等人[1]采用的甘草附子汤，方中白术燥湿利水、健脾益气，附子散寒止痛、补火助阳，桂枝平冲降气、助阳化气、温通经脉，甘草可调和上述诸药，共起活血通络、强筋壮骨功效[2-3]。研究[4-5]显示，骨代谢指标能够更快速地对机体骨量进行间接反映，β-CTX为骨内胶原成分，是骨吸收代谢指标之一，BGP能够对骨细胞活性反映。研究显示甘草附子汤结合常规西药经改善血清β-CTX、BGP含量，加速成骨细胞增殖，对骨质疏松症起到治疗目的。Sema3为可溶性Ⅲ类轴突导向蛋白的成员之一，在成骨细胞内表达，和其受体神经纤毛蛋白1（NRP1）参加轴索导向和免疫反应调节等生理反应。吴俊琪等人的研究显示，治疗后观察组患者血清Sema3A较治疗前、对照组升高，说明甘草附子汤结合常规西药可能通过提升血清 Sema3 含量来加速骨再生。所以，甘草附子汤联合常规西药对 POP 患者临床疗效显著，可改善其血清骨代谢指标和 Sema3A 水平。

刘一洋等人[6]实验发现附子乙酸乙酯提取物可能通过对机体 PA 含量的调节，产生更多热量。同时附子乙酸乙酯可能通过增强 ATP 酶的活性来影响能量代谢。刘建磊等人[7]实验研究表明附子可通过抑制 IL－1β 分泌，降低相关炎症因子释放，进而起到抗炎作用。附子可持续降低血清 NO 水平，提示制附子可通过抑制 NO 的产生，减轻血管的扩张和渗出，同时也可减少血清 IL－1β 释放，打破正反馈效应，降低炎症反应。说明附子可治疗痹症。

2. 防治骨关节炎相关机制：

陈祖祥等人[8]研究结果证实，TNF－α 可以上调 Adamts4/5、MMP13、Col10 的表达并下调 Col2 的表达，去毒附子汤含药血清可以逆转上述改变。进一步研究发现，TNF－α 可以激活 Wnt/β－catenin 信号通路，破坏软骨，促进降解；去毒附子汤含药血清则可以降低 Wnt、LRP5/6、GSK－3β 和 β－catenin 的 mRNA 表达和 Wnt、LRP5/6、FRZB、GSK－3β 和 β－catenin 蛋白的表达。综上所述，去毒附子汤（FZT）能有效改善 KOA 大鼠的疼痛症状，防止软骨退化，其分子机制与 Wnt/β－catenin 信号通路有关。

MMPs 是自然界进化中高度保守的一类蛋白酶，大量产生时几乎能降解所有细胞外基质[9-10]。MMPs 家族主要包括 MMP－1、MMP－3、MMP－7 和 MMP－13 等。其中，软骨细胞受到环境或炎症等影响，可以大量分泌 MMP－3，MMP－3 通过激活间质胶原酶，间接导致Ⅱ型胶白酶的降解而暴露 MMP－1、MMP－3、MMP－9、MMP－13 酶原被激活，从而加速软骨的破坏[11-12]。由此可见，在骨关节炎发病机制中，MMP－3 的产生是其中一个重要因素。黄思敏等人[13]实验证明甘草附子汤含药血清能促进软骨细胞增殖，降低软骨细胞氧化应激水平和炎症水平，抑制软骨细胞的凋亡，对 MIA 刺激软骨细胞炎症损伤具有保护作用。其作用机制可能是通过减少软骨细胞产生 MMP－3，达到调节 PI3K－Akt 信号通路作用。

（编写人员：李　艳　邹卓伶　杨玉梅）

参考文献

[1] 刘达，塔光．益肾化瘀方治疗老年性骨质疏松症［J］．吉林中医药，2019，39（2）：222－224.

[2] 罗伟，王亚芹，冯晗，等．杜仲抗骨质疏松及其机制研究进展［J］．中国临床药理学与治疗学，2016，21（12）：1434－1440.

[3] 申建兴，辛健．复方骨肽注射液联合唑来膦酸治疗胸腰椎骨质疏松性骨折的临床研究［J］．现代药物与临床，2018，33（6）：1481－1485.

[4] YAN H, ZHANG X, YU S. LC－MS－based plasma metabolomics reveals metabolic variations in ovariectomy－induced osteoporosis in female wistar rats [J]. RSC advances, 2018, 8 (44): 24932－24941.
[5] 吴俊琪，林铭．甘草附子汤对骨质疏松患者血清 Semaphorin3A 及骨代谢指标影响 [J]. 吉林中医药，2020，40 (9)：1199－1201.
[6] 刘一洋，王世军，韩冰冰，等．附子乙酸乙酯提取物对虚寒模型大鼠肝 LA、LDH、PA、Gn 含量及 ATP 酶活力的影响 [J]. 中国中西医结合杂志，2011，31 (11)：1523－1526.
[7] 刘建磊，李宝丽．制附子对类风湿关节炎抗炎作用的实验研究 [J]. 中国实验方剂学杂志，2011，17 (17)：184－187.
[8] 陈祖祥，葛彦志，周莉，等．基于 Wnt/β－catenin 信号通路探讨去毒附子汤对骨关节炎大鼠的软骨保护作用 [J]. 浙江中医药大学学报，2021，45 (6)：571－581.
[9] BUTLER GS, DEAN RA. MORISON CJ, et al. Identification of cellular MMP substrates using quantitative proteomicsisotope-coded affinity tags (ICAT) and isobaric tags for relative and absolute quantification (iTRAQ) [J]. Methods mol biol, 2010 (622): 451－470.
[10] BONNANS C, CHOU J, WERB Z. Remodelling the extracellular matrix in development and disease [J]. Nat rev mol cell biol, 2014, 15 (12): 786－801.
[11] BASSIOUNI HM, EL－DEEB M, KENAWY N, et al. Phonoarthrography, musculoskeletal ultrasonography, and biochemical biomarkers for the evaluation of knee cartilage in osteoarthritis [J]. Mod rheumatol, 2011, 21 (5): 500－508.
[12] 耿学丽，武英伟，孙常铭，等．类风湿关节炎患者基质金属蛋白酶－3 的检测 [J]. 广东医学，2016，37 (4)：555－557.
[13] 黄思敏．甘草附子汤对大鼠骨关节炎的防治作用及机制研究 [D]. 南昌：江西中医药大学，2021.

4　补肾壮骨经典名方

本章节为常见中药复方在退行性骨病中的应用，方剂的功效集中在温肾壮阳、滋补肝肾、补脾益肾、调气活血等。在前面的章节中，我们提到退行性骨病的防治应以中医“肾主骨”理论为指导，故围绕该核心指导思想，总结了历代系列补肾壮骨类经典名方，并进行了简单介绍。

1. 金匮肾气丸

【组成】干地黄、薯蓣、山茱萸、茯苓、泽泻、丹皮、桂枝、附子（炮）。

【功效】 温补肾气。

【应用】 肾气不足，腰酸脚软，肢体畏寒，少腹拘急，小便不利或频数，舌质淡胖，尺脉沉细，以及痰饮喘咳，水肿脚气，消渴，久泄。

【用法用量】 口服，每服 15 丸，用酒送下，加至 20 丸，一日三次。

【出处】《金匮要略》。

【现代研究】 现代药理研究证实金匮肾气丸具有抗衰老、增强免疫力、改善微循环、类性激素样的作用[1]，还具有修复改善免疫、内分泌系统及物质代谢等作用，能增强机体免疫力，改善肾功能，促进钠、氯排泄，减少尿蛋白等[2]。

参考文献

[1] 程嘉艺，张予阳，吴强．金匮肾气丸对老龄大鼠性激素水平的影响［J］．中国中药杂志，1993（10）：619－620，640.

[2] 张春燕，李树春．金匮肾气丸药理研究进展［J］．新医学导刊，2008（4）：138－139.

2. 左归丸

【组成】 大怀熟、山药、枸杞、山茱萸、川牛膝、菟丝子、鹿胶、龟胶。

【功效】 壮水之主，培左肾之元阴。

【应用】 真阴肾水不足，不能滋养营卫，渐至衰弱，或虚热往来，自汗盗汗；或神不守舍，血不归原；或虚损伤阴；或遗淋不禁；或气虚昏运；或眼花耳聋；或口燥舌干；或腰痠腿软，凡精髓内亏，津液枯涸之证。

【用法用量】 口服，每次服 9 克（10 粒为 1 克），一日两次。食前用滚汤、或淡盐汤送下。

【出处】《景岳全书》。

【现代研究】 左归丸具有类雌激素样的调节作用，不仅能使血清骨钙素含量增加、降钙素含量降低[1]，升高大鼠骨量，改善骨小梁细小、稀疏和三维结构破坏的状况[2]，还能降低骨髓基质细胞 IL－1 和成骨细胞 IL－6 的表达和肾组织中 TGF－β1、Smad4 的 mRNA 的表达[3－4]，从而达到纠正钙代谢紊乱，防治骨质疏松的目的。

参考文献

[1] 周奕洲，王淑雯，罗嘉伟，等．金钱草提取液对大鼠肾 TRPV5 表达影响的实验研究［J］．当代医学，2016（18）.

[2] 陈剑磨，张胜军，夏炳江．左归丸对去势大鼠骨密度及骨组织 TNF－α、IL－1和 IL－6 表达的影响［J］．中华中医药学刊，2016（1）.

[3] 谭峰，樊巧玲，卞玉群，等. 左、右归丸对去卵巢骨质疏松症大鼠模型骨密度及骨代谢的影响 [J]. 中国实验方剂学杂志，2015 (9).
[4] 师迪婧，王克威. 瞬时受体电位通道的结构研究进展 [J]. 生理科学进展，2014 (6).

3. 右归丸

【组成】熟地黄、附子、肉桂、山药、山茱萸、菟丝子、鹿角胶、枸杞子、当归、杜仲。

【功效】温补肾阳，填精止遗。

【应用】肾阳不足，命门火衰，腰膝酸冷，精神不振，怯寒畏冷，阳痿遗精，大便溏薄，尿频而清。

【用法用量】口服，小蜜丸一次 9 克，大蜜丸一次 1 丸，一日 3 次。

【出处】《景岳全书》。

【现代研究】右归丸对肾功能、下丘脑 - 垂体 - 靶腺轴、中枢神经系统、骨代谢、肝功能和共济失调等方面都有一定作用[1]。

参考文献

[1] 萧闵，郑岚. 金匮肾气丸对肾阳虚证 COPD 大鼠瘦素水平影响的实验研究 [J]. 时珍国医国药，2018 (4).

4. 身痛逐瘀汤

【组成】秦艽、羌活、香附、川芎、桃仁、红花、当归、没药、牛膝、地龙、甘草、五灵脂等。加减：骨痛以上肢为主者，加桑枝、姜黄；下肢为甚者，加独活、防己以通络止痛；久病关节变形、痛剧者，加全蝎、蜈蚣以通络活血。

【功效】理气活血，化瘀止痛。

【应用】痹证有瘀血者。

【用法用量】水煎服，每日 1 剂，分 2 次服用。

【出处】《医林改错》。

【现代研究】身痛逐瘀汤有降低毛细血管通透性的作用，对水肿的神经及肌肉痉挛均有缓解作用，方中活血化瘀药物还能减轻软组织及神经根的粘连，促进神经功能的恢复，同时抑制疼痛因子的释放[1]。

参考文献

[1] 李洪久，孙广江. 身痛逐瘀汤为主治疗腰椎间盘突出症的临床研究进展 [J]. 中国中医骨伤科杂志，2010，18 (5)：65 - 66.

5. 血府逐瘀汤

【组成】桃仁、红花、生地、当归、赤芍、川芎、柴胡、枳壳、牛膝、桔梗、甘草。

【功效】活血化瘀，通络止痛。

【应用】胸中血瘀证。胸痛，头痛，日久不愈，痛如针刺而有定处，或呃逆日久不止，或饮水即呛，干呕，或内热瞀闷，或心悸怔忡，失眠多梦，急躁易怒，入暮潮热，唇暗或两目暗黑，舌质暗红，或舌有瘀斑、瘀点，或脉涩弦紧。

【用法用量】水煎服，每日1剂，分2次服用。

【出处】《医林改错》。

【现代研究】血府逐瘀汤能有效调节血管活性因子，其机制是通过促进内皮细胞再生，减少细胞黏附分子，改善血管内皮功能，从而舒张血管[1]。

参考文献

[1] 张明慧．探讨血府逐瘀汤治疗气滞血瘀型冠状动脉粥样硬化性心脏病心绞痛的临床疗效与安全性［J］．中医临床研究，2020（23）：38－40.

6. 补肾活血汤

【组成】熟地、菟丝子、杜仲、枸杞、归尾、山萸肉、苁蓉、没药、独活、红花。

【功效】补肾强骨、活血化瘀。

【应用】损伤后期，肝肾虚弱。症见筋骨酸痛无力，尤以腰部为甚，舌淡苔白，脉细而弱。

【用法用量】水煎服，每日1剂，分2次服用。

【出处】《伤科大成》。

【现代研究】补肾活血汤能促进骨髓间充质干细胞的增殖，降低炎性因子的表达[1]。

参考文献

[1] 黄永铨，罗毅文，王斌，等．补肾活血汤提取物促进大鼠骨髓间充质干细胞增殖的研究［J］．广州中医药大学学报，2015，32（1）：86－91，188.

7. 独活寄生汤

【组成】独活、桑寄生、杜仲、牛膝、细辛、秦艽、茯苓、肉桂心、防风、川芎、人参、甘草、当归、芍药、干地黄。

【功效】祛风湿，止痹痛，益肝肾，补气血。

【应用】 痹证日久，肝肾两虚，气血不足证。症见腰膝疼痛、痿软，肢节屈伸不利，或麻木不仁，畏寒喜温，心悸气短，舌淡苔白，脉细弱。

【用法用量】 水煎服，每日 1 剂，分 2 次服用。

【出处】《备急千金要方校释》。

【现代研究】 独活寄生汤不仅可改善 OP 患者临床症状，降低并发症的发生概率，还可改善骨密度、降低骨钙素等[1]。独活寄生汤能降低 IL、TNF 介导的炎性反应，从而缓解椎间盘退变[2]。独活寄生汤能够明显提升患者 β - 内啡肽水平，抑制炎症因子的释放，改善软骨细胞基质稳态失衡，抑制软骨细胞凋亡[3]。

参考文献

[1] 阳定雨，郑军，王文昭，等．独活寄生汤治疗慢性筋骨病临床研究进展［J］．陕西中医，2021，42（3）：405－408.

[2] 郭团茂，行艳丽，朱海云．早中期腰椎间盘退变机制及独活寄生汤治疗的研究进展［J］．中国医药导报，2019，16（15）：41－43，55.

[3] 李慧，马玉环，王圣杰，等．独活寄生汤抑制炎症介导软骨细胞基质降解的机制研究［J］．风湿病与关节炎，2019，8（12）：5－8，26.

8. 蠲痹汤

【组成】 羌活、独活、肉桂、秦艽、海风藤、桑枝、当归、川芎、乳香、木香、甘草。

【功效】 祛风除湿，蠲痹止痛。

【应用】 治中风身体烦痛，项背拘急，手足冷痹，腰膝沉重，举动艰难。

【用法用量】 水煎服，每日 1 剂，分 2 次服用。

【出处】《医学心悟》。

【现代研究】 康武林等人[1]研究证明，口服蠲痹汤和盐酸氨基葡萄糖胶囊 8 周能够缓解和消除膝骨关节炎患者疼痛，改善膝关节功能，疗效较单纯口服盐酸氨基葡萄糖胶囊优，其作用机制可能是抑制 TLR4 及 TNF - α 表达。药理研究角度认为该方具有较好的抗炎止痛、缓解肿胀的功效，且有实验研究证实蠲痹汤具有修复软骨、促进抗炎因子分泌的作用[2]。

参考文献

[1] 康武林，袁普卫，李小群，等．口服蠲痹汤和盐酸氨基葡萄糖胶囊治疗膝骨关节炎的疗效观察及作用机制研究［J］．中医正骨，2016，28（9）：19－22，26.

[2] 仲超，马勇，周雪添，等．蠲痹汤及其变方在骨伤科的临床应用与实验研究

进展 [J]. 现代中西医结合杂志，2019，28 (7)：795 -798.

9. 六味地黄丸

【组成】 熟地黄、山药、山茱萸、茯苓、牡丹皮、泽泻。

【功效】 滋补肝肾，填精壮骨。

【应用】 滋阴补肾，可治疗肾阴不足所引起的虚火牙痛、牙齿松动及口舌生疮。

【用法用量】 口服，一次9克，一日3次。

【出处】《小儿药证直诀》。

【现代研究】 杨旭等人[1]研究采用密固达联合六味地黄丸治疗骨质疏松症疗效较为突出，且未增加不良反应的发生率，同时能减轻患者疼痛，提高生活质量。

参考文献

[1] 杨旭，王花欣，张倩，等. 六味地黄丸联合密固达对骨质疏松症的临床疗效及生活质量的影响 [J]. 中国实验方剂学杂志，2022，28 (14)：115 -120.

10. 地黄煎

【组成】 生地黄汁、防风、黄芪、鹿角胶、当归、丹参、桑寄生、狗脊、牛膝、羊髓。

【功效】 益气活血，温肾助阳。

【应用】 风热心烦闷及脾胃间热，不下食。

【用法用量】 水煎服，每日1剂，分2次服用。

【出处】《太平圣惠方》。

【现代研究】 地黄煎剂可以提高免疫及内分泌功能，还具有抗氧化、促进造血等作用[1]。此外，地黄煎剂及其有效成分地黄苷、地黄多糖等均可不同程度地提高动物的免疫功能[2-3]。

参考文献

[1] 吴安芝，张引拖. 论述苦味药的药性特征及其配伍作用 [J]. 内蒙古中医药，2011 (7).

[2] 张永宁，袁丽超，佟书娟，等. 二至丸、地黄煎影响小鼠免疫功能的比较研究 [J]. 中国实验方剂学杂志，2012，18 (8)：159 -162.

[3] 刘华，王晶，颜进项，等. 地黄多糖的超临界 CO_2 萃取及其对创伤小鼠脾脏

的影响［J］. 河南农业科学，2013，42（6）：140－142，148.

11. 补骨脂汤

【组成】补骨脂、附子、人参、肉苁蓉、五味子。

【功效】温肾助阳，补虚健骨。

【应用】骨虚酸痛多倦。

【用法用量】上五味，咀如麻豆，每服三钱匕，水一盏，煎至七分，临熟入酒二分搅匀，去滓温服食前。

【出处】《圣济总录》。

【现代研究】补骨脂汤能够降低IL－6及TNF病理性的增高，同时能够适度地提高胰岛素样生长因子（Insulin-like growth factor，IGF－Ⅱ）的值，提示补骨脂汤可能是通过对TNF、IL－6、IGF－Ⅰ的良性化作用影响骨代谢，抗骨质疏松[1]。

（编写人员：李　艳　彭雪瑜）

参考文献

［1］李凯明，郝延科. 补骨脂抗骨质疏松症的研究进展［J］. 中医药临床杂志，2016，28（6）：886－889.